U0188130

主编简介

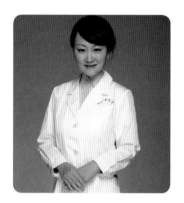

　　王维：医学博士、硕士生导师。重庆大学附属肿瘤医院中医肿瘤治疗中心主任，中医肿瘤学教研室主任，国家级重点专科负责人，重庆市中医肿瘤重点学科带头人，全国老中医药专家学术经验继承人，国医大师金世元弟子，重庆市中医药专家学术经验继承工作指导老师，全国名老中医药专家传承工作室负责人，全国巾帼建功标兵，国家卫健委"中央补助地方健康素养促进行动项目"优秀巡讲专家。

学术任职：

世界中医药学会联合会肿瘤康复专业委员会常务理事

世界中医药学会联合会肿瘤精准医学专业委员会常务理事

国际中医药肿瘤联盟专家组成员

中国医师协会中西医结合分会肿瘤病学专家委员会青年副主任委员

中国中医肿瘤防治联盟理事

中国抗癌协会中西医整合肿瘤专业委员会委员

中国抗癌协会肿瘤传统医学专业委员会委员

中国老年和老年医学学会肿瘤康复分会常务委员

中国医疗保健国际交流促进会中医肿瘤防治分会常务委员

中国老年学学会老年肿瘤专业委员会常务委员

中华中医药学会对外交流与合作分会常务委员

中国老年学和老年医学学会肿瘤康复分会肝癌临床康复专家委员会副主任委员

学术任职：

中国微循环学会血液流变学专业委员会常务委员

中国中药协会肿瘤药物研究专业委员会常务委员

重庆市中医药学会理事

重庆市养生保健学会营养食疗专业委员会名誉主任委员

长期从事中西医结合肿瘤的临床、科研、教学等工作，创新性提出中医"六位一体"整合模式防治肿瘤，擅长运用中医药辅助术后、放化疗后肿瘤患者的康复调理及防转移复发，并对运用中医药养生防癌及癌前病变治疗有深入研究。

参编《中医肿瘤学》《康复医学》《临床肿瘤康复》《食管癌临床康复》《肺癌临床康复》《肿瘤防治科普丛书：认识肿瘤》《榄香烯脂质体抗肿瘤中西医结合基础与临床研究》等多部专著，主研及参研多项国家级、省部级科研课题。

中国工程院樊代明院士题词

中西医结合

发展有中国特色医学

汤钊猷 八三九月

中国工程院汤钊猷院士题词

该书中医特色突出，理验俱丰，具有科学性、理论性和实践性。是当今预防肿瘤、治疗肿瘤较全面又专业的好书，值得学习与推广。

段亚亭

2019年8月30日

腫瘤防治功德無量
整合醫學前景輝煌

己亥夏日 王輝武書

全国名老中医王辉武题词

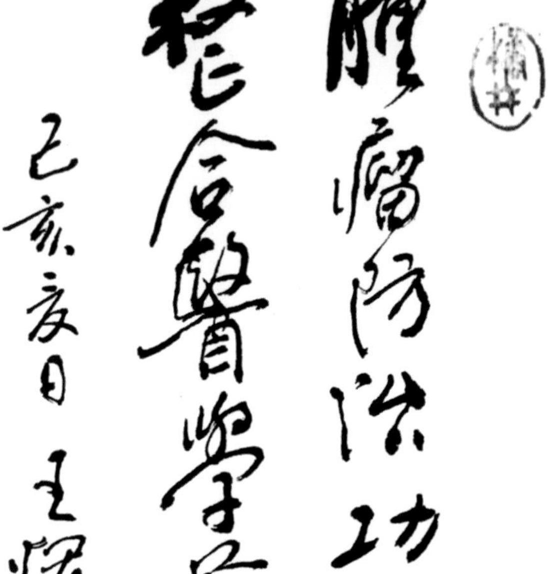

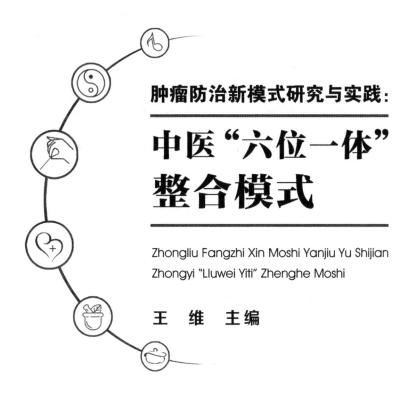

肿瘤防治新模式研究与实践：

中医"六位一体"整合模式

Zhongliu Fangzhi Xin Moshi Yanjiu Yu Shijian

Zhongyi "Lluwei Yiti" Zhenghe Moshi

王　维　主编

重庆大学出版社

内容提要

本书旨在系统介绍针对中医"六位一体"整合模式进行的研究与实践,内容结构分为上、下两篇。上篇主要介绍了中医"六位一体"整合模式的形成背景和过程,分别从中医辨证施药、中医针灸理疗、中医辨证施膳、中医辨证施乐、中医心理疏导、中医运动指导六个方面阐述中医"六位一体"整合模式的理论依据和内涵;下篇主要介绍了中医"六位一体"整合模式防治恶性肿瘤的临床实践经验,分别从治疗癌前病变、恶性肿瘤、恶性肿瘤并发症及恶性肿瘤毒副反应四个方面展现其临床应用特点。本书力求理论与实践相结合,以便更好地服务于恶性肿瘤的临床防治工作。

本书适合中医肿瘤临床医师和肿瘤专业医学生学习使用,也可供从事中医肿瘤护理相关工作人员参考。

图书在版编目(CIP)数据

肿瘤防治新模式研究与实践:中医"六位一体"整合模式/王维主编. --重庆:重庆大学出版社,2019.11
ISBN 978-7-5689-1727-8

Ⅰ.①肿… Ⅱ.①王… Ⅲ.①肿瘤—中医诊断学②肿瘤—中医治疗法 Ⅳ.①R273

中国版本图书馆 CIP 数据核字(2019)第 160280 号

肿瘤防治新模式研究与实践:中医"六位一体"整合模式
主编 王维
策划编辑:袁文华 梁 涛
责任编辑:袁文华 版式设计:袁文华
责任校对:王 倩 责任印制:赵 晟

*

重庆大学出版社出版发行
出版人:饶帮华
社址:重庆市沙坪坝区大学城西路 21 号
邮编:401331
电话:(023)88617190 88617185(中小学)
传真:(023)88617186 88617166
网址:http://www.cqup.com.cn
邮箱:fxk@ cqup.com.cn(营销中心)
全国新华书店经销
重庆共创印务有限公司印刷

*

开本:720mm×960mm 1/16 印张:19 字数:340 千 插页:16 开 3 页
2019 年 11 月第 1 版 2019 年 11 月第 1 次印刷
ISBN 978-7-5689-1727-8 定价:78.00 元

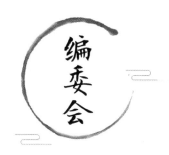

主 编 王 维

副主编 刘绍永　　陈 红　　肖彩芝　　李枋霏

　　　　　朱 丹　　杨 红

编 者（排名不分先后）

　　　　　王 维　　朱 丹　　刘绍永　　李枋霏

　　　　　杨 双　　杨 红　　肖彩芝　　张玉笛

　　　　　张黎丹　　陈 红　　陈星宇　　姜秋月

　　　　　夏冬琴　　高 瑞　　黄 星　　黄爱云

　　　　　黄 颖　　曹 杰　　曾 琳　　游 璐

　　　　　徐海燕　　张仲妍

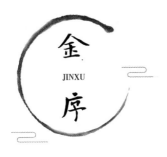

金序

JINXU

　　人体是一个有机的整体，与自然环境密切联系，受社会环境影响，这种机体自身整体性思想及其与内外环境的统一性，称为整体观念。现代医学近年来提出的"生物-心理-社会"的医学模式，与中医的整体观念不谋而合。中医学本身就是一门多学科交叉、渗透的综合学科，它以朴素的唯物论和自发的辩证法为指导，既涵盖了自然科学知识，又体现了文化韵味，还渗透着深刻的哲学思想。中医学中所蕴含的"整合医学"之道，使其运用"整合医学"的思维模式和研究方法更占先机。

　　2006 年，WHO 正式把肿瘤定为慢性可控制的疾病，肿瘤患者的生存期正在逐渐延长，人们越来越注重躯体、精神及社会适应能力的综合健康。患者生存质量是衡量肿瘤治疗效果的新指标，以提高生活质量为主要目标的肿瘤康复治疗已成为临床上的迫切需求。恶性肿瘤的中医康复治疗是肿瘤康复治疗领域的重要组成部分。目前，中国恶性肿瘤的中医康复尚处于起步阶段，其发展面临诸多问题。在临床实践过程中，如何结合患者的临床症状、心理及家庭因素、环境因素，根据中医基本理论，制订个体化康复治疗模式，成为肿瘤康复治疗的难点。

　　吾之爱徒重庆大学附属肿瘤医院中医肿瘤科王维博士，在长期的中医肿瘤临床实践中，对现有中医肿瘤治疗及康复模式不断反思，在国内创新性地提出中医"六位一体"整合模式。该模式将中医辨证施药、中医针灸理疗、中医辨证施膳、中医辨证施乐、中医心理疏导、中医运动指导六种传统疗法互相结合,对肿瘤患者进行综合、系统、持续的有效干预。该模式包含未病先防、欲病救萌、已病防变、瘥后防复,贯穿在肿瘤发生发展的各个环节,以使肿瘤患者舒适无痛地接受全程的治疗。该模式坚持中药治疗的主导作用,其他各治疗方法相互结合补充,以患者个体化的中医辨证论治贯穿肿瘤治疗的全过程,形成完整的治疗康复链。

中医"六位一体"整合模式的提出,为今后的肿瘤康复治疗模式开辟了新道路,也为肿瘤患者的康复治疗提供了科学可靠的指导,打破了目前社会中存在的各种肿瘤治疗乱象。王维博士作为中医肿瘤界的后起之秀,在临床实践中遵循中医药原创思维,以中医药防病治病实践为基础,通过解释中医肿瘤临床实践中遇到的新现象、解决的新问题,不断完善中医药防治肿瘤的原有理论,使中医药学的理论体系得到不断丰富和发展。因此,笔者认为,中医"六位一体"整合模式的提出及推广运用是肿瘤综合治疗的必然趋势,本书立足中医药思维,创新发展了传统中医肿瘤康复治疗思路,其探索精神值得鼓励和提倡。

国医大师　金世元

2019.8.24

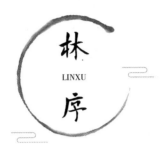

中医学是自然科学与社会科学相融合的一门综合学科,中医治疗的对象是具有社会属性的自然人。它在治疗中融进了哲学理念,融进了以人为本的整体思维,融进了哲学理念和千百年传承的中医文化。

近年来,中医的理论体系和治疗理念被越来越多的人接受。目前国际开展的"整合医学"的理念源于中医的观点,即在将患者视为心身合一的整体前提下,强调了综合医学、空间环境、时间要素、工程学、信息学等多种因素对患者进行的诊治,从而使患者最大程度获益。作为长期从事中医肿瘤临床工作者,我们在不断挖掘祖国医学的基础上,不断吸纳更多的方法,建立使肿瘤患者达到心身合一的中医治疗模式。

王维主任是后起之秀,在近年的临床实践中,她注重应用中医辨证施药、中医针灸理疗、中医辨证施膳、中医辨证施乐、中医心理疏导、中医运动指导等多种治疗手段,创新性地提出中医"六位一体"整合模式。中医"六位一体"整合模式强调应以"天人合一、形神一体"的中医整体观念为指导,以人为中心,从饮食、运动、情志、起居等个体因素以及生理、心理、社会、环境、自然等综合因素,多层面、多环节找到疾病相关病因,将中医辨证施药、中医针灸理疗、中医辨证施膳、中医辨证施乐、中医心理疏导、中医运动指导六种传统疗法互相结合,进行综合、系统、持续的干预,使肿瘤患者接受全程的治疗。

当前，越来越多的学者强调中医在肿瘤治疗中的全程参与作用。中医"六位一体"整合模式通过与现代医学治疗技术和手段相结合，有计划地、合理地应用现有各种治疗手段，最大限度地发挥中医整体治疗优势，恢复机体动态平衡，以期帮助肿瘤患者尽可能地改善生存质量，延长生存时间。目前，该模式已参与肿瘤治疗的各个阶段，并为肿瘤患者的治疗和康复带来了较好的临床获益。

中医是一个伟大的学科，中医在肿瘤的治疗和康复中有很好的优势，可喜的是年轻的学者们能不断努力、不断创新，相信中医肿瘤治疗不断会有新的思维和新的著作出现。

林洪生

2019 秋半

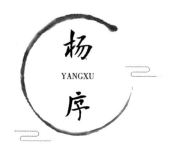

杨序

YANGXU

国家癌症中心于 2019 年 1 月发布的统计数据显示,恶性肿瘤已经成为严重威胁中国人群健康的主要公共卫生问题之一。2015 年全国恶性肿瘤发病人数约 392.9 万人,死亡约 233.8 万人。平均每天超过 1 万人被确诊为癌症,每分钟有 7.5 个人被确诊为癌症。

2019 年 9 月 23 日,国家卫健委发布了《健康中国行动——癌症防治实施方案(2019—2022 年)》,提出:到 2022 年,总体癌症 5 年生存率比 2015 年提高 3 个百分点,患者疾病负担得到有效控制。其中特别提到:加强中医医院肿瘤科建设,支持综合医院、肿瘤专科医院提供癌症中医药诊疗服务,将癌症中医药防治纳入基层医疗机构服务范围;在肿瘤多学科诊疗工作中,规范开展中医药治疗,发挥中医药的独特作用和优势。

实际上,与 10 年前相比,我国恶性肿瘤生存率总体提高了约 10 个百分点,但是与发达国家相比还有很大差距。在如此严峻的肿瘤防治形势下,中国传统医药学理应肩负起使命,老中青三代中医人理应承担起传承和发展的重任。

我在 1996 年创立了西苑医院肿瘤科,二十余年来致力于中西医结合肿瘤防治研究,经历了三个思想阶段,做出了一些成绩。但更让我欣慰的是，我的临床研究成果能够帮助和影响包括本书作者在内的一大批中医年轻人。

在我最初学习肿瘤专业时期，临床界强调的是"肿瘤综合治疗"理念。肿瘤综合治疗指的是根据病人的机体状况、肿瘤的病例类型、侵犯范围（病期）和发展趋向，有计划地、合理地应用现有治疗手段，以期较大幅度地提高治愈率和改善病人的生活质量。

当时，中医药在肿瘤治疗中的作用被严重低估，如何利用中国传统医药学提高肿瘤治愈率，提高患者生存质量，减轻放化疗毒副反应，既是摆在每个中医人面前的严峻课题，也是中医药传承发展的重大机遇。诚如孙燕院士所言，"充分发挥中医辨证论治、扶正祛邪的指导思想和我国在这方面的传统优势，提高综合治疗的水平，从而对世界医学作出贡献是大有可为的。"

于是，我在《胃癌 中西医综合治疗》一书中提出了"中医综合治疗"的概念。中医综合治疗肿瘤不仅是综合治疗肿瘤的重要组成部分，同时也强调了多种中医治疗方法的综合合理应用。其确切含义是，在肿瘤治疗全程中，以中医药理论为指导，辨证论治，与现代医学治疗技术和手段有机结合，有计划地、合理地应用现有各种治疗手段，最大限度地发挥中医整体治疗优势，力争中医在肿瘤的全程治疗，恢复机体动态平衡，以期提高放疗和化疗的敏感性，最大限度地降低放化疗毒副反应，减少肿瘤转移和复发，使获得根治性治疗的肿瘤患者完全治愈，使晚期肿瘤患者的生活质量改善，延长带瘤生存期。

随着中西医结合肿瘤治疗研究的深入，我最新提出了"肿瘤康复治疗"模式，明确了中国肿瘤康复模式以及中医肿瘤综合治疗在康复中的地位与作用。在多年临床实践中，我总结出一整套肿瘤中医综合治疗模式，包括以中医汤剂为治疗主体，结合中成药、静脉点滴中药、外用中药、针灸、中医食疗、中医五行音乐治疗等的治疗方法。其中，在中医五行音乐治疗肿瘤方面，我是先行者和实践者，并取得了很好的临床效果。

　　我的治疗理念强调中医各种治疗方法的有机结合,强调中医在肿瘤治疗中的全程作用,明确提出中医治疗肿瘤各阶段的优势点。

　　本书承我思想之衣钵,并对中医"六位一体"整合模式进行了总结和创新,我由衷感到骄傲和欣慰。骄傲的是,作者王维已经成为新一代中医中坚力量中具有创新意识并大胆实践的先行者。欣慰的是,我有幸将几十年来的研究和临床经验倾囊而授,成为新一代中医人攀登医学高峰的基石。

　　中医"六位一体"整合模式中的"六位",是指中医辨证施药、中医针灸理疗、中医辨证施膳、中医辨证施乐、中医心理疏导、中医运动指导六种方法;"一体"是将这六种方法系统结合,从理论上升到临床实践,使之得以有机整合,为住院肿瘤患者提供有效治疗方案。虽然我领导的科室最先提出中医综合治疗概念和模式,也在国内率先开展了中医五行音乐治疗和中医食疗临床研究,但尚未上升到理论层面,也欠缺综合治疗的临床尝试。而国内中医肿瘤界仍普遍处于零散做单项阶段,尚未意识到几种方法有机结合可能获得更好疗效。

　　本书的价值在于,作者王维率先将中医"六位一体"整合模式进行梳理和总结,力求形成成熟的、可行性高的、规范化的肿瘤防治理论。

　　本书从理论到实践,深入浅出地阐述中医"六位一体"整合模式,具有理论建设和临床指导的双重意义。本书涉及中医"六位一体"整合模式的形成背景、过程及内容框架,并系统介绍了中医"六位一体"整合模式在癌前病变、各类肿瘤治疗、并发症防治、恶性肿瘤毒副反应方面的治疗优势,从中医理论升华到肿瘤防治新模式研究与实践,体现了中医在治未病中的主导作用、在康复中的核心作用、在重大疾病中的协同作用,践行了我国提倡的中西医并重治疗方针,总结了中医"六位一体"整合模式,具有很好的临床指导意义。

　　希望王维带领她的团队进一步做好临床研究,早日形成一级证据证明中医综合治疗的疗效优于单纯一种治疗的疗效;希望本书能更好地服务于肿瘤防治工作,使恶性肿瘤的预防、治疗和康复更加规范化、科学化。

江山代有才人出,以本书作者为代表的新一代有理想有担当的中医人,正承担起中医药传承的重任。希望老中青中医人在研究和实践中互相学习,共同为我国中医药事业添砖加瓦,为中医药传承发展贡献力量。

杨宇飞

2019 年 10 月 15 日

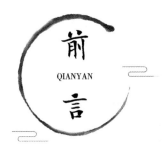

前言
QIANYAN

得益于人类社会的进步和医学的不断发展,恶性肿瘤患者的生存时间不断延长,但多数肿瘤患者的幸福指数并未获得同步提高。长期以来,在恶性肿瘤的防治过程中,中医药一直扮演着辅助、单一的角色。随着现代医学模式由生物医学模式向"生物-心理-社会"医学模式的转变,恶性肿瘤的防治不能片面地追求生存时间的延长,而应重视患者的社会属性,其需求不单是在同疾病斗争中获得简单的生存,更是要获得生活质量和尊严。恶性肿瘤患者的生理、心理及社会适应能力的综合健康已经成为肿瘤防治的一个新目标。

中医"六位一体"整合模式正是在这种新的医学模式下提出,并不断完善的一种全新的中医整合治疗模式,是有中医理论支持、有临床实践证实、言之有物的"已经落地"的中医综合疗法。本书共分为上、下两篇:上篇主要介绍了中医"六位一体"整合模式的形成背景及意义、概念及内涵、原则、具体措施以及未来前景,并分别介绍了中医辨证施药、中医针灸理疗、中医辨证施膳、中医辨证施乐、中医心理疏导、中医运动指导的理论依据和内涵;下篇主要介绍了中医"六位一体"整合模式防治恶性肿瘤的临床实践经验,分别从治疗癌前病变、恶性肿瘤、恶性肿瘤并发症及恶性肿瘤毒副反应四个方面展现其临床应用特点,通过真实案例详细阐述了中医各种治疗方法的有机结合及在肿瘤防治中的全程应用，能最大限度地发挥中医整合治疗优势，提高放化疗敏感性并降低毒副反应，减少肿瘤转移、复发，恢复机体动态平衡，使患者回归家庭、社会。本书力求理论与实践相结合，以更好地服务于恶性肿瘤的临床防治工作。

本书依托于中国抗癌协会、中国老年学和老年医学学会肿瘤康复分会、中华中医药学会肿瘤分会、中国医师协会中西医结合肿瘤专业委员会、重庆市医学会、重庆市中西医结合学会、重庆市中医药学会，组织相关专家成立了中医"六位一体"整合模式协作组，对重庆大学附属肿瘤医院中医肿瘤治疗中心王维教授及其团队提出的中医"六位一体"整合模式防治恶性肿瘤的相关研究和实践进行总结和梳理，形成成熟的、可行性高的、规范化的肿瘤防治理论。

期望通过本书的编写，能更好地服务于肿瘤防治工作，使恶性肿瘤患者的预防、治疗及康复更加规范化、科学化，让越来越多的恶性肿瘤患者获益，并进一步获得国内外专家同行的认可。

在本书的编写及出版过程中，得到重庆大学附属肿瘤医院党政各级领导及中医肿瘤治疗中心同事的关心与支持，以及重庆大学出版社的大力协助，在此衷心感谢。由于知识、经验和能力有限，书中难免存在不足之处，敬请各位同行提出宝贵意见，以便今后修订、完善。

编　者

2019 年 11 月

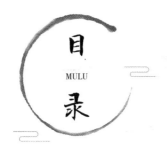

目录
MULU

下　篇

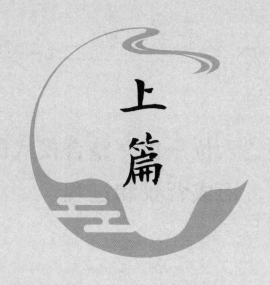

上篇

第一章

中医"六位一体"整合模式的
形成背景和过程

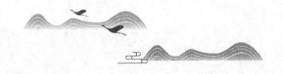

第一节　肿瘤的概念及历史渊源

肿瘤的具体起源时间已经无从考证,但据目前的考古发现可以得知,人类与肿瘤斗争的历史可能比想象的要久远很多。肿瘤的历史远远久于人类的历史,据报道,美国华盛顿大学的古生物学家在一块距今约 2.55 亿年历史的丽齿兽下颌骨化石切片中发现化石化的牙瘤肿瘤细胞,这是迄今为止发现的最早的软组织性肿瘤化石。考古学家在距今约 200 万年的人类下颌骨化石中发现了淋巴瘤的痕迹。葡萄牙科学家普雷兹在一具约有 2 250 年历史的古埃及木乃伊身上发现了前列腺癌,并找到了骨盆和腰椎转移的证据。英国杜伦大学和大英博物馆的考古学家在一具距今约 2 200 年的男性遗骸身上发现了锁骨、肩胛骨、上臂、肋骨、椎骨、股骨和骨盆的广泛骨转移癌的证据。美国纽约克劳斯医院的莱文森医生对一具约有 2 000 年历史的古埃及木乃伊进行 CT 扫描,结果在其腓骨上发现了不常见的恶性肿瘤。科学家们也通过考古研究证实了古代人类身体内宫颈癌、睾丸癌、直肠癌等多种肿瘤的存在。

一、中医对肿瘤的认识及定义

在世界各国早期的历史文献中几乎都有关于肿瘤的记载或类似的描述。公元前 17 世纪,古埃及医生印和阗在《艾德温史密斯纸草文稿》中,详细记载了 8 例乳腺肿瘤病例,对乳腺癌的肿块或溃疡形成做了详细的描述。虽然相隔千里,但东西方对肿瘤的描述却惊人地一致,早在 3 500 年前的甲骨文中就已经有"瘤"字的记载。《说文解字》解释云"瘤,肿也,从疒,留声"[1],《通俗文》又云"肉凸曰瘤",即"留滞不去形成的有形而突出的病症"之义。《周礼·天官》中将医师分为食医、疾医、疡医、兽医。其中,疡医"掌肿疡、溃疡、金疡、折疡之祝药、劀杀之齐"[2]。《说文解字》云"肿,痈也",郑玄注"肿疡,痈而上生疮者",段玉裁按云"凡膨胀粗大者谓之雍肿"[1],"肿疡"所指的病种即包含了现在的肿瘤。

"癌"字并未见于《说文解字》《康熙字典》等,后世医家认为"癌,从疒,从嵒"。"癌"之名义本为嵒,《说文解字》云"嵒,山岩也",徐铉注云"从品,象岩厓连属之形"。又《正字通·山部》云"嵒,通岩",是其义也。盖癌之为状,高突如嵒顶、烂深如岨嶅，一似凹凸参差之山石状，故癌之一名初即为岩也。[3]古人所言之以"癌"为名者，则本谓体表之恶性肿疡病，言其高突烂深之状貌，一似于嶙峋之山岩状也，这是符合肿瘤发病特征的。[4][5]

二、先秦时期：中医肿瘤学理论的萌芽

《黄帝内经》的成书标志着中医理论体系的形成，《内经》中并无"癌"字的记载，《灵枢·刺节真邪》云："有所疾前筋，筋屈不得伸，邪气居其间而不反，发为筋溜。有所结，气归之，卫气留之，不得反，津液久留，合而为肠溜。久者，数岁乃成，以手按之柔，已有所结，气归之，津液留之，邪气中之，凝结日以易甚，连以聚居，为昔瘤。以手按之坚，有所结，深中骨，气因于骨，骨与气并，日以益大，则为骨疽。有所结，中于肉，宗气归之，邪留而不去，有热则化而为脓，无热则为肉疽。凡此数气者，其发无常处，而有常名也。"[6]其中关于"筋溜""昔瘤""肠溜""肉疽""骨疽"的记载是现存最早的关于瘤的文献记载，也指明了"邪气留滞，局部组织增生"是其临床特点。另外，《内经》中关于"肠蕈""石瘕""癥瘕""癖结""积""伏梁"等疾病的记载，如《灵枢·百病始生》云："虚邪之中人也……留而不去，传舍于肠胃之外，募原之间，留着于脉，稽留而不去，息而成积。"《灵枢·水胀》云："寒气客于肠外，与卫气相搏，气不得荣，因有所系，癖而内着，恶气乃起，瘜肉乃生。"[6]《说文解字》云"瘜，寄肉也"，《广韵》又谓之曰"恶肉"，即说明了肿瘤具有并非人体素有而为人体所恶的特点。虽然对于这些疾病的描述在名称上与肿瘤不尽相同，但根据其临床症状的描述可以发现，其与肿瘤的临床症状有诸多重合或相似之处，如《灵枢·邪气脏腑病形》中描述的"膈咽不通，饮食不下"即类似于当今"食管癌"的临床症状。这一时期关于肿瘤临床症状的描述多较为笼统，尚未形成一定的体系。

关于肿瘤形成的病因，《内经》也有诸多论述，其可作为中医肿瘤学病机理论的源流。《灵枢·上膈》云其为"喜怒不适，饮食不节，寒温不时"，指出"外邪侵犯、饮食不调、情志失常"均可导致"积聚以留"发为肿瘤。《内经》十分重视瘀血与肿瘤的发病关系，其中多篇文章均有较为详细的论述。《素问·举痛论》云："寒气客于小肠膜原之间，络血之中，血泣不得注于大经，血气稽留不得行，故宿昔而成积矣。"《素问·腹中论》云："伏梁何因而得之？岐伯曰：裹大脓血，居肠胃之外，不可治，治之每切按之致死。"[7]《灵枢·水胀》云："石瘕何如？岐伯曰：石瘕生于胞中，寒气客于子门，子门闭塞，气不得通，恶血当泻不泻，衃以留止，日以益大，状如怀

子,月事不以时下,皆生于女子,可导而下。"这与现代医学研究关于血瘀证与肿瘤的发生、增殖和转移均有密切关系的研究结果是一致的。[8][9]

由于当时解剖学发展的滞后,人们对于肿瘤的认识并不完善,这一时期东西方的医生都常将肿瘤与外科的痈疽肿物相混淆。随着临床上的不断深入观察,人们逐渐尝试对肿瘤进行更为细致的区分。《难经·五十五难》云:"积者,阴气也;聚者,阳气也。故阴沉而伏,阳浮而动。气之所积名曰积;气之所聚名曰聚。故积者,五脏所生;聚者,六腑所成也。积者,阴气也,其始发有常处,其痛不离其部,上下有所终始,左右有所穷处;聚者,阳气也,其始发无根本,上下无所留止,其痛无常处谓之聚。故以是别知积聚也。"[10]根据临床症状的特点不同将其分为"积"和"聚"两种,后世医家认为这是关于肿瘤良性、恶性分类的最早记载。[11]《难经》中虽然有"五脏积"的记载,但由于这一时期解剖学的局限,肿瘤的命名和分类仍较为粗略,大多以临床症状特点命名,尚未形成以解剖学为基础的肿瘤命名及分类方法。

三、汉唐时期:中医肿瘤学理论体系初具雏形

汉唐时期,医家对于肿瘤的认识逐渐深入,对于其临床表现的描述更贴近于当今临床实践,较之《内经》中笼统的描述更具有实际指导意义。《伤寒论》中所述变症、坏症诸症与当今恶性肿瘤的临床症状有诸多类似之处。《金匮要略·五脏风寒积聚病脉证并治》云:"积者,脏病也,终不移;聚者,腑病也,发作有时,展转痛移。"[12]对于"积聚"的临床鉴别提供了更直接的证据,并指出"积聚""癥瘕"等病变部位在脏腑,病程长,病位深沉,不易治疗。《诸病源候论》中就"五脏积""七疝""八瘕"分别对其症状及发展预后进行了详细描述,《千金要方》中也提出"五瘿七瘤"之说,这是医家对临床疾病不断细化和深入的认识过程。

这一时期关于妇科肿瘤的认识取得了较大的进步,《金匮要略》设"妇人三篇"专门论述妇科疾病,其中《金匮要略·妇人妊娠病脉证并治》指出:"妇人宿有癥病,经断未及三月,而得漏下不止,胎动在脐上者,为癥痼害。妊娠六月动者,前三月经水利时,胎也。下血者,后断三月,衃也。所以血不止者,其癥不去故也。"[12]提出了癥病与妊娠的鉴别方法及治疗方剂,这被认为是最早的关于肿瘤临床鉴别诊断的记载。

关于肿瘤的病因病机,《金匮要略》中有了较前更深刻的认识,云:"妇人之病,因虚、积冷、结气。"后世巢元方《诸病源候论》在此基础上阐释肿瘤的发病机理云:

"积聚皆由阴阳不和，风冷搏于脏腑而生积聚也。""癖病者，由冷气结聚，饮食不消，停积于胁下，则成癖病。""疝瘕之病，由饮食不节，寒温不调，气血劳伤，脏腑虚弱，受于风冷，冷入腹内，与血气相结所生。""癥痞者，由冷热不调，饮食不节，积在腹内，或肠胃之间，与脏相结搏。"[13]指出肿瘤发病是以脏腑气血虚弱等"本虚"为内在因素，外感邪气、饮食失节、情志不畅等"标实"为外在因素，两者共同引起发病。

《金匮要略·妇人杂病脉证并治》云："妇人少腹满如敦状，小便微难而不渴，生后者，此为水与血俱结在血室也。""妇人经水闭不利，藏坚癖不止，中有干血。"[12]《诸病源候论》在阐述妇科肿瘤的发病病机时，云："冷气入于胞络，冷搏于血，血冷则涩结，故令月水不通。""产后而有癥者，由脏虚，余血不尽，为风冷所乘，血则凝结，而成癥也。"[13]均指出瘀血内结是肿瘤常见的病理状态，这一认识至今仍具有广泛的临床指导意义。

《金匮要略》形成了较为完善的痰饮致病理论，将痰饮分为痰饮、悬饮、支饮、溢饮，并对其临床症状进行了详细的描述，其与当今临床上肿瘤患者常见的胸腔积液、腹腔积液、心包积液、肢体肿胀等并发症状有许多类似之处。《诸病源候论》云："产后脏虚，为风冷搏于停饮，结聚故成癖也。"至此，明确指出"瘀血""痰饮"既是病理产物，又是致病因素。进一步完善了肿瘤的病因学说，为后世从瘀血、痰饮治疗肿瘤提供了理论基础。

这一时期的另外一大成就是在认识疾病的基础上提出了具体的治疗方案。《伤寒论》《金匮要略》中，葶苈大枣泻肺汤、皂荚丸、十枣汤、鳖甲煎丸、大黄䗪虫丸、桂枝茯苓丸等方剂至今仍广泛应用于肿瘤的治疗。《千金要方》中收录了许多当时用于治疗癥瘕积聚的方药，其中包含了许多虫类药，如蜈蚣、䗪虫、斑蝥、蛞蝓等，为后世治疗肿瘤提供了宝贵的用药经验。现代临床药理学也证实了这一时期临床应用的许多药物均有一定的抗肿瘤作用。

四、宋金元时期：中医肿瘤学理论体系逐步完善

宋金元时期，由于社会经济的繁荣发展，各个领域学术思想活跃，百家争鸣，百花齐放，加之国家对于医药学的重视，中医药学取得了长足的发展，形成了不同的学术流派。

"癌"一词最早见于宋代东轩居士《卫济宝书》中，"痈疽五发：一曰癌，二曰瘭，

三曰疽,四曰瘤,五曰痈"[14],但需指出的是,此处所言之"癌"与当今所言之"癌"的含义并不完全重合。其后南宋杨士瀛《仁斋直指方论》云:"癌者,上高下深,岩穴之状,颗颗累垂,裂如瞽眼,其中带青,由是簇头,各露一舌,毒根深藏,穿孔通里,男子多发于腹,女子多发于乳,或颈或肩或臂……"[15]从其临床特征上看,这最接近当今所言的恶性肿瘤的临床特征,也被认为是最早明确提出"癌"这一病名的文献记载。

"癌"字从疒,从嵒。"嵒""岩"又相通。它指凡发病为肿块坚硬如石,表面如山岩一样高低凹凸不平,破溃后形成瘘道如岩洞深墼的体表肿瘤,这一时期,医家对此类疾病多以"岩"命名。南宋陈自明在《妇人大全良方》云:"若初起,内结小核,或如鳖棋子,不赤不痛。积之岁月渐大,巉岩崩破如熟石榴,或内溃深洞,此属肝脾郁怒,气血亏损,名曰乳岩。"[16]这是首次提出"乳岩"之名,后世亦有称"奶岩""石奶""翻花石榴发""乳石"者,即当今所指之乳腺癌。又如"舌岩"即舌癌,"肾岩""肾岩翻花"即指阴茎癌。这些记载大大丰富了人们对于恶性肿瘤的认识,对于肿瘤的发病过程及预后有了更详细的记录。

这一时期,医家对于肿瘤的认识突破了直观认识的局限,不仅对于体表肿瘤有诸多阐述,对于内脏肿瘤的临床症状及鉴别诊断也有了更深入的认识,朱丹溪在《丹溪手镜》中论述噎膈时云:"大概因津血俱耗,胃脘亦槁,在上近咽之下,水饮可行,食物难入,间或可入,入亦不多,曰噎。其槁在下,与胃为近,食虽可进,难尽入胃,良久复出,曰膈。"[17]根据其临床症状的描述,其类似于现代食管癌和贲门癌,在当时没有内镜检查的条件下,根据患者进食后梗阻及是否呕吐等临床症状能有如此准确的鉴别诊断,实属难得。

关于肿瘤的病因病机也有了更深入的认识,《格致余论》云:"若夫不得于夫,不得于舅姑,忧怒郁闷,昕夕积累,脾气消阻,肝气横逆,遂成隐核,如大棋子,不痛不痒,数十年后方为疮陷,名曰奶岩,以其疮形嵌凹似岩穴也。"[18]指出长期的情志抑郁会导致乳腺癌,这与当今乳腺癌的病因认识是一致的。《太平圣惠方》首次提到"痰毒"致病:"夫痰毒者,由肺脏壅热,过饮水浆,积聚在于胸膈,冷热之气相搏,结实不消。"[19]这是第一次将"毒"作为肿瘤发病的病因的论述,也是后世"因毒致癌"理论的源头。至此,关于肿瘤发生发展过程中痰、虚、瘀、毒致病的理论初步形成,后世关于肿瘤病机的论述多是在此基础上阐述、发挥。

《圣济总录》云"瘤之为义,留滞而不去也"[20],即指出不管肿瘤的发病原因是内虚还是外邪，"瘀滞"是肿瘤发病的核心状态。其对于肿瘤的发病原因的认识并未局限在发病局部，而是着重对人体整体环境，人体的荣卫气血阴阳脏腑功能的失衡，痰湿瘀毒的留滞是肿瘤发病的大环境，在当今看来，这种认识是有其科学性和前瞻性的[11]。

五、明清时期：中医肿瘤学理论体系不断深入

明清时期，医学论著不断涌现，医家对于肿瘤的认识更进一步深入，不乏建树者。一方面，医家对于肿瘤的分类不断细化和完善；另一方面，关于肿瘤的治法也不断丰富。

薛己《外科枢要》中，将肿瘤分为筋瘤、血瘤、肉瘤、气瘤、骨瘤。王肯堂《证治准绳》中，将关于肿瘤的瘿瘤、疣痣、恶疮、肿疡、乳癌、积聚、噎膈、反胃、关格等进行了详细的论述。祁坤《外科大成》中，将失荣、舌疳、肾岩翻花、乳岩四种病证称为疡科"四绝证"，从其临床症状来看，均类似于当今的恶性肿瘤。陈实功《外科正宗》中描述"失荣"的临床症状时，云："初起微肿，皮色不变，日久渐大，坚硬如石，推之不移，按之不动；半载一年，方生阴痛，气血渐衰，形容瘦削，破烂紫斑，渗流血水。或肿泛如莲，秽气熏蒸，昼夜不歇，平生疙瘩，愈久愈大，越溃越坚，犯此俱为不治。"[21]这是对恶性肿瘤从发病到破溃过程的详细描述，对当今临床仍具有极大的指导意义。清代《医宗金鉴》中对临床常见的内、外、妇科肿瘤的理法方药进行了更详细的论述。

在详细观察肿瘤发病的基础上，不同流派的医家也提出了不同的治法。张景岳在《景岳全书》中论述"积聚"的治法时，云："凡积聚之治，如经之云者，亦既尽矣。然欲总其要，不过四法：曰攻、曰消、曰散、曰补。"[22]并对四法的应用时机和方药做了详细的论述。李中梓在《医宗必读》中从内虚邪犯角度认识肿瘤，创立"温阳疏利"法治疗肿瘤。余景和在《外科医案汇编》中深入阐发"郁则达之"一法，将行气活血、托补、软坚散结等法均作为"郁则达之"的治疗原则。王清任在《医林改错》中，重在阐发"活血化瘀"一法。叶天士在《临证指南医案》中，在前人基础上创立"养胃阴"一说。这一时期所创的犀黄丸、蟾酥丸、小金丹、噎膈散等方剂沿用至今，在当今临床用于治疗恶性肿瘤仍有较为广泛的应用和疗效。

六、近现代时期：中医肿瘤学理论体系的确立与创新

近现代以来,西学东渐,现代医学在肿瘤的发病机理及治疗上有了长足的进步,在肿瘤临床实践及基础科研方面均取得了丰硕的成果,助推了中医肿瘤学及中西医结合肿瘤学的发展,形成了完整的中医肿瘤学理论体系,为中医肿瘤学的发展奠定了理论基础[23]。

相较于传统的肿瘤分类方法,以系统解剖学为依据的现代中医肿瘤分类方法更为科学和完整。虽然古典医籍中根据肿瘤的临床特征及预后将肿瘤大致做了区分,但现代根据新生物的细胞特性及对机体的危害性程度,将肿瘤分为良性肿瘤和恶性肿瘤的分法更为完善。得益于系统解剖学及细胞学的发展,现有的肿瘤分类方法更具逻辑性和科学性,为肿瘤的诊治奠定了基础。

结合现代科学研究,现代中医肿瘤学扩大了对肿瘤发病因素的认识。在传统六淫致病的基础上,以及对辐射、烟雾、雾霾、汽车尾气、燃煤污染、工业废气等致癌因素的认识,完善了六淫邪气致癌理论。将某些新发现的发病因素且不宜应用"三因学说"分类的病因归类为"毒邪",分为生物性毒邪、物理性毒邪、化学性毒邪,这极大程度地完善了肿瘤的外邪致病理论。结合临床实践及科学研究,进一步丰富了七情内伤致病、饮食劳伤致病学说,以循证医学的证据说明了情志、饮食习惯与肿瘤发病的联系。通过流行病学及基因组学的研究结果证明了先天禀赋不足或受之于父母的肿瘤易感体质也是肿瘤的发病原因之一。除此之外,人们对于痰浊致病的理论有了新的认识,认为肿瘤的转移与痰浊的流动性和黏滞性有一定的关系。血液流变学的研究从微循环状态认识"瘀血",认为肿瘤早期即存在"瘀血"状态,较传统理论对"瘀血"的认识更加完善,并认为"瘀血"与肿瘤的发生、增殖和转移均有密切关系[24]。

在病机方面,明确提出了"气滞血瘀,痰结湿聚,热毒内蕴,脏腑失调,气血亏虚,经络瘀阻"是恶性肿瘤的基本病机。在此基础上,不断有医家在自己临床经验的基础上结合现代医学理论提出了新的病机理论,丰富了传统中医理论,开阔了肿瘤的治疗思路。周仲瑛[25]、续海卿[26]、李俊玉[27]、凌昌全[28]等医家均提出"癌毒"理论,认为"癌毒"是恶性肿瘤发生的根本因素,其在肿瘤的发生过程中多与痰浊、瘀血、湿浊、热毒等病理因素相夹杂为病。但需注意的是,虽然都以"癌毒"为名,但其理论的具体内涵仍有不同之处。王三虎[29]提出"燥湿相混致癌论",指出气机

不畅,津液输布失常,导致阴虚内燥和痰浊水湿并见是肿瘤发病的主要病机。王文萍等[30]将传统中医理论与现代分子生物学相结合,提出"痰毒流注"学说,认为肿瘤转移是由于痰毒互结、流注于脏腑经络而引起,肿瘤转移是以脏腑虚损为本、痰毒损伤为标。张健[31]、贾小强[32]、徐力[33]等医家在经络学说的基础上提出"传舍理论",指出肿瘤的转移具有"邪气淫溢,不可胜论"的特点,并且是按照"孙脉—络脉—经脉—输脉—伏冲之脉—脏腑组织"的途径进行转移。李忠等[34]提出"耗散病机假说",认为人体正气对"癌毒"具有固摄作用,当人体正气虚弱时,固摄力量不足,癌毒更容易扩散,从而发为肿瘤的转移,而癌毒的扩散又能消耗正气,从而形成恶性循环。同时提出固摄正气治法有效抑制肿瘤的生长,抑制肿瘤的复发转移。这些认识都为肿瘤的辨证论治提供了新的思路和方法。

在治疗方面,明确指出了"扶正祛邪"的基本原则。扶正培本即调节人体气血脏腑阴阳平衡,扶助人体正气,调动机体自身的抗癌能力,以补为攻,达到协助祛除癌毒的目的,中医学"补之、调之、和之、益之"均属于扶正的范畴。祛邪攻癌是通过活血化瘀、化痰祛湿、软坚散结、清热解毒等方法以达到祛除实邪,攻癌解毒,控制肿瘤发生、发展的目的。并且强调扶正和祛邪之间的权衡,重视"固护正气"在肿瘤治疗中的作用,而不赞成一味攻伐,攻癌祛邪不忘扶正,扶正可以帮助攻癌祛邪,以达到祛邪不伤正、扶正不留邪的目的[24]。

20世纪六七十年代以来,国家发动广大基层医疗工作者收集挖掘整理民间单方、验方,发掘了一系列有效的治疗方药。以现代药理学为依据的药物研究也为中药治疗肿瘤提供了更广阔的思路,如三氧化二砷治疗急性早幼粒细胞白血病即是从民间应用砒霜的经验中挖掘而来,并取得了非常卓越的临床疗效。

中西医结合治疗肿瘤是当今治疗肿瘤的趋势。中药在抗肿瘤治疗上有一定的局限,但对于辅助人体正气的恢复有非常大的优势。因此,将中医用于结合西医手术、放疗、化疗等抗肿瘤治疗的各个过程,能更好地提高患者生活质量,减轻治疗副反应,促进患者康复,提高治疗效果。

中医配合手术治疗。手术是治疗早期肿瘤效果最好的手段,但由于其对人体创伤大,手术过程耗气伤血,因此,术后的恢复是中医治疗的重点。"有形之血不能速生,无形之气所当急固",大量临床实践表明,肿瘤患者术后配合中医健脾和胃、益气养血有助于机体的恢复,也能有效缓解术后胃肠道功能紊乱等并发症[35]。

中医配合放疗[36]。放射治疗在肿瘤治疗中占有很重要的地位,对于鼻咽癌、喉癌等可行根治性放疗;对于食管癌、乳腺癌等可行术后辅助放疗;对于某些晚期肿瘤并发症如上腔静脉压迫、骨转移等也可行姑息性放疗。中医理论认为射线属于"火热毒邪",因此在治疗过程中可能出现放射性口腔黏膜炎、放射性食管炎等毒副反应,临床多从热毒伤阴、气阴两虚角度出发,研制出了许多临床用之有效的方剂,通过口服及外用、含漱等治疗方式减轻了放疗副反应的发生,提高了患者的治疗依从性。还有一些临床研究结果表明,扶正固本的中药能增加射线敏感性,可以提高临床疗效。

中医配合化疗[36]。化疗、手术和放疗是治疗肿瘤的三大主要手段,已有半个多世纪的应用历史,对于肿瘤的治疗意义重大,能有效延长患者的生存期。但化疗治疗的副反应明显,临床上许多患者由于不能耐受或畏惧化疗副反应而中断或拒绝化疗,最终延误病情。因此,减轻化疗副反应是长期以来中医临床研究的重点。通过中医四诊合参,认为化疗副反应主要是脾胃失和、气血亏虚、肝肾不足证,因此,通过中药、针灸、音乐等治疗手段以达到健脾和胃、益气养血、补益肝肾的作用,能有效减轻患者化疗毒副反应,以达到减毒增效、提高患者生活质量、有效延长患者生存期的目的。

中医配合靶向治疗等其他治疗手段。近年来,分子靶向治疗、免疫治疗、内分泌治疗、介入治疗等新的治疗手段不断涌现,为肿瘤的治疗提供了新的思路和方法,也取得了令人瞩目的效果,但也存在各种各样的副反应。近年来,中医辨证论治结合现代治疗取得了较好临床效果,中西医结合为肿瘤的治疗提供了新的思路。

几千年来,中医肿瘤理论体系一直在不断完善,临床医家对肿瘤的认识不断深入,肿瘤病因病机理论不断充实,肿瘤的中西医结合治疗取得巨大进步。中医药凭借着几千年的理论积淀,依靠"整体观念""辨证论治""以人为本"的理论特点,积极与西医学融合,随着研究的不断深入,中医药在肿瘤综合治疗中的优势越来越突出,为国内外肿瘤学者所瞩目。

（刘绍永）

参考文献

[1] 段玉裁.说文解字注[M].上海:上海古籍出版社,1988.

[2] 徐正英,常佩雨,译注.周礼[M].北京:中华书局,2014.

[3] 张自烈.正字通[M].北京:中国工人出版社,1996.

[4] 张纲.中医百病名源考[M].北京:人民卫生出版社,1997.

[5] 邹万成,张六通,邱幸凡.古籍中恶性肿瘤之各种称谓文义考析[J].湖北中医学院学报,2008,10(2):16.

[6] 不著撰人.灵枢经[M].北京:人民卫生出版社,1963.

[7] 王冰.黄帝内经素问[M].北京:人民卫生出版社,1963.

[8] 储真真,陈信义,芦殿荣,等.恶性肿瘤血液高凝状态与肿瘤增殖和转移机理的研究[J].国际中医中药杂志,2008,30(6):426-427.

[9] 梁艳.活血化瘀治疗恶性肿瘤研究概况[J].云南中医中药杂志,2008,29(3):49-51.

[10] 苏颖,李霞.难经译释[M].上海:上海科学技术出版社,2016.

[11] 胡凯文.肿瘤绿色治疗学[M].北京:北京科学技术出版社,2017.

[12] 张仲景.金匮要略[M].北京:人民卫生出版社,1963.

[13] 巢元方.诸病源候论[M].北京:人民卫生出版社,2014.

[14] 东轩居士.卫济宝书[M].北京:人民卫生出版社,1989.

[15] 杨士瀛.仁斋直指方论[M].北京:中医古籍出版社,2016.

[16] 陈自明.妇人大全良方[M].北京:人民卫生出版社,2006.

[17] 朱震亨.丹溪手镜[M].北京:人民卫生出版社,1982.

[18] 朱震亨.格致余论[M].北京:人民卫生出版社,2005.

[19] 王怀隐.太平圣惠方[M].北京:人民卫生出版社,2016.

[20] 赵佶.圣济总录[M].北京:人民卫生出版社,2013.

[21] 陈实功.外科正宗[M].北京:人民卫生出版社,2007.

[22] 张景岳.景岳全书[M].北京:人民卫生出版社,2007.

[23] 郁存仁.中医肿瘤学[M].北京:北京科学出版社,1987.

[24] 林洪生.恶性肿瘤中医诊疗指南[M].北京:人民卫生出版社,2014.

[25] 陈四清.周仲瑛教授从癌毒辨治肿瘤经验[J].新中医,2004,36(2):7-9.

[26] 续海卿.中医药以毒治癌的思路探讨[J].安徽中医临床杂志,2000,12(2):134-135.

[27] 李俊玉.癌毒的病因病机及临证治法的概念探析[J].江西中医药,2005,26(272):14-15.

[28] 凌昌全.“癌毒”是恶性肿瘤之根本[J].中西医结合学报,2008,6(2):111-114.

[29] 王三虎.燥湿相混致癌论[J].柳州医学,2006,19(1):24-26.

[30] 王文萍,王垂杰,姜良铎,等.肿瘤转移的“痰毒流注”理论形成基础及实践意义

[J].中国中医基础医学杂志,2002,8(5):4-6.

[31] 张健,张淑贤,王沛.中医传舍理论与肿瘤转移[J].中国中医基础医学杂志,1999,5(6):4-6.

[32] 贾小强,黄乃健,邱辉忠.恶性肿瘤转移的中医病机研究思路与策略[J].中医临床杂志,2005,17(1):60-61.

[33] 徐力.论中医干预癌症转移前环境[J].中国中医药信息杂志,2007,14(10):3-4.

[34] 李忠,刘丹,刘杰,等.肿瘤中医"耗散病机假说"的建立和固摄法的提出[J].南京中医药大学学报,2006,22(3):140-142.

[35] 潘明继.癌症扶正培本治疗学[M].上海:复旦大学出版社,2003.

[36] 张代钊.中西医结合治疗放化疗毒副反应[M].北京:人民卫生出版社,2000.

第二节　肿瘤治疗的现状

随着人口老龄化的加剧,工业化、城市化进程的提速以及环境因素、生活方式的不断改变,我国肿瘤的发病率越来越高,且呈明显上升趋势。国家癌症中心通过汇总全国 368 家肿瘤登记处的数据,在 2019 年 1 月公布的全国最新肿瘤报告数据显示,全国恶性肿瘤新发病例 3 929 000 例;肿瘤死亡病例 2 338 000 例;标化发病率 285.83/10 万;标化死亡率 170.05/10 万;中国平均每天至少有 10 000 人会被诊断为新发肿瘤,平均每分钟有 7.5 人确诊,肿瘤防控形势严峻。肿瘤与生活方式密切相关,预防为主对减少肿瘤的发生至关重要,预防肿瘤的核心问题之一是改善生活方式,并定期体检筛查。随着当代科技水平的突飞猛进和医疗水平的不断提高,肿瘤病学已经成为快速发展的学科,目前肿瘤的治疗有手术、化疗、放疗、内分泌治疗、靶向治疗、免疫治疗、姑息治疗及中医治疗等多种手段,这些手段对于提高肿瘤患者治愈率、改善生活质量、延长生存期具有重大意义。现将上述肿瘤治疗手段的现状综述如下。

一、目前肿瘤治疗的手段

1.手术治疗

肿瘤的手术治疗一般是针对实体肿瘤而言的。由于肿瘤的生物学特性和临床分期的不同,能够进行手术治疗的,仅占实体肿瘤的一部分,大多数患者确诊时已失去手术的最佳时期。目前临床上,Ⅰ期肿瘤是必须积极手术治疗的,因为Ⅰ期肿瘤手术切除后疗效好、复发率低、生存期长;Ⅱ期肿瘤应积极手术治疗;Ⅲ期肿瘤可积极争取手术治疗;Ⅳ期肿瘤由于常有远处转移,很难通过手术而治愈,手术切除意义不大。近年来,随着现代肿瘤外科学的发展,各种治疗肿瘤的手段不断涌现,使得肿瘤的手术适应证不断扩大。例如,年龄不再是肿瘤手术治疗的绝对禁忌证,姑息性手术可为其他综合治疗创造条件,残存癌及复发癌的再手术,各种重建和康复手术已经成为肿瘤外科的一项重要内容等,这些适应证的扩大对提高肿瘤患者生存率、改善生活质量有着重大意义。但传统手术由于切口长、损伤大,患者术后疼痛严重且恢复缓慢等缺点,促进了微创手术和介入手术的不断发展。20 世纪 90

年代初期,随着微创外科的兴起,微创技术在肝胆科、胃肠外科、胸外科、妇科、泌尿外科、神经外科、骨科等科室得到了广泛的应用。微创手术具有切口小且隐蔽、对身体损伤小、术后疼痛轻微、术后恢复较快等优点,目前广泛应用于临床。临床中常用的微创手术技术主要有腹腔镜技术、胸腔镜技术、电子纤维内镜、激光术、电切术等。

介入手术治疗是在 20 世纪 80 年代发展起来的新兴治疗方法,具有微创、安全、有效、并发症少及住院时间短等优点,是目前肿瘤治疗的重要方法之一。尽管肿瘤介入治疗的技术和方法繁多,但针对不同的肿瘤,有着不同的治疗效果。目前,临床应用的肿瘤介入治疗方法[1-7],主要有经导管肝动脉化疗栓塞(TACE)、放疗栓塞、射频消融术(RFA)、经肝动脉灌注术(HAI)、经肝动脉栓塞术(TAE)、经子宫动脉栓塞术(UAE)、经皮乙醇注射(PEI)、氩氦刀冷冻消融术(Cryoablation)、门静脉栓塞术(PVE)、选择性体内放射治疗(SIRT)、高强度聚焦超声消融技术(HIFU)、经动脉化学治疗(TAC)、微波消融术(MWA)、经皮微波凝固治疗(PMCT)和激光引导治疗(LITT)、不可逆电穿孔技术(IRE)等。目前肿瘤介入手术已应用全身超过 22 个部位的 41 个瘤种。肿瘤介入治疗的优势病种为肝细胞癌,其次为结直肠癌肝转移,再次为子宫肌瘤、肾癌、肺癌和前列腺癌;而针对其他部位的肿瘤(如骨肿瘤、甲状腺癌、胃肠道肿瘤等),介入治疗尚处在研究和探索阶段。

2.化疗

化疗,是化学药物治疗的简称,通过使用特定的化学治疗药物杀灭肿瘤细胞,从而达到治疗目的,和手术、放疗一起并称肿瘤治疗的三大手段。目前,化疗仍是大多数肿瘤治疗的主要方法,针对已经转移的中晚期肿瘤以及那些有全身转移倾向的肿瘤,化疗都是主要的治疗手段。根据肿瘤的部位、类型和分期,化疗可分为以下 5 类:①根治性化疗:对化疗药物敏感的某些恶性肿瘤(如急慢性白血病、淋巴恶性肿瘤、绒毛膜上皮癌、生殖细胞性恶性肿瘤等),采取单纯地化疗就有可能治愈;②姑息性化疗:针对大部分晚期恶性肿瘤患者,目的主要是控制肿瘤的发展以延长患者生存期,或者通过化疗改善患者的生活质量;③术后辅助化疗:主要目的是杀灭体内残余的癌细胞,预防肿瘤复发和转移;④新辅助化疗:在手术前化疗,拟使癌肿病灶缩小,从而方便手术切除,或者使部分原先失去手术机会的癌肿病灶,在化疗缩小后再获得能够手术的机会,同时还可以杀灭潜在的转移病灶,降低复发和转移的可能;⑤腔内化疗:通过体腔内给药(如胸腔、腹腔、膀胱、心包等灌注),

使体腔内局部短暂地维持较高的药物浓度，达到局部治疗目的。因化疗药物多为细胞毒类药物，骨髓抑制、消化道副反应、皮肤不良反应、肝肾心肺功能损害等毒副作用大，所以对于高龄、身体状况差或有重度器官功能障碍的患者，一般不主张化疗。近年来，随着药学和医疗技术不断发展，上市了一些新化疗药物以及许多传统化疗药物的更新与换代，其副反应更小，疗效更显著，对于提高肿瘤的治愈率有着积极影响。

3.放疗

随着计算机技术和影像学技术（如 X 线、CT、MRI 等）的发展，放疗技术经历了从二维平面化向多维立体化、点剂量向体积剂量的发展和完善过程；肿瘤放疗技术在安全性、有效性上得到了明显的提升。放射治疗是利用 α、β、γ、X 等射线对患者的肿瘤病灶实施电离辐射，使其能够特异性杀伤肿瘤细胞、抑制肿瘤细胞生长，从而达到根治肿瘤、控制肿瘤扩散、转移的目的。

目前临床较为常用的放疗技术主要有以下 4 类：①适形调强放疗技术。该技术目前主要有两种，即三维适形放射治疗和调强放射治疗。三维适形放射治疗，使用的是立体定位技术，在直线加速器前通过特制的多叶准直器或铅块，来对肿瘤靶区进行非共面的照射，其能够让射野的束轴视角方向与靶区的形状保持相同，使剂量在靶区的辐射分布得以更精准，可以对周围正常组织的照射减少到最低的程度。与传统的常规放疗技术相比，三维适形放射治疗设备最突出的优势是多叶准直器的使用，对于凸面的肿瘤清除效果较好。调强放射治疗技术是由三维适形放疗技术发展而来的，同三维适形技术相比，其优势更加明显，因为提高了摆位和照射的精度，所以更有利于提高射野强度分布的最优化；同时还可以确保剂量分布形状和靶区实际的三维分布相一致。调强放射治疗技术有效地缩短了肿瘤治疗的时间，有助于提高肿瘤局部的控制效果及增加低度肿瘤和中重度肿瘤的敏感性。在减少机体正常组织的受损程度下，能有效地提高肿瘤的总剂量和单次照射剂量。目前临床常用的调强放疗系统中，技术相对成熟且应用广泛的是电动多叶准直器，其可以自动地进行逆向的优化计算。调强放射治疗对肿瘤精准的定位比三维适形放射治疗更具优势，对于凸面和凹面肿瘤均有较好的临床疗效。②自适应放射治疗技术。传统的放射治疗，常常是在正式治疗前的 2～3 周做好需要的放疗计划，在实际的操作中按照原定计划来进行放射，以期达到精准的适形剂量分布。但是，传统放疗方法很难保证此刻肿瘤的运动状态及形状与起初一致，在实施治疗前还需要进行重新摆位,故容易产生新的误差。自适应放疗技术可以大大地减少分次治疗的靶区移动和摆位。③呼吸限制和呼吸门控技术。人体在呼吸运动时,常可出现胸、腹部器官的移位和形变。因此,通过限制呼吸,能够减少呼吸运动在放疗时对肿瘤造成的不利影响。近年来,临床应用相对广泛的呼吸限制技术主要有深吸气屏气技术、主动呼吸限制技术等。深吸气屏气技术虽然操作简单便利,耗时短,但屏气需要患者和医生配合,其适应于肺功能好并且能与医生很好配合的患者。由于呼吸限制的局限性,又产生了呼吸门控技术。呼吸门控是采用检测仪器来对患者的呼吸运动进行检测,在特定的时间内对呼吸周期间隔关闭或者打开射线束,从而在特定的时间内模拟定位肿瘤的状态。但是在实际的放射治疗操作中,呼吸门控技术均是在呼吸周期的某一段时间内对肿瘤进行照射,延长照射的过程,若多次治疗容易造成新的误差。④四维放射治疗技术。目前的呼吸门控系统,在临床疗效的提高上并不是特别明显。但是,随着四维放疗技术的诞生,较为满意地解决了对肿瘤运动的准确定位问题。其通过从四维图像中获取实际靶区容积的信息,来模拟肿瘤的呼吸运动。

目前常用的放疗技术均是在实践中不断改进、优化而发展的。放疗虽然是一种精确、有效地治疗肿瘤的方法,但放疗并非静态的治疗过程,患者的呼吸运动能显著地干扰影像学的定位结果,导致出现某些放射错误及并发症。同时,放疗对其适应证具有一定要求。总的说来,放疗更适用于鼻咽肿瘤、颅脑肿瘤、淋巴瘤、消化道肿瘤、胸部肿瘤、骨瘤等,而不适用于存在肺功能障碍、心血管疾病的患者[8]。目前,国内的放疗已开始应用速峰刀(EDGE)技术。同传统的放疗技术相比较,速峰刀能够更加精准地打击和杀灭癌细胞,且副反应少,能更好地保护机体的正常组织。除此之外,速锋刀还具备治疗时间更短、放疗过程中无须麻醉、消灭癌细胞更彻底等显著优势。在治疗肿瘤的种类方面,速峰刀技术几乎包含了身体各部位的良性和恶性实体肿瘤。对某些常规手术难以实施的肿瘤,如头颅肿瘤、脊柱肿瘤、肝癌等实体瘤,也具有较好的治疗效果。

4.内分泌治疗

随着对肿瘤病因病机的进一步认识,临床中发现某些肿瘤(如乳腺癌、前列腺癌、子宫内膜癌、卵巢癌、甲状腺癌、肾及精囊肿瘤等)的发生与发展与体内激素失调有关。临床治疗中可通过拮抗激素类物质,使肿瘤生长所依赖的条件发生变化,达到抑制肿瘤生长的目的。体内激素和肿瘤的关系因疾病的差异有所区别:

①肿瘤通过激素产生症状，如胰岛素瘤；②因体内激素导致的肿瘤，如子宫内膜癌、前列腺癌等；③影响人体内分泌器官的肿瘤，如甲状腺癌、肾上腺肿瘤等；④可通过激素疗法治疗的肿瘤，如乳腺癌、前列腺癌等。激素是游走性的信使分子，其在某些肿瘤的发病机制及发展中发挥关键性作用，所以激素能够治疗这类肿瘤。目前，内分泌治疗在肿瘤治疗中占据重要地位的主要有乳腺癌、前列腺癌等。

乳腺癌的内分泌治疗有手术治疗和内分泌药物治疗两种。手术治疗主要是双卵巢切除术、肾上腺切除术、脑垂体切除术等，通过手术方式切除相关组织器官，达到去势治疗的目的，从而抑制肿瘤。乳腺癌可使用的内分泌治疗药物，主要有抗雌激素类药物、雄激素、孕激素、芳香化酶抑制剂、促生殖腺激素释放激素类似物（GnRH-a）等。抗雌激素类药物通过与体内雌激素竞争乳腺癌细胞的雌激素受体，达到抑制癌细胞生长的目的。同时能抑制肿瘤新生血管的形成和提高机体免疫力，达到抗癌效果；其不良反应小，疗效确切，复发率低，是乳腺癌患者治疗首选药[9]。目前抗雌激素类药物常用的主要有他莫昔芬（又称三苯氧胺）、托瑞米芬、雷洛昔芬、屈洛昔芬、氟维司群、法洛德西（faslodex）和IC1164384等。其中，法洛德西和IC1164384属于甾体类雌激素受体抑制剂，因无雌激素活性，很少引起子宫内膜增生，故没有月经样不良反应，临床试验显示对他莫昔芬耐药的转移性乳腺癌疗效明确[10]。芳香化酶是雄激素转化为雌激素的催化剂，抑制芳香化酶能够使绝经后妇女雌激素来源明显减少，从而达到治疗作用。芳香化酶抑制剂主要有氨鲁米特、阿那曲唑、来曲唑、依西美坦（速莱）、福美司坦（兰他隆）等；研究表明[11]，阿那曲唑、来曲唑在预防肿瘤复发和转移优势明显，可取代他莫昔芬成为绝经后激素受体（HR）乳腺癌患者内分泌治疗金标准。促生殖腺激素释放激素类似物（GnRH-a）药物主要有戈舍瑞林（诺雷德），其通过竞争性结合垂体的GnRH受体，达到选择性药物性切除垂体的目的，从而全面抑制卵巢功能。孕激素类药物主要有甲羟孕酮、甲地孕酮等，与孕激素受体（PR）结合，竞争性抑制雌二醇与雌激素受体（ER）的结合，降低雌激素对肿瘤细胞的促生长作用。

前列腺癌的内分泌治疗也分手术和内分泌药物治疗两种。手术主要有双侧睾丸切除术、肾上腺切除术、脑垂体切除术等，通过去势治疗减少前列腺素的产生，从而抑制肿瘤生长。前列腺素同雄激素、前列腺癌细胞的生长关系密切，通过抑制、阻断雄激素的合成，可达到治疗前列腺癌的目的。目前前列腺癌的内分泌治疗药物主要分为雌激素类、LHRH拮抗剂、LHRH类似物、雄激素抑制剂等。雌激素类药物(如己烯雌酚)因其严重的心血管副反应,目前在临床上已较少使用。LHRH拮抗剂(如阿巴瑞克、地加瑞克等),可直接抑制LHRH的释放,能够迅速降低体内的LH和睾酮水平,对晚期前列腺癌效果显著。LHRH类似物主要有亮丙瑞林、戈舍瑞林、曲普瑞林等药物,是目前去势治疗的一线药物,可通过下调垂体LHRH受体表达,抑制黄体生成素(LH)和睾酮的释放,其疗效与手术去势治疗相当[12]。雄激素抑制剂主要有比卡鲁胺、氟他胺、尼鲁米特以及新型抗雄类药物醋酸阿比特龙、恩杂鲁胺、阿帕鲁胺等。作为新型抗雄类药物的代表,醋酸阿比特龙在多个临床试验研究中显示出了优异的抗肿瘤疗效和安全性,成为各大诊疗指南推荐的治疗转移性去势抵抗性前列腺癌新的标准治疗方案。

5.靶向治疗

随着分子生物学及精准医学的发展,已有大量的靶向药物应用于临床,肿瘤靶向药物逐渐成为传统肿瘤治疗手段(手术、细胞毒性药物治疗及放疗)之外的另一个治疗热点。肿瘤靶向药物常分为细胞信号转导通路相关的靶向药物、单克隆抗体以及抗血管生成药物三大类。细胞信号转导通路相关的靶向药物,如蛋白激酶C抑制剂、泛素-蛋白酶体抑制剂、周期素依赖性激酶抑制剂和有丝分裂中激酶抑制剂、与信号转导相关的酶抑制剂、法尼基转移酶抑制剂等。单克隆抗体主要针对B淋巴细胞表面的CD20抗原、上皮肿瘤细胞表面的HER-2抗原及表皮生长因子受体的单克隆抗体[13];其主要机制是通过抗体依赖性细胞介导的细胞毒作用、补体依赖的细胞毒作用以及免疫调理作用等遏制肿瘤,部分单抗还同时通过细胞信号传导途径干扰肿瘤细胞的增殖、转移、凋亡等进化过程。促进肿瘤新生血管生成的活性物质有许多,但主要有血管内皮生长因子(VEGF),以VEGF和VEGFR为靶点是目前最常见的抗血管生成分子靶向研究[14]。抗血管生成药物如阿帕替尼、索拉菲尼、血管内皮抑素(YH-16)、舒尼替尼、贝伐珠单抗等药物,主要通过遏制血管内皮细胞迁移,抑制肿瘤新生血管的生成,切断肿瘤细胞的营养供给,从而达到抑制肿瘤细胞增殖及转移的目的。虽然抗肿瘤血管生成药物在临床治疗中应用的时间不长,但大量研究证实[15-18],其具有较明确的疗效和广阔的应用前景,在与化疗药物联合使用中,能起到协同增效的治疗作用。

小分子类靶向药物,相对分子质量小,虽然生产成本相对便宜,且大多数能口服给药,但由于其半衰期短,往往需每天不间断服用。而大分子类靶向药物,其对肿瘤位点的靶向性强,且半衰期长,故可7~28天给药1次[19]。与传统抗癌药物的不同点在于，靶向药物以肿瘤细胞的特性改变为作用靶点，在发挥更强的抗肿瘤活性的同时，还可以减少对正常细胞的毒副反应[20]。由于靶向药物所作用的靶点也能够在正常组织中表达，故靶向药物也会出现一定的不良反应。靶向药物最常见的不良反应是全身反应，如乏力、虚弱、发热寒战和关节肌肉痛等[21]；胃肠道不良反应主要为轻中度腹泻、呕吐等，腹泻主要与 EGFR 在胃肠道黏膜中过度表达、靶向药物直接损伤正常的肠黏膜及靶向药物引起菌群失调相关；靶向药物的皮肤毒性常表现为皮疹、皮肤瘙痒、手足综合征等，皮肤毒性的机制与靶向药物抑制 EGFR有关[22]；通过细胞色素通路在肝脏代谢的靶向药物有一定的肝毒性，具体机制尚不明确；高血压、心动过速、心肌缺血、充血性心力衰竭等不良反应是靶向药物常见的心脏毒性[23]；靶向药物还可导致凝血功能异常等，其机制与靶向药物抑制VEGFR 有关[24]。

目前，多种肿瘤已有靶向药物上市或即将上市应用于临床。例如，肺癌的治疗靶点有 EGFR 基因、ALK 融合基因、ROS1 融合基因、KARS 基因、RET 基因、HER2基因、BRAF 基因等；EGFR-酪氨酸激酶抑制剂是针对 EGFR 突变基因的靶向药物，第一代经典药物有吉非替尼、厄洛替尼、埃克替尼；第二代以阿法替尼、达克替尼为代表；第三代目前应用的主要是奥希替尼，不仅能透过血-脑脊液屏障，而且能解决EGFR T790M 突变导致的耐药问题。针对 ALK 基因突变的靶向药物主要有克唑替尼、阿来替尼、安罗替尼、塞瑞替尼等。大肠癌的靶点主要有 EGFR、血管内皮生长因子、KIT 基因等，针对结直肠癌 EGFR 靶点的药物目前有西妥昔单抗、帕尼单抗等；血管内皮生长因子靶点的药物有贝伐珠单抗、雷莫芦单抗、阿柏西普等；针对KIT 基因的药物主要有瑞格非尼。乳腺癌靶向治疗的药物，包括作用于人表皮生长因子受体 2(HER2) 靶点的药物，如曲妥珠单抗、帕妥珠单抗、拉帕替尼等；作用于雷帕霉素靶蛋白(mTOR) 靶点的依维莫司以及 CDK4/6 激酶抑制剂如帕博西林等。白血病的靶向药物靶点主要有 ABL、CD20、BCL2 等；作用于 ABL 靶点的药物有伊马替尼、达沙替尼、尼洛替尼、博舒替尼等；作用于 CD20 靶点的药物有利妥昔单抗、奥法木单抗、奥滨尤妥珠单抗等；针对 BCL2 靶点的药物主要有 ABT-199。淋巴瘤的靶向药物大多以单抗类药为主，主要作用于 CD20、CD30 等靶点；其他有作用于 Bruton 酪氨酸激酶(BTK) 靶点的依布替尼及作用于 HDAC 靶点的贝利司他、罗米地辛、伏立诺他等。黑色素瘤的靶向药物有维罗非尼、达拉菲尼等，其作用靶点为 BRAF。肾癌目前上市的靶向药物主要有索拉非尼、舒尼替尼、依维莫司、阿昔替尼等。胃癌的靶向药物目前有阿帕替尼、舒尼替尼、伊马替尼、瑞格菲尼等。肝癌的靶向药物主要为索拉菲尼,其靶点主要为 VEGFR、PDGFR、KIT 及 RAF。

随着传统细胞毒类化疗药的治疗效果进入平台期,靶向药物的问世为肿瘤的治疗提供了一个乐观的前景,尽管靶向药物具有不良反应小、疗效显著等优点,能够明显改善肿瘤患者的生活质量,但靶向药物有一个明显的不足之处,那就是易产生耐药。靶向药物产生的耐药机制主要表现在以下 3 个方面:①肿瘤异质性的产生是靶向药物耐药的主要机制。当基因的改变、随机进化、微环境变化、细胞的适应等因素均可干扰肿瘤细胞对靶向药物的敏感性。②癌基因的突变能够导致靶蛋白的异常表达。目前研究证实,EGFR-TKIs 不仅能够上调肿瘤细胞 EGFR 的表达,同时也可以抑制突变细胞 EGFR 的表达。EGFR 突变表型的减少可能是 EGFR-TKIs 的耐药机制。EGFR-TKIs 耐药常依赖于多个基因的突变和避开 EGFR 细胞外的信号转导通路,主要是原癌基因 MET 的激活以及 HGF 配体的激活。此外,对EGFR-TKIs 耐药的肺癌,常常伴有 BRAF 基因的突变,但 NRAS、KRAS 或 MEK1 等基因则较少出现突变。③肿瘤建立代偿信号转导通路。肿瘤细胞常能够表达调控存活受体信号的多种受体酪氨酸激酶(RTK),主要是磷脂酰肌醇 3 激酶(PI3K)和丝裂酶原活化的蛋白激酶(MAPK)。

6.免疫治疗

人体免疫的获得往往来源于先天免疫系统和适应性免疫系统及其相互作用。先天免疫系统能够产生免疫细胞,保护人体;而适应性免疫系统通过抗原特异性淋巴细胞(B 细胞和 T 细胞)抵抗特定的威胁,产生免疫记忆。肿瘤细胞可以通过影响抗原呈递过程、破坏控制 T 细胞激活和抑制的通路、募集免疫抑制类细胞、释放抑制免疫的活性因子等多种机制,破坏机体的免疫系统,从而使得免疫调控转变成对肿瘤细胞有利的模式[25-26]。肿瘤细胞在其生长过程中,通过表达免疫检查点分子的配体,或通过上调免疫检查点分子的表达,对 T 细胞活化和功能进行抑制。

肿瘤免疫治疗的核心是通过激活自身的免疫系统来杀灭体内的肿瘤细胞。目前的肿瘤免疫治疗主要有以下 5 类药物:①免疫检查点抑制剂[27]。免疫检查点是存在于机体免疫系统中的抑制性信号通路,对外周组织中的免疫反应强度、持续性地予以调节,能够防止组织损伤,并在维持自身抗原耐受性的过程中发挥治疗作用。目前研究最为深入的免疫检查点主要是细胞毒性 T 淋巴细胞抗原(CTLA-4)、程序性死亡蛋白 1 及其配体(PD-1/PDL-1),但 4-1BB(CD137)、OX40(CD134)、

CD27、CD224、TNFRSF25 等新的检查点也可作为潜在的免疫靶标。免疫检查点抑制剂能够阻断肿瘤抑制信号的传递，直接刺激细胞毒性 T 淋巴细胞的活化，从而达到治疗肿瘤的作用。目前抗 CTLA-4 的单克隆抗体有易普利单抗（Ipilimumab）等。PD-1 抑制剂的抗肿瘤效应是通过抑制 T 细胞活化信号的传递阻断抑制信号的级联放大，促使 T 细胞持续活化，进而通过 T 细胞来杀伤肿瘤细胞。国内目前上市的 PD-1 抑制剂有纳武单抗（Nivolumab）、帕博利珠单抗（Pembrolizumab）、Pidilizumab（CT-011）等。②肿瘤坏死因子受体激动剂。肿瘤坏死因子受体（TNFR）分布相当的广泛，目前已经证实至少有 26 个 TNFR 超家族成员可表达于 T 细胞，这为 TNFR 激动剂的研发提供了广泛的选择基础[28]。TNFR 激动剂参与了选择性诱导细胞凋亡到提供帮助产生有效免疫应答的刺激信号的一系列生物学过程，能够介导 T 细胞的增殖、分化和免疫激活的过程[29]。目前，进展较快的 TNFR 靶点主要有白细胞分化抗原（CD40）、OX-40（CD134）、CD137 等，但针对这些靶点的药物尚处于临床前研究或临床早期试验阶段。③过继性 T 细胞治疗药。肿瘤过继免疫治疗是指将免疫细胞（如 DC、CIK、CTL 等）或免疫因子（如 IL-2、IFN、TNF、GM-CSF 等）转输或者回输给患者，达到增强患者免疫功能、杀伤肿瘤细胞的治疗作用。过继性 T 细胞治疗是通过对患者（自体）或供体（异源）的 T 细胞在体外进行改造，再回输患者体内，诱导细胞增殖，改善 T 细胞对肿瘤的免疫应答。目前应用较为广泛的嵌合抗原受体 T 细胞（CAR-T）疗法就是过继性 T 细胞治疗的一种，其他尚有 T 细胞受体（TCR）、新兴嵌合抗原受体 NK 细胞（CAR-NK）等技术。CAR-T 疗法能对多种癌细胞产生强大而持久的杀伤力，如在急性白血病、非霍奇金淋巴瘤等疾病的治疗上有着显著的疗效。多个大型跨国制药企业都启动了 CAR-T 治疗项目。④各种肿瘤疫苗。肿瘤疫苗是将肿瘤抗原引入体内，激活 B 细胞和 T 细胞以识别并作用于特定类型的肿瘤细胞。与传统的疫苗不同的是，肿瘤疫苗作为一种治疗性的主动免疫疗法，通过改变肿瘤生长的微环境抑制肿瘤的生长，达到控制或清除肿瘤的目的[30]。目前 Mologen Ag 及 ONCO Life Sciences 研发的自体细胞疫苗 MGN-1601，包含经遗传修饰表达的巨噬细胞集落刺激因子（GM-GSF）、白介素 7（IL-7）、CD80 及 TLR-9 激动剂，针对多个适应证已处于预注册阶段[31]。⑤小分子免疫药物及其他。尽管大分子药物在肿瘤免疫疗法中占据了主导地位，但小分子免疫药物也取得了一些进展，处于研发后期阶段的药物主要包括抑制 CSF1R 的替尼类药物（Pacritinib、Masitinib 和 Pexidartinib），以及新兴靶点 IDO 的抑制剂（Epacadostat、

ALK-5 抑制剂 Galunisertib)和靶向 CXCR1/CXCR2 的药物(Reparixin)等。另外,磷脂酰丝氨酸(PS)信号传导通路抑制剂单抗(Bavituximab)用于治疗非小细胞肺癌也处于 3 期临床试验阶段。

目前,国内虽已有帕博利珠单抗(可瑞达)、纳武利尤单抗(欧狄沃)等肿瘤免疫药物上市,但国内肿瘤免疫疗法研发重心在于免疫检查点抑制剂和 CAR-T 疗法,而一些新兴的治疗靶点(如 TIM-3、LAG-3、OX-40、CD40、IDO 等),暂无项目进入临床试验阶段。随着人类对人体免疫机制认识的深入,肿瘤免疫疗法逐渐在肿瘤治疗领域突显出了明显优势。但肿瘤免疫治疗也面临诸多的挑战:①肿瘤免疫治疗的一个主要挑战是,需要研发出能够在大多数患者和不同类型的肿瘤中持续有效的药物。虽然目前在一些已经使用免疫疗法治疗的患者中观察到了显著性的疗效,表明身体恢复抗肿瘤免疫监视是切实可行的;然而,到目前为止,许多免疫治疗方法仅仅是在一组特定的肿瘤中显示出了疗效,并且通常仅在少数患有这类肿瘤的患者中有效,故治疗效果具有不可预测性,仍需大量临床研究。②肿瘤免疫治疗的另一个局限性是当前肿瘤细胞表达已知靶向的肿瘤特异性抗原(TSA)或肿瘤相关抗原的局限;然而,肿瘤抗原在肿瘤和正常组织中都可以表达,由于这些肿瘤抗原可能会产生脱靶毒性,所以对肿瘤治疗的成功性有局限。③在肿瘤免疫治疗中应用具有预测或预后价值的生物标志物是一个漫长而艰难的过程,但迄今为止,很少有预测性的用于肿瘤免疫治疗的预测生物标志物得到有效的验证[32]。

7.姑息治疗

恶性肿瘤的治疗常包括抗肿瘤治疗和姑息治疗两大部分。肿瘤姑息治疗并不是放弃治疗。姑息治疗是面向那些严重威胁生命的疾病或并发症,通过早期、及时的诊断,准确的评估及合理的防治达到减轻患者疼痛和解决其他躯体、社会、心理及精神等各种问题,改善患者及其家属生活质量的治疗方法[33]。随着当前不断上升的肿瘤发病率和死亡率,姑息治疗的理念在全球范围内获得了广泛认同,已成为当前肿瘤学界的研究热点及奋斗目标。

目前,肿瘤姑息治疗的范畴主要体现在以下 6 个方面:①控制癌性疼痛;②预防、诊断、评估及治疗抗肿瘤治疗所致的不良反应或各种肿瘤伴随症状(特别是肿瘤急症);③对肿瘤患者的心理辅导和优质护理;④对晚期恶性肿瘤患者进行临终关怀与居丧辅导;⑤对肿瘤姑息治疗领域相关科研和宣传教育;⑥对其他非肿瘤性疾病的预防及治疗等。作为姑息治疗的重要组成部分,癌性疼痛的治疗越来越备受重视。然而,以往我国恶性肿瘤的姑息治疗以三阶梯止痛为主,对于晚期恶性肿瘤患者提供的全面姑息治疗及临终关怀服务在国内起步较晚,与西方发达国家相比,仍存在较大的差距。近年来,随着癌痛规范化治疗示范医院及病房的建立(例如,山东省肿瘤医院牵头建立的癌痛规范化治疗示范医院),进一步规范了癌性疼痛的治疗,肿瘤所致的疼痛逐渐获得更好的控制。

目前,我国恶性肿瘤的姑息治疗逐渐专业化,大多数肿瘤专科医院成立了专业的团队(姑息治疗中心或姑息治疗科),姑息治疗的模式也更加注重人文;随着姑息治疗研究和临床实践的深入,未来恶性肿瘤的治疗策略将是以患者和家属为中心,注重以人为本,姑息治疗的原则更加尊重患者的选择,姑息治疗过程中采用伤害最小的方法使患者达到最大程度的获益,这对于恶性肿瘤患者整体的治疗将带来深远的影响。

8.中医治疗

中医是我国在世界肿瘤治疗史上的重大特色,在肿瘤治疗中的作用日益受到国内外学者的重视和关注。中医治疗恶性肿瘤可以有效地发挥其灵活、实用的特点,提高疗效,降低化疗、放疗、靶向等治疗的不良反应,减轻患者痛苦,延长生存期,显示了中医在治疗恶性肿瘤的优势与前景。

恶性肿瘤在中医、中西医结合防治方面取得了快速发展。在20世纪60年代及以前,中医药治疗肿瘤重在应用某些毒性的中草药,但并未在临床上观察到预期的疗效。从70年代开始,重视肿瘤的辨证论治,在中医理论指导下使用中药,逐渐形成了包括扶正培本、活血化瘀、清热解毒、化痰祛湿、软坚散结、以毒攻毒等在内的各种治则。目前,随着现代医学的进步与发展,中医药治疗肿瘤取得了明显疗效和重大进展。在临床研究方面,肿瘤中医治疗开始以循证医学、个体化、规范化为指导,努力形成完整的中医疗效评价体系。在对中医肿瘤基础理论的不断创新、发展等方面,极大地丰富了中医肿瘤理论体系的内涵。中医药在肿瘤基础研究方面也随着免疫学、遗传学、分子生物学等基础医学的发展,将肿瘤的研究从以往简单的中药抗肿瘤试验逐渐深入到细胞、分子基因机制水平。

目前,中医药治疗恶性肿瘤的部分机制已被现代医学所证实:①中药抑制肿瘤生长及增殖:直接杀伤癌细胞(如丹参、茯苓、芦荟、红毛五加皮、厚朴等所含活性成分可杀伤肿瘤细胞,导致细胞死亡);延长细胞周期(如黄芩、黄连、土贝母、冬凌草等所含活性成分阻滞 $G2/M$ 期,可抑制其增殖);抑制拓扑异构酶、端粒酶等活性

(如半枝莲、喜树、蟾蜍、灵芝等所含活性成分能抑制上述酶活性);诱导细胞的分化(如人参、三七、绞股蓝等活性成分可诱导细胞分化);通过阻滞肿瘤细胞周期,影响癌基因及抑癌基因的表达,诱导细胞的凋亡;破坏肿瘤的新生血管、淋巴管及转移途径等。②中药有效成分能通过增强特异性免疫、激活巨噬细胞、提高 NK 细胞及 LAK 细胞活性、激活补体、提高树突状细胞表达、促进细胞因子分泌及对红细胞的调节等方式提高机体免疫。③中药能够增效减毒,同时能逆转肿瘤多药耐药;减轻放化疗毒副反应,可配合手术、化疗、放疗、靶向及免疫治疗增强疗效。④重建机体内环境。虽然中药在中医治疗肿瘤中发挥主导作用,但其他中医治疗手段也广泛用于肿瘤的治疗,且疗效显著。例如,中医电针疗法是根据针灸手段治疗肿瘤的方法,主要针对年纪较大、身体较弱的特殊人群,该手段创伤较小,费用低,能明显改善肿瘤所致的部分不良反应;热疗也是由中医治疗延伸出的一种方法,通过特殊仪器调节温度,将人体的组织加热,超过肿瘤细胞的耐热阈值,从而起到治疗肿瘤的作用。近年来,中药外治、运动疗法、情志疗法、膳食调理、音乐疗法等在肿瘤治疗中也有明显的疗效,但目前尚无综合运用多种中医手段联合治疗肿瘤的案例及研究,这为今后综合应用多种中医手段联合治疗肿瘤开辟了广阔的前景。中医治疗肿瘤重视对机体进行整体调节,通过调整全身脏腑的机能,纠正机体气血、阴阳的失衡状态,改善全身状况来提高机体的抗病能力,抑制肿瘤的生长和防止肿瘤转移与复发,甚至带瘤生存。到目前为止,尽管中医治疗肿瘤具有一定的优势,但单纯中医手段治疗的 5 年生存率低,治愈率不高,未来仍需不断地探索和深入研究。

二、目前肿瘤治疗的不足之处

随着近年来医疗水平和科学技术水平的不断提高,目前肿瘤的治疗尽管有多种手段与方式,但肿瘤仍然治愈率低,复发、转移率高,死亡率高。西医认为,癌灶的存在是危及生命的根本,必须早期手术以彻底捣毁肿瘤病灶,然后再用放化疗消灭其流窜于身体各部的残余癌细胞,这无疑是一种积极有效的办法。然而,临床中有许多肿瘤患者在经过手术、化疗、放疗等综合治疗后,仍然出现病情复发、进展,最终被肿瘤夺去了生命。

尽管近年来有多种肿瘤靶向药物和免疫药物上市应用于临床,为广大的晚期恶性肿瘤患者带来了福音和希望,但其较为昂贵的费用使得大多数肿瘤患者望尘莫及；同时，高发的耐药性让使用此类药物的患者产生担忧甚至绝望。中药在治疗肿瘤上能扶正祛邪、减毒增效，显著改善肿瘤导致的并发症及伴随症状，中医其他治疗肿瘤手段（如运动疗法、中医情志疗法、五行音乐疗法、中医饮食治疗及中医针灸康复理疗）在肿瘤临床治疗中也有明显的增效或治疗作用。

因此，综合应用各种中医治疗手段，并将中医和西医治疗方法有机结合，扬长避短，充分发挥各自优势，在提高疗效、延长肿瘤患者生存期及改善患者生活质量等方面，能够取得比单纯西医或单一中医治疗更佳的疗效，从而促进肿瘤治疗手段不断优化，开辟肿瘤治疗的广阔前景和新局面。

（曹杰）

参考文献

［1］LEWIS AL，HOLDEN RR.DC Bead embolic drug-eluting bead：clinical application in the locoregional treatment of tumours［J］.Expert Opin Drug Deliv，2011，8：153-169.

［2］SANGRO B，INARRAIRAEGUI M，BILBAO JI. Radioembolization for hepatocellular carcinoma［J］. J Hepatol，2012，56：464-473.

［3］罗荣光，黄金华.肿瘤射频消融：电极的类型和消融灶的特点［J］.介入放射学杂志，2011，20：159-162.

［4］LIANG P，WANG Y，YU X，et al. Malignant liver tumors：treatment with percutaneous microwave ablation—complications among cohort of 1136 patients［J］. Radiology，2009，251：933-940.

［5］AHMED M，BRACE CL，LEE FT JR，et al. Principles of and advances in percutaneous ablation［J］. Radiology，2011，258：351-369.

［6］CHEN W，ZHU H，ZHANG L，et al. Primary bone malignancy：effective treatment with high-intensity focused ultrasound ablation［J］. Radiology，2010，255：967-978.

［7］LEE EW，CHEN C，PRIETO VE，et al. Advanced hepatic ablation technique for creating complete cell death：irreversible electroporation［J］.Radiology，2010，255：426-433.

［8］WEN CY，CHEN JK. Mulri-resolution image fusion technique and its application to forensic science［J］.Forensic Science International，2004，140（3）：217-232.

［9］刘宁，王可人，孙光，等.乳腺癌的内分泌治疗进展［J］.内蒙古农业大学学报：自然科学版，2010，31（1）：294-300.

[10] LONNING PE.Clinico-pharmacilogical aspects of different hormone treatment[J].Eur J Cancer,2000,14(36):81-82.

[11] HOWE IIA,CUZICK J,B AUM M,et al. Results of the ATAC(Arimidex,Tam ox ifen,Alone or and Comb ination) trialaftercom pletion of 5 years adjuvant treatment for breats cancer [J].Lancet,2005,(365):60-62.

[12] TRACHTENBERG J G M S C. A phase 3,multicenter,open label,randomized study of abarelix versus leuprolide pius daily antiandrogen in men with prostate cancer[J].J Urol,2002 (167):1670-1674.

[13] 张国祥,黄淑清,苏标,等.肿瘤分子靶向治疗药物及临床应用研究新进展[J].中国现代药物应用,2014,8(14):241-242.

[14] CHOI PS, LI Y, FELSHER DW. Addiction tomultiple oncogenes can be exploited to prevent the emergence of therapeutic resistance[J].Proc Natl Acad Sci USA,2014,111(32): E3316-3324.

[15] BORHANI K,BAMDAD T. Low Dose of Lenalidomide Enhances NK Cell Activity: Possible Implication as an Adjuvant[J].Iranian Journal of Immunology:IJI,2017,14(2):151-158.

[16] LI L,YANG S,SONG L,et al. An Endogenous Vaccine Based on Fluorophores and Multivalent Immunoadjuvants Regulates Tumor Micro-Environment for Synergistic Photothermal and Immunotherapy[J].Theranostics,2018,8(3):860-873.

[17] GORDY JT, LUO K, FRANCICA B, et al. Anti-IL-10-mediated Enhancement of Antitumor Efficacy of a Dendritic Cell-targeting MIP3a-gp100 Vaccine in the B16F10 Mouse Melanoma Model is Dependent on Type I Interferons[J]. Journal of Immunotherapy,2018,17(2): 237-239.

[18] INDRACCOLO S,WALENTA S.Uncovering Metabolic Effects of Antiangiogenic Therapy in Tumors by Induced Metabolic Bioluminescence Imaging[J]. Methods in Molecular Biology, 2016,1464:175-184.

[19] IMAI K,TAKAOKA A.Comparing antibody and small-molecule therapies for cancer[J]. Nat Rev Cancer,2006,6:714-727.

[20] 杨雅琼,李宗海.以 EGFR 为靶点的肿瘤分子靶向药物研究进展[J].中国生物工程杂志,2012,32(5):91-96.

[21] 刘爽,关尚为,吴东媛,等.肿瘤分子靶向药物不良反应文献分析[J].中国药房, 2014,25(38):3613-3616.

[22] CALIFANO R,TARIQ N,COMPTON S,et al.Expert consensus on the management of

adverse events from EGFR tyrosine kinase inhibitors in the UK[J].Drugs,2015,75(12):
1335-1348.

[23] EREMINA V,JEFFERSON J A,KOWALEWSKA J,et al.VEGF inhibition and renal thrombotic microangiopathy[J].N Engl J Med,2008,358(11):1129-1136.

[24] 王忠尧,康新立.单核苷酸多态性与舒尼替尼一线治疗进展期肾细胞癌患者的疗效、不良反应的相关性分析:一个多中心、观察、前瞻性研究(译文)[J].药品评价,2012,9(30):36-43.

[25] ANTONIA S J,LARKIN J,ASCIERTO P A.Immuno-oncology combinations:A review of clinical experience and future prospects[J].Clinical Cancer Research,2014,20(24):6258-6268.

[26] FINN O J.Immuno-oncology:Understanding the function and dysfunction of the immune system in cancer[J].Annals of Oncology,2012,23(Suppl 8):viii6-viii9.

[27] PARDOLL D M.The blockade of immune checkpoints in cancer immunotherapy[J]. Nature Reviews Cancer,2012,12(4):252-264.

[28] GIUROIU I, WEBER J. Novel checkpoints and cosignaling molecules in cancer immunotherapy[J].Cancer Journal,2017,23(1):23.

[29] KHALIL D N,SMITH E L,BRENTJENS R J,et al.The future of cancer treatment: immunomodulation,CARs and combination immunotherapy[J].Nature Reviews Clinical Oncology, 2016,13(5):273.

[30] GIUROIU I, WEBER J. Novel checkpoints and cosignaling molecules in cancer immunotherapy[J].Cancer Journal,2017,23(1):23.

[31] RAVAUD A,BARRIOS C,ANAK Ö,et al. Genitourinary tumors, non-prostate[J]. Annals of Oncology,2012,23(Suppl 9):ix258-ix293.

[32] ZUGAZAGOITIA J,GUEDES C,PONCE S,et al.Current challenges in cancer treatment [J].Clin Ther,2016,38(7):1551-1566.

[33] WHO.National cancer control programmes:policies and managerial guidelines[M].2nd Edition. WHO Press,2002.

第三节 关于恶性肿瘤治疗的一些思考

一、关于恶性肿瘤治疗的反思

近几十年来,恶性肿瘤的发病率逐渐增加,对人类健康的危害越来越大。2018年,全球约有1 810万新发恶性肿瘤患者,约有960万人死于恶性肿瘤,而我国恶性肿瘤新增病例约占全球的21%,死亡病例约占全球的24%,均为全球最高,我国平均每分钟有7人被确诊为恶性肿瘤,有5人死于恶性肿瘤。

随着现代医学的发展和进步,人们对恶性肿瘤的认识逐渐深入,与之的斗争也在不断升级。1971年,时任美国总统尼克松正式向恶性肿瘤宣战,每年投入大量的经费以期能征服恶性肿瘤。在随后的几十年里,手术、放疗、化疗、介入治疗、免疫治疗、生物治疗、靶向治疗等各种治疗手段被用于恶性肿瘤的治疗。但残酷的现实是,肿瘤的发病率和死亡率并没有明显下降,反而逐年上升。据国家发布的《中国慢性病报告》显示,近20年来,我国恶性肿瘤的死亡率上升了约29%。因此,关于恶性肿瘤的治疗,我们需要进行更多的思考。

1.对恶性肿瘤治疗策略的思考

随着恶性肿瘤治疗的迅速发展和不断完善,人类在征服肿瘤的进程中取得了很大成绩。但在临床实践中,医师在制订恶性肿瘤治疗策略的过程中也存在一些疑问或思考。

人体是一个极其复杂的整体,并非所有的恶性肿瘤都是对人体造成伤害的主要因素或导致患者死亡的主要原因。或许是由于人类对恶性肿瘤的恐惧,人类与恶性肿瘤的对抗情绪在所有疾病中是最严重的。恶性肿瘤的过度治疗普遍存在。美国路易斯安那医学中心在完成1 105例尸检中发现了250例恶性肿瘤患者,其中有100例在生前被漏诊或误诊,有部分患者生前患有2种或3种肿瘤,但其中只有57例患者的死亡原因为恶性肿瘤,有43例患者的死亡原因为非肿瘤性疾病。这与其他几项研究的结果是一致的。我们可以假设,如果这些患者在生前没有被漏诊,而是被明确诊断出恶性肿瘤,他们中的绝大多数人会接受一系列的抗肿瘤治疗。这些治疗给患者带来的益处和身体创伤、经济和心理负担之间的利弊,是临床医师和患者在临床决策过程中值得思考的问题。

近年来,人们对恶性肿瘤的研究投入了巨大的财力和人力,但由于科学技术的限制和人体的复杂性,目前尚无法有效地预测恶性肿瘤的治疗疗效。基于肿瘤本身而制定的临床指南和治疗方案往往缺乏个体性。一部分临床医师在临床上制定肿瘤治疗策略时机械地引用临床指南,而缺乏对患者个体足够的关注,而这可能成为阻碍临床治疗效果的因素。尽管现在有许多化疗药物敏感性基因检测和分子靶向基因检测等检测手段,但仍然无法保证对患者实施的治疗能取得较好的效果。临床实践中发现,即使检测结果提示对化疗敏感或基因突变的患者,仍然有可能无法取得预期的临床疗效,但他们却不得不承受治疗所带来的副反应和心理压力。

2.给予患者更多的关注,而非肿瘤本身

目前,关于恶性肿瘤发病及治疗的研究已经深入到分子、基因水平,但对于人的关注仍有所欠缺。疾病的发生是基于人体之上的,所有的治疗也应该是建立在人体基础之上的。随着医学模式的转变,传统的生物医学模式逐渐被新的"生理-心理-社会"医学模式所取代。人们逐渐意识到除了身体的健康外,心理健康也是非常重要的一个方面。因此,临床工作者必须将患者作为一个完整的人来看待,而不仅仅是关注肿瘤局部。

瑞士日内瓦医科大学黄又彭指出,"目前在世界范围内对恶性肿瘤的治疗,始终存在一个误区:注重肿瘤本身,想尽办法去杀死它。利用放化疗技术杀死肿瘤细胞,结果把人体内很多正常的细胞也杀死了。与此同时,却没有考虑人为什么要长肿瘤。"关于恶性肿瘤发病的原因,目前尚未完全明确,除了基因、物理、化学、环境等因素以外,不良的饮食习惯、负面情绪、缺乏运动等因素与肿瘤的发病均有一定的相关性。在恶性肿瘤的发病和治疗过程中,躯体伤痛、心理创伤及实际问题都会给患者带来痛苦和困扰,也直接或间接地影响治疗效果。

美国资深肿瘤医生摩特尔曾对现代恶性肿瘤治疗做了里程碑式的总结:"我们最有效的疗法充满着危机、副反应和操作上的问题,在我们所治疗的患者付出代价之后,只有很小的一部分人因其肿瘤有不完全的退化,而获得短暂的好处。"临床研究表明,对肿瘤及其治疗的恐惧是患者延迟就医的主要因素之一,而治疗过程中的身体创伤和对治疗的恐惧心理是导致中断治疗的主要因素。因此,我们在治疗过程中,更应该将注意力转移到如何能让患者获得更加舒适的生活质量,而不是一味地"与肿瘤对抗"。

3.如何处理无积极治疗手段的肿瘤患者

中国抗癌协会秘书长张宗卫在"健康世纪行启动仪式"上指出,中国 80% 以上的恶性肿瘤患者被确诊时,其病情已经发展到中晚期。对于临床上无法根治切除且无法治愈的恶性肿瘤患者,或高龄肿瘤患者,或合并其他严重疾病的肿瘤患者,我们应该将注意力转移到如何延长其生存时间、提高生活质量上来,即如何让患者舒适地、有尊严地活着或死去,但显然,我们做得还远远不够。

二、关于中医抗癌的反思

随着屠呦呦因为青蒿素而获得诺贝尔奖,人们对中医中药的热情高涨,中医药在恶性肿瘤防治中的作用也逐渐被人们认识。在医务人员的认识中,中医药治疗成为继手术、放疗、化疗、分子靶向治疗之后的另一种治疗手段。但很多患者却认为中药见效慢,往往到了肿瘤晚期才想起来中医中药,把中药当成肿瘤治疗的最后一根救命稻草。关于肿瘤患者的中医中药治疗,我们有诸多问题需要反思。

1.中药是否长期服用且一方到底

关于中药,许多患者认为中药没有毒副反应,可当补药长期服用。在肿瘤的治疗中,很多抗癌中药被用来调理身体,以此纠正人体体质的偏颇性。但如果长期使用某种药物必然导致人体阴阳五行的失衡,所以长期使用中药也是有害的。或者说,非正确使用中药是有害的。

有些是肿瘤患者病急乱投医,一听说别人的中药处方效果好,就要来直接服用,也不管于己合适与否;还有一些患者,使用过一个方子后效果不错,就一直沿用到底。其实,以上两种做法都是不科学的。

首先,中医治疗疾病讲究辨证论治。虽然有些肿瘤之间的中医辅助治疗可以互通,但也不是万能的。比如一个胃癌患者与一个肺癌患者,在化疗期间都可能出现胃肠道反应或肝肾功能异常,这种情况可以服用相同的方子。但在化疗后,中药维持治疗期间,两个人治疗所用的方子就应该有所不同了。胃癌患者的处方则以健脾益肾、清热解毒为主,而肺癌患者的处方则以化痰软坚、清热解毒为主。

其次,在肿瘤的治疗过程中,需要根据患者的不同体质随时调整处方。在初始治疗阶段,中医治疗的主要目标是缓解症状,减轻毒副反应。进入定期复查观察阶段后,中医治疗主要发挥提高抗病能力、控制疾病复发或转移、稳定病情的作用。

2.中医治肿瘤是否治标又治本

肿瘤的治标与治本指的是疾病的主次本末和病情轻重缓急等情况。中医认为，标是疾病表现在临床的现象和所出现的症状；本是疾病发生的病机，即疾病的本质。在临床治疗中，一般是按照"急则治其标，缓则治其本"的原则进行治疗的。

在肿瘤的发展中，如果出现了紧急危重的证候，影响到患者的机体健康甚至危及生命时，就必须先行解决危急病情，然后再治疗肿瘤本身。比如肝癌出现上消化道出血，此时虽然以癌肿为本、出血为标，但出血会危及患者的生命，证候较急，因此，治疗就以止血等为主治疗，等到血止住病情缓解后，再用抗癌治疗。

中医治疗肿瘤的治标与治本，也是根据病情来具体处理的，并不是说一种中药或一个处方就能同时达到治标又治本的目的。

3.中医中药抗癌也需防"毒"

人们常认为中药药性温和、无毒性、有病治病、无病强身，甚至有一些患者认为"中药没有毒副反应"。其实这是错误的观点，临床上使用的许多抗癌中药，均是有毒副反应的，使用不当也会造成脏器伤害或中毒。

常见抗癌中药的毒副反应有全身中毒反应、脏器功能损害、药物性过敏反应、身体不适等。而中药本身有毒、辨证用药不准、配伍失误、炮制不当、误食误用、药品质量不高也是抗癌中药毒副反应产生的原因。即使毒性不大的一些常用药物，如果超大量服用也可造成中毒。还有的患者超疗程长期服用，容易导致蓄积中毒。

尽管部分中药本身可能是有毒的，但并不可怕，总的来说，中药不良反应远比人工合成药物少。中医就是利用部分中药的毒性、偏性来治病的。对于肿瘤而言，绝对安全的药是几乎不存在的。

为了防止和减少不必要的毒副反应，患者要了解相关医学知识，确定是否需要中药治疗，再确定治疗目的、剂量、疗程。同时，要辨证论治、因病施治，切勿病急乱投医，盲目吃中药。

4.中药治疗不等于中医治疗

"肿瘤乃痼恶之疾，绝不是某一味、两味中药所包揽得了的，应客观看待中医抗癌。"欧阳学农强调，肿瘤仍是当今医学界的难治之症，应全面客观地看待中医药抗癌的优势和弱点，不能以偏概全。中医药治疗肿瘤也不可避免地存在一些局限性，早期发现的肿瘤应尽早设法手术治疗，需放化疗的患者应听从医生安排接受治疗，不能轻信一些夸大中医药治癌的虚假广告。

中医药治疗肿瘤还包括针灸、推拿、气功、五行音乐、膳食及心理调整等诸多方法,一定程度上具有恢复内环境平衡,抑癌、控制癌细胞浸润、杀伤癌细胞的独特效果。对尚未出现转移病灶的早中期肿瘤患者,使用中医药治疗可控制肿瘤转移扩散,从而增加手术、介入等治疗手段的成功率。此外,对于已经发展为全身性病变的晚期肿瘤患者,中医药治疗还具有增效减毒作用,可增加放化疗及靶向治疗疗效,减轻上述治疗中出现的消化道反应及免疫、造血系统损害,提高患者的生活质量,延长生存时间。

5.中医治疗不代表独立于西医存在

我国著名肿瘤专家杨宇飞教授指出,中西医结合治疗肿瘤是我国的特色,目前也被世界医学界所瞩目,它除了在中国,在任何其他的一个地方都不可能见到这一支队伍。这一支队伍的医生经过中医和西医两套治疗体系系统教育和专科进修培训后,具备西医治疗的三级甲等医院水平,同时又有中医的治疗手段,把两种方法很好地结合在一起,这样两条腿走路比一条腿走路疗效好得多。中医治疗在肿瘤治疗里有自己的地位和作用,如果结合得当,1+1 会大于 2,如果结合不得当,有的时候会出现相反的作用,因此,我们劝告病友,尽量选择专业的中医肿瘤科医生诊病。比如在放化疗期间,同时合并中药,这里有很多的讲究,如果不懂化疗或者不懂放疗的中医师给你进行中医的治疗,有可能不仅不会使疗效叠加,还会起到反作用。

诚然,一些肿瘤患者确实认为,中药治疗就是找一名中医师开具中药就行了,不需要了解血液指标情况;甚至某些"医生",不管患者是正虚还是邪实,是否在接受化疗、放疗、手术、靶向等治疗,或者堆砌一大堆虫类破血有毒药品抗癌,或者一味扶正,比如:乳腺癌 ER/PR 阳性的患者,长期大量使用人参、西洋参、补骨脂、淫羊藿、巴戟天、肉苁蓉、锁阳、菟丝子、覆盆子、冬虫夏草、当归等含雌激素丰富的药材,有可能对患者的预后存在负面影响。

三、肿瘤防治新模式的探索

人体是一个有机的全身相互调控的整体,早在《黄帝内经》中就已确立了整体观念的医学理论体系,其对肿瘤的病因病理也作了较为详细的分析描述,提出了肿瘤的发生与外邪、饮食、情志以及正气虚弱等诸多因素均有关。同样是"肿瘤患者",有人把它看成是"人长了癌",这种思维方式聚焦的是癌本身,看重的是局部;

但也有人把"肿瘤患者"看成是"长了癌的人"，这种思维看重的是患者的整体，因为不同的患者长了同样的癌，但结局是不一样的，有的癌切了人却死了，有的癌留下来了，人却活着。胃肠道的癌前病变，比如慢性溃疡、Barret 食管、息肉等，一段时间后有的变成了癌，有的保持不变直至终身，还有的甚至消失了。

中医治疗肿瘤有着几千年的历史，在漫长的生活实践和医疗实践中总结了大量的经验，并整理上升为理论，提出了整体观念和辨证论治。中医认为肿瘤是全身性疾病，它的发生发展和生长过程是全身疾病的局部表现，所以在治疗上更加注重整体综合治疗，它着眼点不在于癌肿局部，而在于针对机体患癌后整体改变的调整和恢复，使其体内环境达到平衡。它明显区别于手术等局部治疗的观点，也不同于西医偏重改善营养、减轻症状、改善体质的所谓整体治疗。中医治疗肿瘤绝非一病一药，而是在整体观念和辨证论治理论指导下的综合治疗。肿瘤虽然只生长在身体的某一局部，但实际上是一个全身性的疾病。大量的研究表明，局部的癌肿，可在全身各系统产生广泛的影响，并有各种症状表现。对多数的肿瘤患者，局部治疗是不能解决根本问题的。而中医由于从整体观念出发，实施辨证论治，既考虑了局部治疗，又采取了扶正固本的方法，因此，对于改善患者的局部症状和全身状况都具有重要的作用。

"中医药应该、也完全可以贯穿于肿瘤治疗全过程。"这是身为上海市知名中西医结合肝病专家凌昌全教授一贯坚持的学术观点。肿瘤之所以难治，就在于它的多发、复发和转移。目前很多医生只看瘤体是否切除干净、癌细胞是否全部杀死，轻视中医整体治疗，一味地放化疗，致使免疫力下降，不但不能完全解决术后复发和转移问题，还会增加复发和转移的危险。

肿瘤的治疗是一个长期的、艰巨的、复杂的系统工程，治疗的医师应具备西医学+中医学+心理学+社会学的综合知识。肿瘤患者病后的心理变化与躯体的病理生理改变互为因果。80%的患者不是死于治疗期，而是死于康复期。家人和医生应帮助患者减少心理压力和负担，共同抗击疾病。很多肿瘤患者从医院出来或完成医院制订的手术、放化疗措施后，往往感到迷茫无助，不知道今后的路该怎么走。有的患者以为手术、放化疗都做了，应该没有什么问题了，可以放松下来休息休息了；有的患者整天生活在惶惶不安中，生怕哪一天肿瘤复发；有的患者觉得低人一等，瞒着所有的亲戚、同事、朋友，自己也带着沉重的精神枷锁生活，使本该拥有的生活质量大打折扣。

有关调查显示,肿瘤患者中约有66%的人患抑郁症,10%的人患神经衰弱症,8%的人患强迫症。所以,肿瘤患者常出现抑郁、焦虑、精神错乱、厌食症等精神心理问题。心理因素在肿瘤的发生、发展和转移中具有十分重要的作用。在接受手术、放疗、化疗等常规治疗后,患者大多存有担心复发转移的心理隐患。如果不能克服心理障碍,免疫系统就会加快受损,这对康复十分不利。那些有心理矛盾和不安全感,惯于压抑自己的愤怒与不满以及受悲观失望情绪折磨的人最容易得肿瘤,也最容易复发。相反,安定的社会环境,和睦的家庭生活,必要的社会福利保障,坚定的生活信念等都有利于患者治疗后的康复。

得益于人类社会进步和医学的不断发展,恶性肿瘤患者的生存时间不断延长,但多数肿瘤患者的幸福指数并未获得同步提高。长期以来,在恶性肿瘤的治疗过程中,中医药一直扮演着单一、辅助的角色。随着现代医学模式由生物医学模式向生理—心理—社会模式转变,恶性肿瘤的治疗不能片面地只追求生存期的延长,还应重视患者的社会属性,其需求不但是在同疾病斗争中获得简单的生存,更是要生活得有质量和尊严。任何治疗都绝不能单纯地以延长生存期而完全忽视生活质量为代价。恶性肿瘤患者的生理、心理及社会适应能力的综合健康已经成为肿瘤治疗的一个新目标,最终让患者回归家庭、回归岗位、回归社会。

中医"六位一体"整合治疗模式正是在这种新的社会医学模式下提出并完善的一种全新的中医整合治疗办法。该治疗模式打破了中医治疗等同于中药治疗的传统观念,将药物治疗与非药物治疗联合起来,即中医辨证施药、中医针灸理疗、中医辨证施膳、中医辨证施乐、中医心理疏导、中医运动指导六种传统疗法结合,使患者舒适无痛地接受全程的治疗。

在长期临床实践中,我们发现多种单一治疗方式之间存在内在联系。如接受了音乐治疗和心理疏导的患者,心情会比较愉悦,失眠状态会得到调整,食欲也会得到增强;而接受膳食指导的患者,提高了营养补充,其运动能力也会获得提高;当人的运动能力提升以后,气血运行有度,有助于药物达到病所,提高药物治疗的疗效;当患者药物吸收能力提高时,可能药物导致的副反应也会根据患者本身体质而体现出来,比如骨转移治疗药物膦酸钠盐类导致的发热、骨痛加重、流感样症状、下颌骨坏死,以及镇痛药物吗啡类的呕吐便秘等,这时加上针灸治疗,可明显止痛、止吐、退热、通便,使患者既能达到药物效力最大化,同时也能有效减轻副反应。各种治疗方式中,坚持中药药物治疗的主导作用,其他各治疗方法相互结合补充,以患者个体化的中医辨证论治贯穿始终,形成完整的治疗康复链。

中医学是自然科学与社会科学相融合的一门综合学科,中医治疗的对象是具有社会属性的自然人,这就意味着中医的治疗不是冷冰冰的仪器或者药片,它具有"致中和"的中医文化精髓,经过动态的治疗过程,达到阴阳和合,体现中华民族"以和为贵"的核心文化,是有中医理论支持、有临床实践证实、言之有物的"已经落地"的中医整合疗法;充分体现了继承不泥古、创新不离宗的中医精髓。

（王维、陈红、刘绍永）

第四节　中医"六位一体"整合模式的研究

一、中医"六位一体"整合模式的提出

1.中医"六位一体"整合模式提出的背景

临床统计表明,一些肿瘤患者在面对治疗周期相对较长、治疗副反应相对较大、整体生活质量下降,并由此引发的经济压力大、家庭亲情危机、工作谋生机会丧失等问题时,极易产生悲观厌世、恐惧焦虑、抑郁自卑等心理问题,有的患者甚至选择自杀结束生命[1-2]。基于此,重庆大学附属肿瘤医院中医肿瘤治疗中心结合临床治疗经验,积极开展针对肿瘤患者的五行音乐治疗及心理治疗,临床实践表明,患者战胜肿瘤的信心得到极大增强,生活质量得到极大提高。

随着新的医学模式转变,樊代明院士提出了"整合医学"概念,即在将患者视为"心身合一"的整体前提下,综合医学、空间环境、时间要素、工程学、信息学等多种因素对患者进行诊治,从而使患者最大程度获益。作为长期从事中医肿瘤临床工作者,我们也在反思采取怎样一种中医治疗模式,才能使肿瘤患者达到"心身合一"呢? 在临床探索中,我们发现中医辨证施药、中医针灸理疗、中医辨证施膳、中医辨证施乐、中医心理疏导、中医运动指导在肿瘤治疗中都有其重要意义,由此率先提出中医"六位一体"整合模式。

2.中医"六位一体"整合模式的治疗意义

中医"六位一体"整合模式是以天人合一、形神一体的中医整体观念为指导,以人为中心,从人外在的天地人以及内在的精气神整体出发,从人的饮食、运动、情志、起居等个体因素,以及生理、心理、社会、环境、自然等综合因素,多层面、多环节查找疾病相对初始的全面病因,综合运用中医辨证施药、中医针灸理疗、中医辨证施膳、中医辨证施乐、中医心理疏导、中医运动指导六种传统疗法,系统地、持续地有效干预,同时将未病先防、欲病救萌、已病防变、瘥后防复理念贯穿在肿瘤发生、发展的各个环节,以达到使肿瘤患者舒适无痛地接受全程的治疗。

在该模式中,中医辨证施药、中医针灸理疗、中医辨证施膳偏重于患者的物质治疗层面,而中医辨证施乐、中医心理疏导、中医运动指导偏重于患者的精神治疗

层面,通过以上治疗方式的有效结合,使肿瘤患者达到阴阳平衡,最终实现有效抗癌抑癌、减轻放化疗的毒副反应、提高生活质量、防止肿瘤复发转移以及延长患者生存期的目的。与目前多分科分病重视单病种预防相比较,该整合模式是一种理念创新,对疾病整体预防有极大的指导作用。目前,该模式已在全国推广,通过在全国中医肿瘤学术大会交流探讨,获益患者每年达数万人次之多。

二、中医"六位一体"整合模式的主要内容

1.中医辨证施药

中医辨证施药是在中医理论指导下,运用传统中药对肿瘤患者进行辨证论治,从而达到扶正抗癌的作用。临床上,"正气不足为本,邪气昌盛为标"是肿瘤发病的重要机理。恶性肿瘤早期以实证居多,至中期,正气渐衰,仍可抗邪,处于邪正交争状态,临床多为虚实夹杂之证。晚期时,正气耗损,无力抗邪,邪气愈加昌盛,机体元阳衰微,阴液耗竭,各种"虚劳、羸弱"症候表现较为突出[3]。综上所述,正气先虚而邪气后踞乃恶性肿瘤的主要病机,临床表现为气滞血瘀、痰湿凝聚、毒热内结、脏腑失调、气血亏虚、阴阳失衡之证。因此,恶性肿瘤的治疗,应以辨证论治为基础,以"扶正培本、解毒抗癌"为总体治法,结合"三因制宜、以人为本",做到标本兼治、增强免疫力、防止复发转移,最终提高生存率。

2.中国针灸理疗

针灸疗法是祖国传统医学的重要组成部分,千百年来通过"内病外治"为保障人民健康作出了重要贡献。通过针灸治疗肿瘤及其带来的相关症状已经有很长的历史。如《灵枢·九针论》中即有"八风之客于经络之中,为瘤病者也,故为之治针,必筩其身而锋其末,令可以泻热出血,而痼病竭"。古人在治疗肿瘤的经验中,有云"中医治疗肿瘤有内服和外治的方法",中药可"消坚磨石",但"坚顽之积聚",在"肠胃之外,募原之间",非药物所能猝及。因此,通过外治法"宜薄贴以攻其外,针法以攻其内,艾灸以消散固结"。足以见其针灸在治疗肿瘤方面的优势。目前,随着针灸疗法在临床治疗肿瘤中的推广应用,其治疗效果受到广大患者一致好评,治疗方法手段也被越来越多的人认可。针灸在肿瘤患者治疗中起到缓解临床症状、改善放化疗不良反应、治疗术后并发症、增强机体免疫力等作用[4]。

3.中医辨证施膳

饮食与肿瘤的发生、发展及预后也有着密切的关系[5]。临床上对肿瘤患者进

行饮食指导,必须谨遵中医"辨证施膳"和"整体观念"的原则,通过对肿瘤患者不同时期疾病特点的观察,总结其发病特点,根据中医理论,应用食物和药物的"四气""五味"调节人体的脏腑功能,纠正人体的疾病状态,并结合现代营养学知识,为患者提供必需的营养支持。

4.中医心理疏导

心理因素对于肿瘤发生、发展和诊疗效果的影响有着极其重要的作用。由于肿瘤患者在诊治过程中随时可能出现复发、转移等情况,加之部分患者在手术后留有终身残疾。因此,几乎所有的肿瘤患者都存在不同程度的恐惧、焦虑、紧张等心理障碍[6]。针对肿瘤患者的中医心理疏导,主要是利用心理学基本原理,结合患者身体状况和病理状态,采取情感宣泄、运动释压等方法,通过刺激患者高级中枢神经,正面影响患者精神状态,达到提高机体状态指标的目的。

5.中医辨证施乐

《黄帝内经》所述:"天有五音:角、徵、宫、商、羽;地有五行:木、火、土、金、水;人有五脏:肝、心、脾、肺、肾。"五脏可以影响五音,五音可以调节五脏。把五音进行调和搭配,使其与五脏相呼应,以此直接或间接影响人的情绪,最终促进脏腑功能的调节,这就是"五行音乐疗法"。中医辨证施乐强调阴阳平衡、五脏相因、情志相胜、三因制宜,所谓"乐与人和、天人合一"就是中医辨证施乐的最高理想境界。目前,中医辨证施乐被广泛应用于肿瘤领域,对于肿瘤患者有镇静情绪、改善睡眠、增进食欲、缓解疼痛等作用[7-8]。

6.中医运动指导

中医运动指导是中医与运动相结合的形式,其中蕴含了动与静的结合,人与自然的结合,形体与精神的结合,人体自身阴与阳的平衡,为树立保健和预防的养生思想打下牢固的基础。肿瘤患者进行科学适量的运动锻炼,可使中枢神经的兴奋和抑制得到相应的调节,改善患者生理功能和心理状态,提高社交能力,减轻肿瘤相关性疲劳等[9]。目前,适合肿瘤患者练的功法多达10余种,如气功、八段锦、太极拳等。

三、中医"六位一体"整合模式的主要服务对象和治疗目标

中医"六位一体"整合模式的主要服务对象是所有恶性肿瘤患者,包括了:体

质虚弱不能耐受手术、放化疗等治疗方式的恶性肿瘤患者；在手术、放化疗等治疗后出现肿瘤复发转移患者；配合手术、放化疗等治疗以减轻副反应患者等；此外，该模式对有防癌需求的癌前病变患者同样适用。

中医"六位一体"整合模式的终极治疗目标是提高患者生活质量，适当延长患者的生存期，使患者活得有尊严、有意义。前面我们谈到，肿瘤的临床治疗应该综合考虑患者作为社会人的各个属性因素，其需求不单是在同疾病斗争中获得简单的生存，而且要生活得有质量、活得有尊严。任何治疗都绝不能单纯地以延长生存期而完全忽视甚至牺牲生活质量为代价。我们认为，帮助肿瘤患者活得更好、更长才是医学的主要目标，即"有生存质量的生存时间越长越好"，尽量使患者在有限的生存期内减少痛苦，保持人格尊严。

四、中医"六位一体"整合模式的临床应用原则

1.坚持"以人为本"

中医学历来就强调以人为本，在疾病的防治中突出人的重要性。《素问·宝命全形论》曰："天覆地载，万物悉备，莫贵于人。"人在天地中如此重要，在疾病的治疗过程中更应当时刻关注人这个治疗对象，而不单单是看患者的检查结果，患者的生活质量提高、生存期延长才是最为重要的。在肿瘤的临床治疗过程中必须明确，肿瘤治疗的目的是要让患者活得更有质量、更有意义，而不仅仅是一心要把病灶除掉。以"疾病为中心，最大限度杀伤肿瘤细胞"的征服理念必须让位给"以患者为核心，争取最好生活质量"的和谐理念[10]。

中医"六位一体"整合模式坚持"以人为本"的思想，即以改善患者症状、控制疾病发展、提高生存质量、延长生存期为目的。根据患者病情、年龄、经济状况、治疗期望值等各个环节入手，做到"量体裁衣"式的治疗。

2.坚持中医整体观念

中医学的基本特点之一是整体观念，整体观念是在中国古代朴素唯物主义和辨证法影响下形成的中医学独特的思想方法。中医整体观念认为人体是一个以心为主宰、五脏为中心，通过经络系统将脏、腑、体、华、窍等全身组织器官联系成一个有机整体，并通过精、气、血、津液的作用，完成机体统一的机能活动。躯体状况和精神活动密切相关，强调"形神一体"，各系统、各器官之间生理功能上互相联系，

病理状态下相互影响。同时整体观念重视人与外界环境的整体性,强调生命过程随时受到社会和自然的影响,人体从形体结构到功能活动都必须适应自然环境和社会环境的变化,即符合"天人相应"的规律。整体观念是关于人体自身及人与环境、社会之间统一性、联系性的认识,其"天人合一"和"形神一体"是整体观念两大基本要素[11]。

《素问·上古天真论》云:"上古之人,其知道者,法于阴阳,和于术数,食饮有节,起居有常,不妄作劳,故能形与神俱,而尽终其天年,度百岁乃去。"《黄帝内经》中,对四季饮食、运动、情志及起居都做出了精辟而详细的指导,指出只有综合饮食、运动、心理、起居等方面因素,才能达到人体自身的"形神合一"、人与自然的"天人合一",最终达到阴平阳秘、脏腑安和、百病弗生。

与此同时,当人体处于疾病状态时,治疗手段也不是单一的,而是多方面的。《素问·宝命全形论》云:"一曰治神,二曰知养身,三曰知毒药为真,四曰制砭石大小,五曰知脏腑血气之诊。五法俱立,各有所先。"指出临床上需要根据患者的病情需要,选择不同的治疗手段,"五法俱立,各有所先"。而不同的治疗方法有时也可以达到相同或类似的疗效,因此,当病情需要时,往往也将不同的治疗方法相结合运用。《素问·玉机真藏论》云:"风者,百病之长也。今风寒客于人,使人毫毛毕直,皮肤闭而为热,当是之时可汗而发也;或痹不仁肿痛,当是之时,可汤熨及火灸刺而去之;弗治,病入舍于肺名曰肺痹,发咳上气;弗治,肺即传而行之肝病,名曰肝痹,一名曰厥,胁痛出食,当是之时,可按若刺耳;弗治,肝传之脾病,名曰脾风发瘅,腹中热,烦心出黄,当此之时可按可药可浴;弗治,脾传之肾病,名曰疝瘕,少腹冤热而痛,出白,一名曰蛊,当此之时可按可药;弗治,肾传之心病,筋脉相引而急,病名曰瘈,当此之时可灸可药;弗治,满十日法当死。"即将药物、针灸、药浴、按摩等治疗手段联合应用,以治疗不同时期的疾病。

中医"六位一体"整合模式坚持以中医整体观念为指导,在治疗肿瘤的过程中既注重局部病症的消长,也重视机体全身的变化。针对机体整体情况较好的患者,治疗中主要侧重于肿瘤局部的攻法;针对肿瘤转移扩散的晚期患者或经手术切除肿物的患者,则更加注重从全身状况调整调养机体。

3.采取多种治疗方式相结合的模式

中医普遍认为,肿瘤的病因是机体内外多种因素复合作用的结果,而并非单一因素所致。同时,古代中医学家发现脏腑功能的状况往往是此类疾病发病的主要方面。而这种疾病一般都有较长的发病过程,绝不会在旦夕之间发病。正所谓"盖积之为义,日积月累,匪朝伊芳夕"。如《内经》所云:"皮肤薄而不泽,肉不坚而淖泽……邪气留止,积聚乃作;脾胃之间,寒温不次……大聚乃起。""卒然外中于寒,若内伤于忧怒,则气上逆,气上逆则六俞不通,温气不行,凝血蕴里而不散,津液涩渗,着而不去,而积皆成矣。"(《医学正传·积聚》)李用粹概括得尤为明晰:"积之始生,因起居不时,忧患过度,饮食失节,脾胃亏损,邪正相搏,结于腹中,或因内伤外感气郁误补而致。"古人对肿瘤的病因认识是多方面的,生活环境、情志、饮食与年龄等都是发病的因素[12]。因此,肿瘤的治疗也应综合考虑以上诸多因素,采取中医"六位一体"整合模式。

中医"六位一体"整合模式集中医辨证施药、中医针灸理疗、中医辨证施膳、中医辨证施乐、中医心理疏导、中医运动指导六种传统疗法充分结合,各种治疗方式协同作用,使患者尽量舒适无痛地接受全程治疗。在长期临床实践中,我们发现多种单一治疗方式之间存在内在联系。如接受了中医辨证施乐和中医心理疏导的患者,心情会比较愉悦,食欲一般也会明显增强;而接受中医辨证施膳的患者,提高了营养补充,其运动能力也会获得提高等。各治疗方式中,坚持中医辨证施药的主导作用,其他各治疗方法相结合补充,以中医辨证论治思想指导临床治疗,强调中医各种治疗方法的有机结合。

4.始终贯穿肿瘤治疗的全过程

当前,越来越多的学者强调中医在肿瘤治疗中的全程作用。中医"六位一体"整合模式,通过与现代医学治疗技术和手段相结合,有计划地合理地应用现有各种治疗手段,最大限度发挥中医整体治疗优势,恢复机体动态平衡,以期提高放化疗敏感性,最大限度降低放化疗的毒副反应,减少肿瘤复发转移,使获得根治性治疗的肿瘤患者完全治愈,使晚期肿瘤患者的生活质量改善,延长带瘤生存期[13]。该模式参与肿瘤治疗的各个阶段,由癌前病变开始至早期肿瘤、放化疗时、防治肿瘤复发、晚期肿瘤等各个方面。该模式在临床运用时,应根据患者的具体情况,辨证地选择适宜的治疗方式。

五、中医"六位一体"整合模式的特点

1.个体化治疗

中医"六位一体"整合模式坚持中医"辨证论治""整体观念"思想,充分体现了

"以人为本"的医疗理念,根据患者病情将传统治疗手段有机结合,以最大限度地提高患者生存质量,实现肿瘤患者的个体化治疗。

2.安全性高

中医"六位一体"整合模式采用的中医辨证施药、中医针灸理疗、中医辨证施膳、中医辨证施乐、中医心理疏导、中医运动指导等传统治疗手段,无明显副反应,临床运用安全性高,且能降低西医治疗所导致的副反应,具有推广运用的潜力。

3.经济实惠

西医治疗(如分子靶向治疗、免疫治疗、放射治疗)费用昂贵,与之相比,中医治疗经济实惠,患者乐于接受。

4.服务人群广泛

中医"六位一体"整合模式除了服务广大肿瘤患者外,对有防癌需求的人也普遍适用。

5.防治并重

中医强调"阴平阳秘,精神乃治""正气内存,邪不可干""圣人不治已病治未病"等防治思想。中医"六位一体"整合模式重视肿瘤的预防与治疗,并与现代西医治疗手段相结合,提高了肿瘤治疗疗效。

六、中医"六位一体"整合模式的临床应用

中医"六位一体"整合模式能运用于肿瘤防治的各个阶段,起到防癌抗癌、减轻放化疗的毒副反应、提高生活质量以及延长生存期的作用。

1.治疗癌前病变

所谓癌前病变是指继续发展下去具有癌变可能的某些病变,例如:黏膜白斑、交界痣、慢性萎缩性胃炎、结直肠的多发性腺瘤性息肉等。癌前病变是肿瘤发生和发展过程中很常见的一个不稳定阶段,具有可逆性,积极治疗可以降低、阻断肿瘤形成。对于目前处于"等待"肿瘤发生的高危人群,选择中医"六位一体"整合模式,能起到"降险"的目的。

2.配合手术治疗,减轻术后不良反应和并发症

手术前患者不同程度存在对手术的恐惧、食欲不佳、机体的耐受力和抗癌力下降等情况。术前配合中医"六位一体"整合模式,通过中药补气养血、健脾养胃;在

饮食方面,宜选用乌鱼、鸡汤、鸽子肉等,以帮助尽快扶助正气;给予患者必要的心理疏导,进行适当的运动锻炼(如八段锦),并在医生辨证指导下聆听一些音乐,可以提高手术耐受性,保证手术顺利进行。在手术之后,配合中医"六位一体"整合模式,可以在一定程度上加快创伤的恢复,减少一些不良反应和并发症。

3.配合化疗,减轻化疗副反应,提高化疗耐受力

从中医的角度来看,化疗药物本身也算是一种毒邪,在化疗过程中,毒邪很容易损伤人体的气血和津液,严重者可导致脏腑等功能紊乱或失调[14]。化疗期间患者常出现恶心、呕吐、纳差等消化道反应和骨髓抑制反应,运用中医"六位一体"整合模式,不但增强了化疗药物对肿瘤的抑制作用,同时在减轻化疗药物引起的消化道不适、骨髓抑制等不良反应方面也起到了较好的效果,通过较好地保护人体各脏器和提高机体免疫力,提高患者的生活质量,确保化疗能够顺利进行。

4.配合放疗,减轻放疗副反应,增强放疗敏感度

从中医的角度来看,放射性治疗属于"热毒"和"火毒"范畴。根据中医理论,放射性治疗会导致机体内热毒之邪过于旺盛,而邪气过剩又会损伤机体津液,损害脾胃,直接影响气血的生化之源,最终导致脾胃失调、气血损伤等症状产生。对此,中医"六位一体"整合模式采取饮食沙参麦冬汤、五味消毒饮、清燥救肺汤等益气养阴和清热解毒之品,或在饮食中增加黄瓜、莴苣、梨子、银耳等以养阴生津、冲抵热毒。

5.晚期恶性肿瘤的综合治疗

临床上,部分晚期患者状况较差,往往已失去了手术、放化疗治疗机会,这时多数患者会求助于中医治疗。对于这类患者,通过中医"六位一体"整合模式治疗,能够起到稳定瘤体、改善症状、延长生存期的作用。

6.防止西医治疗后的复发、转移

在研究肿瘤的复发与转移时,中医认为主要是残余毒邪所致,由于正气亏虚,正尚不能抑邪,则毒邪、瘀血、痰浊等相互胶结,加之部分患者对肿瘤畏惧情绪较重,以致延误治疗,各类因素共同叠加相互作用,最终导致肿瘤复发或转移。因此,通过中医"六位一体"整合模式,从思想上提高患者对肿瘤长期、全程治疗的认识,将扶正固本、祛邪攻毒等诸法有机结合起来,从而制订出恰当的治疗措施,有效防止肿瘤的复发、转移。

(王维、肖彩芝、曾琳)

参考文献......

［1］周耘,胡德英,李莉.综合医院住院肿瘤患者自杀特点分析与干预［J］.当代护士(下旬刊),2015,5:75-77.

［2］刘璐,李秀明.有自杀倾向的肿瘤患者护理观察［J］.临床医药文献电子杂志,2014,1(14):2815.

［3］花宝金.中医药预防肿瘤的优势及新时代创新发展的思考［J］.中国中西医结合杂志,2018,38(8):903-907.

［4］史志刚,张永智,张学伟.针灸治疗肿瘤研究进展［J］.中医临床研究,2017,2(9):142-145.

［5］何斌,郭中宁,杨宇飞.中医食疗对肿瘤患者生存质量影响的临床研究［J］.安徽中医学院学报,2013,32(3):28-30.

［6］蔡树华,李化龙,郭安定,等.心理治疗对恶性肿瘤患者心理情绪障碍的影响［J］.实用肿瘤杂志,2015,30(3):265-268.

［7］温微微,刘东波,殷德科.五音疗法联合中药治疗恶性肿瘤抑郁症临床观察［J］.2017,37(8):1409-1411.

［8］洪雷,刘巍.音乐治疗在恶性肿瘤治疗中的定位及作用［J］.肿瘤防治研究,2017,44(8):566-569.

［9］高岚,刘太芳,张爱华,等.运动疗法对癌症病人影响的研究进展［J］.护理研究,2017,31(36):4617-4618.

［10］赵彪,潘慧.从整合医学谈肿瘤治疗的新模式［J］.医学争鸣,2016,7(3):43-46.

［11］何伶文,严小军,刘红宁.肿瘤病因病机总结及其阴虚病机初探［J］.辽宁中医杂志,2017,44(5):934-936.

［12］徐成贺.中医古籍对肿瘤发病的多种因素研究［J］.实用中医内科杂志,2005,19(4):229.

［13］刘瑞,花宝金.中医药参与肿瘤综合治疗模式现状与分析［J］.中国肿瘤,2014,23(4):311-315.

［14］衣学新,邓军吉.益气养阴方对非小细胞肺癌患者化疗后免疫功能的影响［J］.环球中医药,2016,11,(6):935-938.

第二章

中医"六位一体"整合模式的内容

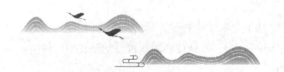

第一节　中医辨证施药

一、中医药治疗原则

中医药治疗恶性肿瘤,其总体治疗思路仍以辨证论治为主,在辨证论治的基础上,结合三因制宜,即因人制宜、因时制宜、因地制宜。辨证就是对通过四诊(望、闻、问、切)收集到的病史、临床症状与体征加以分析、综合,辨清疾病的病因、性质、部位以及邪正之间的关系,从而明确疾病的本质,掌握其变化规律。

通过多年来对肿瘤这一疾病的研究,归纳肿瘤的中医发病机理可分为两方面:一是正气不足为本;二是邪气昌盛为标。《内经》言:"邪之所凑,其气必虚;正气内存,邪不可干。""壮人无疾,虚人则有之",既往中医理论关于肿瘤的发病原因,大多也遵循《内经》这种"因虚致疾"的理论而阐述,如《医宗必读》谓:"积之成也,正气不足,而后邪气踞之。"如正气虚弱,抗邪无力,外在邪气趁虚而入,则疾病发生。《外科医案汇编·乳岩附论》说"正气虚则成岩",这里所说的"正气",既指人体的正常生理活动,也指人体的抗病能力。在正虚的基础上,因外感六邪、内伤七情、饮食劳伤等,导致机体脏腑功能失调、阴阳失和、气血紊乱,从而产生气滞、血瘀、痰湿、毒热等病理产物,在正虚的基础上,内外合邪,最终导致痰、湿、瘀、毒的积聚或脏腑生理功能的偏盛偏衰,从而形成肿物。因此,正先虚之,邪后踞之,肿瘤发病正是"正"与"邪"交争的结果,正虚为本,邪实为标。其中,正虚为肿瘤发生的主导因素。临床上可见,恶性肿瘤早期虽以实证居多,但仍存在着微弱的正虚。于中期时,正气逐步虚弱,但此时仍可抗邪,故邪正交争,临床多为虚实夹杂的证候。晚期时则正气耗损,无力抗邪,邪气愈加昌盛,机体元阳衰微,阴液耗竭,各种"虚劳、羸弱"证候表现较为突出,此时病情危重。

综上所述,正气先虚而邪气后踞乃恶性肿瘤的主要病机,临床表现为气滞血瘀、痰湿凝聚、毒热内结、脏腑失调、气血亏虚、阴阳失衡。因此,恶性肿瘤的治疗,以辨证论治为基础,以扶正培本、解毒抗癌为总体治法,结合"三因制宜""以人为本",做到标本兼治、增强免疫力、防止复发转移,最终提高生存率。

二、中医药治疗方法

（一）扶正培本法

意为扶助正气，固植本源，在肿瘤患者中，绝大多数患者属本虚标实之候，治之大法，以扶正培本、解毒抗癌为务，扶正与祛邪又当辨证应用。一般而言，肿瘤早期，机体正气尚盛，多属正盛邪轻之候，治当以攻为主，或兼以扶正，或先攻后补，即祛邪以扶正之法；肿瘤中期正气多以受损，但正尚能与邪抗争，治当攻补兼施；肿瘤晚期多正气衰弱，正虚邪盛，治当以扶正为主，或兼以祛邪，或先补后攻，即扶正以祛邪。扶正培本能预防肿瘤的发生，遏制肿瘤的进一步发展，故扶正培本法为治疗肿瘤的根本大法。扶正培本法所属治法包括益气健脾、滋阴补血、养阴生津、温肾助阳等，其目的均在于调节机体阴阳平衡，增强机体防病、抗病能力。

1.补气养血法

适用于气血两虚证。此证多见于肿瘤患者手术、化疗后，因手术、化疗耗伤气血，或中、晚期患者由于久病消耗，而出现气血两虚之证。表现为头晕目眩、少气懒言、乏力自汗、面色淡白或微黄、心悸失眠、唇舌指甲色淡、脉象细数。治疗常以八珍汤、归脾汤等加减，临床常用党参、茯苓、黄芪、白术、山药、白芍、枸杞、熟地、阿胶、龙眼肉、甘草等药。"气为血之帅，血为气之母"，在临床使用时可根据气血之间互根互用的关系来灵活掌握补气和养血。同时，气虚者往往合并气滞或血瘀，可在补气基础上合用行气或活血化瘀之品，但需注意行气忌用破气散气之物，活血忌用破血、散血、耗血之品。

2.滋阴养血法

适用于阴血亏虚证。恶性肿瘤患者或素体阴血亏虚，或放疗等热毒伤阴，或化疗后脾胃受损、气血化源不足，或因发热、感染等致阴液亏损，或合并咯血、便血等出血症状以后，常有阴亏血虚的表现。常表现为潮热、咽干、五心烦热、头晕耳鸣、舌红无苔、大便干结等。临床常用熟地、当归、阿胶、白芍、制首乌、枸杞子、女贞子、红枣、花生衣、鸡血藤等药物改善症状，还有一定的抗癌功效。滋阴补血法通过增加人体阴血，调节阴阳平衡，改善晚期肿瘤患者阴血受损或暗耗所致的营养障碍、代谢紊乱甚至全身衰竭。

3.养阴生津法

适用于阴虚内热证。晚期恶性肿瘤患者，常常有阴津绝对不足、阳热相对过亢的临床表现,尤其是在放疗和化疗过程中或治疗后,往往出现阴津耗伤,临床表现为形体消瘦、口渴咽干、夜间盗汗、大便燥结、舌红绛少津、脉细弱数等,治疗常用生地、麦冬、北沙参、天冬、玄参、乌梅、石斛、鳖甲、玉竹、黄精、天花粉、五味子、知母。这一类药物具有养阴清肺、滋阴增液的作用,重在养肺胃之阴,临床上多用于肺癌、食管癌、胃癌、鼻咽癌等的治疗。

4.温肾化阳法

适用于肾阳或脾肾不足证。肾为先天之本,肾阳为一身阳气之根,是脏腑阳气的策源地,肾阳虚则诸脏腑之阳气皆虚。临床上常见于中晚期患者,病久入肾,伤及根本。临床可见形寒肢冷、神疲乏力、腰酸冷痛、尿频而清、大便溏薄、舌淡质胖、苔薄白、脉沉细等。药用熟附子、肉桂、仙茅、巴戟天、补骨脂、冬虫夏草、杜仲等。肾中精气依赖脾胃化生的水谷精微的充养才能发挥效应,故临床上温阳法往往包括温脾肾之阳。同时根据"阴阳互根"的理论,在运用温补肾阳药物时,可酌情配伍益肾精的熟地、龟甲、山萸肉、菟丝子等。

5.健脾和胃法

脾胃为"后天之本""气血生化之源",是人体水谷精微化生之地,脾胃气虚,气血生化乏源,"故谷不入,半日则气衰,一日则气少矣"(《灵枢·五味》),必然导致气血亏虚,同时由于脾主运化水湿,脾气虚,则可聚湿生痰,甚至出现痰凝血瘀等症。脾胃失和常见于恶性肿瘤中晚期及手术、化疗后的患者,临床表现为神疲乏力、气短懒言、食欲减退、饭后腹胀、恶心呕吐、大便溏薄、舌淡质胖及边有齿痕、舌苔薄白、脉细弱等。治疗常用人参、太子参、黄芪、白术、山药、茯苓、薏苡仁、陈皮、大枣、炙甘草等。

6.健脾益肾法

肾为先天之本、元阴元阳之根,脾为后天之本、气血生化之源,故脾肾在人体的作用极为重要。恶性肿瘤晚期,经过前期的治疗及疾病的自然发展,多有脾肾两虚的证候表现,临床表现为神疲乏力、头晕耳鸣、面色萎黄、精神不振、少气懒言、纳减腹胀、四肢不温、大便溏薄、舌淡苔腻、脉沉细。治疗以健脾益肾为法,药用人参、党参、茯苓、白术、黄芪、甘草、附子、肉桂、淫羊藿、菟丝子、补骨脂、巴戟天、枸杞子、紫河车等。

(二)祛邪抗癌法

如前所属,"积聚"乃正气内虚、邪气踞之所致。因此,在恶性肿瘤治疗中既要扶正培本，又不可忽视祛邪抗癌，"实则泻之、留者攻之、结者散之、坚者削之"，以达到"邪祛正复"的目的。

1.活血化瘀法

肿瘤的发病原因多与气滞和血瘀相关。《医宗金鉴》曰："乳岩由肝脾两伤，气郁凝结而成。"《丹溪心法》亦云："厥阴之气不行，故窍不得通而不得出，以生乳癌。"气机不畅，则津、液、血运行代谢障碍，积而成块以生肿瘤，故活血化瘀法为恶性肿瘤治疗的重要大法之一。血瘀证的主要表现有：肿块，触之坚硬，凹凸不平，固定不移，日渐增大，或有疼痛，痛有定处；出血，反复出血，屡止屡起，血色紫黑，或夹有血块；发热，中低热而缠绵不退，兼见面色萎黄暗黑；瘀血阻滞部位的表现有噎膈、黄疸、癃闭、痉挛、鼓胀，舌质暗紫，或有瘀点、瘀斑，或有舌下静脉增粗，脉涩滞。

常用药当归、丹参、赤芍、益母草、桃仁、红花、鸡血藤、凌霄花、三七、乳香、没药、三棱、莪术等。使用活血化瘀法应注意辨别证因，血瘀患者其病因有因寒、因热、因气滞、因湿、因痰、因正虚之不同，其治疗方法每不相同，故使用活血化瘀法时注意"气为血帅"，在活血化瘀中佐入行气理气之品，以期"气行则血行"。但虚证又宜加入益气之品，以推动血液运行，因此又要辨明虚实。然血瘀证局部观之属实，但整体又多兼虚，故实者固可攻之，亦不可一味攻伐，以免损伤气血；两虚者亦当补消并用，或以消为补，务使活血不伤正，补虚不留瘀。根据邪气的性质及脏腑功能失调之不同，辨别瘀血的寒热，参以温经散寒或清热凉血之法，切不可拘于"温则行之"而一味温热，亦不可拘泥于"遇寒则凝"而忌用寒凉[1]。

2.化痰祛湿法

肿瘤之成因除了气滞血瘀外，还可因外感六淫之邪，内伤肺脾肾三脏，致津液的输布与排泄失常，导致痰凝和湿聚，表现为气机阻滞、痰湿凝聚、血行瘀滞，如胸脘痞满、胃纳不佳、呕吐痰涎、大便溏薄、舌苔厚腻及脉濡或滑等。痰湿既为病理产物，又为继发性致病因素，故而对某些肿瘤或在肿瘤发展的某些阶段，治疗当以化痰祛湿为主，据此处方用药，审因论治，凡有痰湿凝聚征象者皆可用之。根据证之夹杂轻重，又常与理气、清热、软坚、通络、健脾、利水等法相合而用。常用药物有瓜蒌、皂角刺、半夏、山慈菇、贝母等。

3.软坚散结法

软坚散结法即软其坚块、散其积聚之法。凡能使肿块软化、消散的药物，称软坚散结药。中医认为,咸能软坚,而散结则常通过治疗病因达到散结的目的,如清热散结、解毒散结、化痰散结、理气散结、化瘀散结、消导散结等。本法药物现已普遍应用于肿瘤临床,与其他疗法相结合,可增强消瘤除邪的效果,适用于无名肿毒、不痒不痛、痰核瘰疬、乳腺包块、喘咳痰鸣、脉滑苔腻、舌质晦暗等症。在使用散结软坚药时,必须根据患者不同的病因、症状和兼症以及个体差异等,恰当地选择应用,辨证地用于肿核、肿块(肿瘤)等治疗,常用药物有昆布、海藻、土鳖虫、瓜蒌、八月札、莪术、鳖甲等。

4.清热解毒法

清热解毒法是以寒凉药物为主治疗热毒的方法。目前多认为,热毒是恶性肿瘤的主要病因之一,恶性肿瘤患者常有邪热瘀毒蕴结体内,临床上表现为邪热壅盛。中、晚期患者在病情不断发展时,常有发热、疼痛、肿块增大、局部灼热疼痛、口渴、便秘、苔黄、舌质红绛、脉数等热性证候,应以清热解毒药治疗。清热解毒药能控制和消除肿瘤周围的炎症和感染,在恶性肿瘤某一阶段起到一定程度的控制肿瘤发展的作用,同时筛选出的大量有效抗肿瘤中草药的药性作用大多属于清热解毒药,所以清热解毒法是治疗恶性肿瘤最常用的治则之一,清热解毒药在治疗中起到祛除病因和调整机体抗病能力的双重作用。故在治疗肿瘤中重视清热解毒药的应用和突出清热解毒法也是防止肿瘤转变及恶化发展的关键,同时,应用清热解毒法时应根据患者的热势轻重和体质的强弱投以适当的药量,因热邪虽易伤津劫液,但寒凉之药用之过早或过量,亦或恶邪不解,或损伤脾胃。

5.以毒攻毒法

以毒攻毒法是指用具有毒性的中药对抗邪毒的方法。肿瘤的病因之一即为邪毒,肿瘤之成不论是由于气滞血瘀,或痰凝湿聚,或热毒内蕴,或正气亏虚,久之均能瘀积邪毒。邪毒与正气相搏,表现为肿瘤患者的各种证候。但是,尽管病情变化错综复杂,邪毒结于病体却是本病根本之一。使用本法者,应注意"无使过之,伤其正也"。通过实践,一部分以毒攻毒的药物也确有攻坚蚀疮、破瘀散结、消肿除痛之效。实验研究证明,部分药物对癌细胞有直接的细胞毒反应,证明确系以毒攻毒效果。过去,一些有毒之品多作局部外用,但逐步掌握了它们的适应证和用法用量后,在临床的科学指导下,还是可以内服的,如有毒的蟾酥、雄黄、钩吻等已在肿瘤治疗方面有所应用。

三、中医药治疗在恶性肿瘤不同治疗阶段的运用

中医药在肿瘤治疗过程中应该早期介入，全程干预。

(一)中医药联合手术

大部分肿瘤以手术为首选治疗方法，并可达到根治性手术目的，但是恶性肿瘤手术创伤大，致残率高，并且由于肿瘤容易复发转移的特点，术后依旧需要放化疗辅助治疗。因此，在手术治疗前后，中医药治疗有不同之侧重。术前以补气养血、健脾益气、滋补肝肾为主，以调整患者的阴阳气血、脏腑功能等为首要，尽量使患者最大限度地接近"阴平阳秘"状态，使之能顺利完成手术，较少地损耗人体正气，早日进行其他综合治疗。术前中药治疗大多使用补气养血、健脾益气、滋补肝肾的方药，如四君子汤、保元汤、八珍汤、十全大补汤、六味地黄汤等，或结合中医辨证论治加以调理。术后中药治疗则以补气养血、健脾和胃为主，中医认为，手术大都耗气伤血，手术后多表现为气血双亏或气阴两伤，或脾胃失调等证候，如果产生了手术后并发症，则可能出现更为复杂的证候。大量临床实践表明，肿瘤患者在手术后积极配合补气养血、健脾和胃等治法的中医药治疗，有助于机体的康复，同时对于手术后进行必要的放疗、化疗做好条件上的准备是十分有益的。

(二)中医药联合化疗

应用化疗药物治疗恶性肿瘤已有半个多世纪的历史，随着新药不断涌现，对原有药物进行重新评价，发掘现有药物的潜力，以及用药方法的改进，化学治疗已成为与手术治疗和放射治疗并重的恶性肿瘤三大主要治疗手段之一，能明显缓解症状和延长患者的生存期。但是，由于化学治疗时耐药及化疗的毒副反应等因素的存在，影响了化疗疗效的提高，因此，中西结合在化疗的增效减毒及防治毒副反应方面发挥了积极作用。

几乎所有的化疗药物都有不同程度的毒副反应，主要表现在骨髓造血功能的抑制、消化道反应、免疫功能低下等，有些还会导致心脏、肾脏、肝脏以及神经组织的损害，临床多见面色苍白、疲乏无力、精神萎靡、食欲不振、恶心呕吐、心悸失眠等症状。以上表现，中医认为是脾胃失和、气血亏虚、肝肾不足的证候。中药通过健脾和胃、益气养血、滋补肝肾之大法，使患者反应症状减轻。化疗药物能伤气耗血损阴、损伤脾胃、累及肝肾，因此，针对各种化疗药物引起的不同反应予以辨证论

治,常能减轻毒副反应使化疗得以顺利进行。

如大部分化疗药物都能引起不同程度的恶心、呕吐等消化道反应,中医学认为,呕吐乃胃气不降、气逆于上所致,不外乎与脾胃虚、情志失调、痰浊有关,治疗多以健脾和胃、疏肝理气、温化痰饮为主;腹泻乃脾虚湿盛所致,与脾胃虚弱、肝木乘土、感受外邪有关,治疗多以健脾利湿、柔肝扶脾、祛风散寒为主,疗效也较确切。又如骨髓抑制主要指白细胞计数下降、血小板减少及贫血等症,临床主要表现为面色萎黄或苍白、唇甲色淡、疲乏无力、头晕眼花、心悸失眠、手足麻木等症,在中医学属于血虚证的范畴,治疗以补血为要。同时针对脾胃亏虚,予以健脾和胃为法;针对精、气、津的不足给予填精、补气、生津为治;针对血瘀内停、新血不生,予以活血化瘀以生血。再如皮疹、红斑、皮肤色素沉着及脱发等症,多因毒热伤阴、阴血不能润养肌肤,中医治疗以益气健脾、养血生发、滋养肝肾为主。其他如心脏损害,中医学属于心悸、怔忡的范畴,多由心虚胆怯、心血亏虚、心气不足、肝肾阴虚、痰饮内停、血脉伤阻所致,治疗以益气养心、滋养肝肾、理气化痰为主;肝功能损害,中医学属于胁痛、黄疸等范畴,治疗多以疏肝理气、祛瘀通络、清热利湿、养阴柔肝为主;一过性肾损害,中医辨证多属膀胱湿热、肝郁气滞、中气不足、肾阴阳两虚,以清热利湿、疏肝解郁、健脾益肾为主。

(三)中医药联合放疗

放射治疗是治疗肿瘤的重要手段之一。放射治疗应明确诊断,确定肿瘤部位,以达到既对肿瘤部位充分照射,又最大限度地保护正常组织器官。放射治疗在肿瘤的治疗中占有很重要的地位。很多肿瘤,如鼻咽癌、喉癌、舌癌、宫颈癌等,早期、根治放疗后,长期生存率可高达90%左右。有些肿瘤术后进行辅助放疗,防止局部复发,提高了长期生存率,如肺癌、食管癌、乳腺癌等。对一些晚期肿瘤进行姑息放疗,可达到减轻症状的目的。但是,放射治疗只是对照射野内的肿瘤细胞局部控制和杀灭,对于亚临床病灶无法达到治疗的目的,同时治疗中还会引起一系列局部和全身的副反应。因此,如能在放疗的同时应用中医药,可以从全身与局部进行治疗。临床实践证明,中医药在这方面能取得较好的疗效。

中医药与放疗结合治疗的优势体现在:一是增强对放射线的敏感性,增强局部效果;二是防治和减轻放疗的毒副反应和后遗症;三是放疗后巩固疗效,防止复发和转移,提高长期生存率。

首先,在抗肿瘤药物中一些化疗药物被认为有"放射增敏剂"作用(如氟尿嘧啶及其衍生物氟尿嘧啶脱氧核苷、氨甲蝶呤、长春碱、放线菌素 D、博来霉素,以及维生素 K 的衍生物等),现已发现中医药配合放疗也有此类作用。首先是依照患者的正邪盛衰情况,以及放疗中出现的毒副反应,通过辨证分析制订相应的治则。其次,放射线治疗对肿瘤细胞及正常组织细胞均同时产生生物效应和破坏作用,产生全身和局部副反应。中医认为,放射线的杀伤作用是一种"火热毒邪",火热灼津、阴伤气耗、气血双亏,同时热伤血络、毒滞血脉、瘀毒内结。因此,放疗所致的不良反应主要表现为热毒伤阴、瘀毒化热、气血亏虚等证,在治疗方面多以养阴生津、活血解毒、凉补气血为主。再次,放疗后的中医药治疗能缓解放射副反应,防止后遗症产生,更能防止局部复发和远处转移,改善患者的生存质量,提高长期生存率。此时,中医药的治疗首先应该辨病:患者是恶性肿瘤放疗后;放疗是局部治疗,最好的疗效只能达到可见病灶的消失,尚存有亚临床病灶。因此,在辨病的前提下,中医的辨证论治除进行全身整体调节外,还要考虑到癌毒之邪未尽这一类恶性肿瘤的疾病特点,做到在辨证论治组方选药时,选用那些既符合辨证论治又具有治疗肿瘤作用的药物,以长期巩固疗效。

(四)中医配合其他治疗

随着现代科学技术的发展,科学工作者们对肿瘤的认识逐渐深入,肿瘤的治疗方法也日趋完善,新的治疗方法正在不断推广应用,如分子靶向治疗、内分泌治疗、免疫治疗,以及冷冻、激光、介入、射频消融、超声聚焦刀、电化学治疗等。中医药辨证论治配合应用,临床上已获得良好的效果。

分子靶向治疗是近年来肿瘤治疗领域中的研究热点,已在胃肠间质瘤、淋巴瘤、乳腺癌、结直肠癌、非小细胞肺癌等治疗中显示出高效、低毒等特点。尽管靶向药物相比放化疗毒副反应小,但仍有毒副反应[2],因此,也同样有必要联合中药以预防和减轻其毒副反应,因为靶向药与放化疗的毒副反应有相似之处,具体方法可以互相参照,兹不赘述。

内分泌治疗肿瘤有激素治疗和内分泌腺切除疗法两种。目前,临床上经常应用激素治疗的肿瘤有乳腺癌、前列腺癌、子宫内膜癌、甲状腺癌、恶性淋巴瘤、急性粒细胞性白血病、肾癌等。中医药辨证论治与内分泌治疗配合应用,可从多环节、多靶点防治内分泌治疗的相关不良反应。以乳腺癌的内分泌治疗为例,中医认为乳腺癌是内外二因导致"气血瘀滞,痰浊结聚,邪毒蕴结,气血亏损"的结果。而内分泌治疗又使得机体肾精亏虚、肝郁气滞,出现五心烦热、盗汗、腰膝酸痛、头晕健忘等肾虚之候,以及烦躁易怒、郁郁寡欢、失眠多梦等肝郁之状。故而临床用药时,应以滋阴清热、调补肝肾为大法。

(五)肿瘤缓解期或稳定期,中医药预防复发转移

肿瘤经过根治术和放化疗等西医规范化治疗后[3],肿瘤患者进入疾病缓解期或相对稳定期,西医一般建议患者定期复查,但这段时间往往缺乏确切有效的抗复发转移的治疗手段或药物。实际上体内仍有可能存在微小的肿瘤病灶,即中医所谓的"余邪"。如果治疗不充分,有可能成为"燎原"的"星星之火",是肿瘤复发转移的根源所在。一贯强调"以人为本""整体观念"的中医疗法,在预防复发、转移方面起到了延长生存期、提高生活质量的作用。

中医学认为,肿瘤的复发转移源自"伏邪""余毒"。正如《瘟疫论·劳复食复自复》所说"若无故自发者,以伏邪未尽"。《医宗必读·积聚》云:"正气与邪气,势不两立。若低昂然,一胜则一负,邪气日昌,正气日削,不攻去之,丧亡从及矣。"提示"正不抑邪"是肿瘤复发转移的关键。"养正积自除""祛邪助瘤消"对提高治疗效果、防止复发转移有非常积极的作用。因此,临床治疗上提倡扶正与祛邪并举,以益气活血解毒为主结合辨证论治,共同抵抗肿瘤的复发转移。

(六)应用中医药缓解、减轻症状,提高生活质量

随着医学模式的改变,人们对生存的概念,从追求生存的数量进而追求生存的质量。因此,对恶性肿瘤的治疗,人们的观念也发生了改变,从过去的追求无瘤生存转为重视患者的生活质量,以机体的反应性来指导治疗措施的实施。对不适宜手术、放化疗和晚期肿瘤患者,中医药以益气养血、解毒散结为主,结合辨证论治,能够减轻患者的临床症状。例如,养心、安神、疏肝的中药可以调节患者的精神状态,改善睡眠,减少抑郁症的发生;活血通络、行气的中药具有止痛效果;益气健脾的中药可增进食欲,缓解消化道的症状;益气养血的中药有保护骨髓、提高血细胞的功能等。同时,通过各种中医药治疗,不仅可以减轻肿瘤患者的症状,稳定瘤体,而且可以提高患者的生活质量,延长生存时间,这也是中医药的优势。

四、中药分病论治

(一)肺癌

治疗肺癌常用中草药有:石上柏、薤白、山豆根、儿茶、核桃枝、蟾酥、鸦胆子、全蝎、九香虫、僵蚕、鼠妇、菖蒲、地龙、冬虫夏草、枇杷叶、夏枯草、土茯苓、水红花子、半枝莲、鱼腥草、白花蛇舌草、薏苡仁、蜂房、白茅根、铁树叶、瓜蒌、清半夏、石见穿、百部、草河车等。常用方剂有：清燥救肺汤、百合固金汤、小陷胸汤、瓜蒌薤白半夏汤、沙参麦冬汤、《千金》苇茎汤、二陈汤、加味四物汤、橘皮竹茹汤等。

1.肺燥津伤证

本型所主系肺之气阴两伤，失其清肃润降之常，故干咳无痰，气逆而喘，咽喉干燥，口渴鼻燥。《素问·至真要大论》中"诸气膹郁，皆属于肺"，肺气不降，故胸膈病满闷。

治法：清燥热，养气阴。

方药：以清燥救肺汤加减。

方中重用桑叶质轻性寒，清透肺中燥热之邪，为君药。温燥犯肺，温者属热宜清，燥胜则干宣润，故用石膏辛甘而寒，清泄肺热；麦冬甘寒，养阴润肺，共为臣药。《难经·第十四难》中"损其肺者益其气"，而胃土又为肺金之母，故用甘草培土生金，人参益胃津，养肺气；麻仁、阿胶养阴润肺，肺得滋润，则治节有权；《素问·脏气法时论》中"肺苦气上逆，急食苦以泄之"，故用杏仁、枇杷叶之苦，降泄肺气，以上均为佐药。甘草兼能调和诸药，以为使。如此，肺金之燥热得以清宣，肺气之上逆得以肃降，则燥热伤肺诸症自除。

2.痰瘀互结证

痰湿从脾胃而生，上渍于肺，阻滞气机，肺气不利，故可见咳嗽，痰白而黏，胸脘痞闷。湿邪困脾，转运失职，故纳少便溏。气血生化不足，肌体失养，故神疲乏力，舌淡苔白腻，脉象濡滑，均为痰湿之证，情志内伤，肝气郁结，上逆犯肺，肺气郁闭，因而咳嗽，胸闷气憋。气郁血行不畅，瘀血内结，故胸痛有定处，如锥如刺、痰血暗红、口唇紫暗。舌质暗或有瘀斑，苔薄，脉细弦或细涩，为气血瘀滞征象。

治法：健脾化痰，祛瘀止痛。

方药：瓜蒌薤白半夏汤，或四君子汤加减，或橘皮竹茹汤合桃红四物汤加减。

新病咳痰量多者用瓜蒌薤白半夏汤，脾胃气虚用四君子汤；久病虚羸、呕逆不已者用橘皮竹茹汤。胸痛明显者可配伍威灵仙、郁金等以理气通络，活血定痛；瘀滞化火、黄痰者，加黄芩、栀子、龙胆草清肝化痰；气阴两虚见口干、舌燥者，加沙参、天花粉、生地、玄参、知母等清热养阴；食少、乏力、气短者，加黄芪、党参、白术益气健脾。

3.气阴两虚证

肺阴不足、肺气上逆所以干咳少痰。阴虚津少,故咳嗽痰少或痰中带血。肺气不足,则气短息促、神疲乏力。气虚卫表失固,则恶风自汗。阴虚甚,进而出现"火旺",则咽干口燥、午后潮热、两颧红赤、手足心热。舌质淡红、脉细数均为气阴两虚征象。

治法:养阴润肺。

方药:百合固金汤加减。虚热伤络咳血多者,加阿胶补肺止血;痰黏难咳者加沙参、杏仁润肺止咳;便秘者,加黄芩、栀子、知母清肺泄热。

肺癌兼夹症状的药物加减治疗:胸腔积液,加葶苈子、浮萍、泽泻、水红花子、车前子、猪苓、龙葵等;自汗气短,加太子参、生黄芪、冬虫夏草、浮小麦、五味子、煅龙牡、山茱萸等;大便秘结,加生大黄、火麻仁、郁李仁、番泻叶、肉苁蓉等;咳痰带血,加桔梗、瓜蒌、前胡、葶苈子、杏仁、紫菀、款冬花、海浮石;胸背疼痛,加元胡、防己、苏木、乳香、没药、细辛等。

(二)食管癌

食管癌常用中草药有:旋覆花、代赭石、枳壳、沉香、白花蛇舌草、莱菔子、当归、生地、赤芍、桃仁、红花、五灵脂、鸡内金、谷麦芽、姜半夏、威灵仙、郁金、白术、莪术、硼砂、急性子、乌梅、石见穿、穿山甲、猫爪草、半枝莲、三七粉、儿茶、皂刺、干漆、白英、天葵子、全蝎、蜂房、土鳖虫、山豆根。食管癌常用方剂有:丹栀逍遥散、二陈汤、五苓散、竹叶石膏汤合养阴汤、桃红四物汤、十全大补汤。

食管癌由情志不畅、食管损伤或食物不洁致郁气、瘀血、痰结交阻于局部,表现为吞咽梗阻、胸膈痞满、胸骨后疼痛,甚至水饮难下,或虽下而复吐出的证候特征。因此,用莪术、白术、威灵仙、郁金组成二术威灵方为主健脾化痰活血,行气开郁润燥,并临证加减。若痰多咳吐量多者,可加瓜蒌、半夏或配合二陈汤、五苓散以助化痰之力。阴虚口燥唇干、咽痛者,加麦冬、玄参、天花粉以增润燥之效。若郁久化热,心烦口干者,可加栀子、黄连清热除烦解毒,热象不显者可用逍遥散加减治疗。若津伤便秘者,可配生白术,以助润燥之力。若胃失和降,泛吐痰涎者,加半夏、陈皮、旋覆花以和胃降逆。若瘀血内结于食管,胸膈疼痛,固着不移,长期饮食不入,化源告竭,形体更为消瘦,肌肤枯燥,面色黯黑者,可加乳香、没药、丹参、赤芍、三七、莪术或虫类(如天龙、干蟾等),或用桃红四物汤以破结行瘀。若津亏热结,无以向上濡养则口干咽燥,渴喜冷饮,无以下润大肠则大便干结,可配合沙参麦冬汤加减,加玄参、生地、石斛以助养阴之力,并加栀子、黄连、黄芩以清肺胃之热。若肠燥失润,大便干结,可加瓜蒌仁、何首乌润肠通便。病情迁延日久气血亏虚见面色少华,心悸心慌,形体消瘦,面色唇甲淡白,头晕眼花者,可配合十全大补汤。

(三)胃癌

治疗胃癌常用中草药有以下几种。

(1)清热解毒药:白花蛇舌草、藤梨根、半边莲、半枝莲、拳参、天葵子、龙葵、山豆根、虎杖、土茯苓、石见穿、草河车、白英、白芷、蜂房等。

(2)化痰软坚药:夏枯草、生牡蛎、海藻、昆布、蛤壳、山慈菇、瓜蒌等。

(3)活血化瘀药:水红花子、桃仁、红花、苏木、徐长卿、急性子、莪术、五灵脂、丹参等。

(4)健脾利湿药:苍白术、生薏苡仁、麦芽、猪苓、茯苓、泽泻等。

(5)和胃降逆药:旋覆花、代赭石、鸡内金、谷麦芽、莱菔子等。

(6)虫类抗癌药:全蝎、蜈蚣、蜂房、干蟾皮、土鳖虫等。

常用方剂有:黄芪建中汤、归脾汤、小陷胸汤、瓜蒌薤白半夏汤、沙参麦冬汤。

(四)肝癌

治疗肝癌常用中草药有以下几种:

(1)以毒攻毒类:蜈蚣、全蝎、土鳖虫、僵蚕等。

(2)清热解毒类:半枝莲、半边莲、白花蛇舌草、徐长卿、藤梨根、虎杖、白英、蛇莓、凌霄花、土茯苓等。

(3)活血化瘀类:桃仁、红花、三棱、莪术、丹参、苏木、血竭、刘寄奴、八月札、急性子、赤芍等。

(4)扶正培本类:党参、太子参、黄芪、白术、山药、红枣、花生衣、鸡血藤、当归、五味子、枸杞子等。

常用方剂有:逍遥散、桃红四物汤、茵陈蒿汤、当归补血汤、六味地黄丸、五苓散等。

五、常用抗肿瘤中药的临床应用

(一)虫类药物

虫类药是以爬行动物为主要入药成分的一类中药,均为血肉有情之品,具有药性峻猛、性善走窜特性,其钻剔搜刮之性,无他药可比。对久病入络、痰瘀互结的癥瘕积聚之病尤为适宜。现代国医大师朱良春,尤为擅长。肿瘤病在准确辨证论治的基础上,选用部分虫类药有事半功倍的作用。

1.古代医家应用虫类药治疗肿瘤病的范例

虫类药应用首见于《神农本草经》,至汉,张仲景首开辨证论治配伍应用虫类药的先河。如以鳖甲、䗪虫、蜂窝、鼠妇、蜣螂,配入草本之品组成鳖甲煎丸,深入脏络,飞者升,走者降,飞者兼走络中气分,走者纯走络中血分,活血破瘀,消癥除瘕治疗疟母。鳖甲煎丸,为寒热并用,攻补兼施,行气化瘀,除痰消癥的方剂,具有调整机体、增进抗病能力、破瘀消痞、杀虫止疟等功效。不独专治疟母一病,而由其他原因引起的癥瘕凡属于正虚邪久不除的都可用。以䗪虫、虻虫、水蛭、蛴螬配入草木之品组成的大黄䗪虫丸,以润剂润其血之干,以蠕动啖血之物行死血,缓中补虚治疗干血成痨,大黄䗪虫丸是补虚活血化瘀的方剂,在临床上多用于久病正虚血瘀结成癥积或妇人经闭证。这些药方都为后医家以虫类药为主治疗肿瘤病开启了典范。

2.运用虫类药物的理论依据

理论上,肿瘤属中医"积证"范畴。在肿瘤的发病因素中,中医认为因脏腑功能失调,正气亏虚,以致风、寒、暑、湿、燥、火等四时不正之气侵入人体,客于经络,留滞不去,由表及里,由外入内而成肿瘤。《灵枢·九针论》说:"四时八风之客于经络之中,为瘤病者也。"《诸病源候论》说:"积聚者,乃阴阳不和,脏腑虚弱,受于风邪,搏于脏之气所为也。"指出了风、寒为致病的外因,同时,中医强调"邪之所凑,其气必虚"。《灵枢·百病始生》说:"壮人无积,虚人则有之。"《景岳全书·杂证谟》说:"矧少年少见此证,而惟中衰耗伤者多有之。"说明了正气衰败、脏腑阴阳气血亏虚是形成肿瘤的基础。综上所述,肿瘤病因病机是脏腑功能失调,正气亏虚,痰、湿、气、瘀相互搏结,郁积化毒内留,正不胜邪,邪盛正虚。

中医历来认为气滞血瘀、痰湿积聚、邪毒蕴结是肿瘤发病的重要机制。气为血之帅,气行则血行,气机不畅,血行代谢障碍,瘀久而成肿块;痰湿、邪毒结于脏腑经络,无处不到,久之发为癌肿。现代研究表明,瘀血引起局部组织缺血,代谢障碍,营养失调,长期导致内脏及单核巨噬细胞系统功能减退,同时血流速度变慢,使纤维蛋白在病灶周围沉集,使血管内吞噬细胞、免疫活性细胞和药物等内外抗癌物质不易到达病灶,有利于癌瘤的进一步生长和转移。痰湿、毒邪蕴结时,机体的免疫环境多处于紊乱状态,而肿瘤细胞的分裂繁殖正处于加速阶段。再加上此时肿瘤周围组织水肿明显,病灶局部炎症反应剧烈,瘤体增长较快,极易出现转移。因此,活血化瘀、散结通络、解毒攻毒便成为中医治疗肿瘤的重要原则。在虫类药物中,全蝎消肿散结,息风止痉,镇静止痛;蜈蚣解毒散结,通络止痛,息风止痉;斑蝥破血散结,攻毒发泡,破癥,通血闭;守宫(壁虎)息风止痉,化瘀散结止痛。

3.常见虫类药物在抗肿瘤治疗中的应用

(1)僵蚕:《本草述钩元》述,"味辛微咸气微温,气味俱薄,轻浮而升,阳中之阳也,入足厥阴手太阴少阳经。……治中风失音,急风喉痹欲绝,散头风痛、风痰及痰疟癥结,风虫齿痛,方书多用以散风痰结核瘰疬。能去皮肤诸风如虫行……"中医认为僵蚕为"天虫",善走人体上部,用治头颈部肿瘤。如脑瘤、鼻咽癌、喉癌、上颚癌、甲状腺癌、锁骨上淋巴结转移癌等,也常用于肺癌、乳腺癌、淋巴瘤、肉瘤等的治疗中。与玄参配伍,又有很好的解毒作用。治疗颈部淋巴结转移癌多与消瘰丸(玄参、贝母、牡蛎)、夏枯草、生半夏等配伍;治疗甲状腺癌常与蜂房、夏枯草、威灵仙、生半夏等配伍;治疗食管癌酌与石见穿、干蟾皮、壁虎、威灵仙、生半夏等配伍;治疗肺癌常与白花蛇、地龙、生半夏、壁虎、干蟾皮、玉蝴蝶、白花蛇舌草等配伍;治疗乳腺癌常与山慈菇、瓜蒌、蜂房、香附、远志等配伍;治疗肝癌常与鳖甲、青蒿、白花蛇、干蟾皮、䗪虫、蜂房、壁虎等配伍;治疗软组织肉瘤常与白芥子、补骨脂、生半夏、附子、蜈蚣等配伍;治疗淋巴瘤常与夏枯草、鳖甲、地龙、蜂房、穿山甲、紫草、丹皮等配伍。僵蚕无毒,常用量为10~15 g,可长期服用。

(2)蟾皮:辛,凉,有小毒。可破癥结、行水湿、镇痛。其所含的蟾毒内酯类和华蟾素中的蟾蜍环酰胺 B、蟾蜍环酰胺 C、蟾蜍噻咛等有抗肿瘤作用。蟾皮主要用于治疗消化系统肿瘤如胃癌、肠癌、肝癌、食管癌及胸腔积液、腹水等,常用量为6~7 g,入煎剂。治胸腔积液、腹水可酌与葶苈子、泽泻、猪苓、茯苓、肉桂、大戟、蝼蛄等配伍。另外,用整张鲜蟾蜍的皮外敷,治疗癌性疼痛及体表可及的肿瘤,可有一定的止痛、缩瘤作用,每24~48 h 更换一次。

(3)土鳖虫:咸,寒,有小毒,归肝经。可活血化瘀,破而不峻,并有一定镇痛作用,用于肿瘤瘀证明显者,体虚之人也可用。擅治腹部肝、胆、脾肿瘤,盆腔妇科肿瘤等,治疗肝胆肿瘤可与鳖甲、青蒿、蜂房、生半夏、半枝莲等配伍;治疗卵巢癌、子宫内膜癌等可与莪术、水蛭、僵蚕等配伍,常用量为10 g,入煎剂。

(4)白花蛇:甘咸,温,有小毒。白花蛇性善走窜,有解毒、息风定痉之功。《本草纲目》记载:"能透骨搜风,截惊定搐,为风痹、惊搐、癫癣、恶疮要药,取其内走脏腑,外彻皮肤,无处不到也。"白花蛇还有抗癌、止痛之功。常用于治疗肝癌、肺癌、癌性疼痛等。常用量为小白花蛇1条,入煎剂。

(5)九香虫:咸、温,气香走窜。《本草纲目》记载:"主治膈脘滞气,脾肾亏损。"常用于治疗胃癌及其他肿瘤伴有纳差、胃脘疼痛者,常用量为10 g,入煎剂。

(6)穿山甲:咸,微寒,走窜,善下行,活血通络之功较强,善治妇科肿瘤、肝癌、淋巴瘤等。

(7)水蛭:咸,苦,平,有小毒,入肝经。《本草经百种录》记载:"水蛭最喜食人之血,而性又迟缓善入,迟缓则生血不伤,善入则坚积易破,借其力以攻积久之滞,自有利而无害也。"常用于治疗妇科肿瘤中瘀血明显而无出血倾向者。常用量为6~10 g,入煎剂。

(8)全蝎:辛,平,有毒。可息风定痉,化痰通络止痛,可入颅,可进骨。多用于治疗脑瘤,可酌与蜈蚣、僵蚕、白花蛇、胆星、藤梨根、郁金等配伍;常用于治疗癌性疼痛,可与蜈蚣、蜂房、鼠妇、白花蛇等配伍。常用量为3~6 g,入煎剂。

(9)蜈蚣:辛,温,有小毒。可外走皮肤,内入脏腑,通络止痛,常与全蝎协同应用。常用量为蜈蚣2~3条,入煎剂。

(10)壁虎:守宫,又名天龙。咸,寒,入心、肝二经。壁虎既善行血,又善理气,气血兼顾,常用于治疗肺癌、肝癌、食管癌。常用量为3~6 g,入煎剂。

(11)地龙:咸寒无毒,归脾胃二经,行而不散,体虚之人也可用之。动物试验证实地龙提取物有抗癌作用,能舒张动物支气管及对抗组织胺而有平喘作用,可增加免疫力,有兴奋肠道、子宫平滑肌作用,还有一定的镇静、解热作用。常用于治疗肺癌,也常用于肠癌、胃癌及乳腺癌、卵巢癌、子宫内膜癌等妇科肿瘤的治疗。常用量为15 g,入煎剂,可长期应用。

(12)蜂房:甘,平,有小毒,有消炎、止痛、抗肿瘤作用。常用于治疗宫颈癌、乳腺癌、肺癌、肝癌、甲状腺癌、淋巴结转移癌及癌性骨转移。常用量为6~10 g,入煎剂。

虫类药在古代即为软坚消癥散结、活血通络之重剂。代表方有汉代张仲景《金匮要略》中的鳖甲煎丸和大黄䗪虫丸等。鳖甲煎丸专为"疟母",即疟疾日久肝、脾肿大而设。《金匮要略》言:"病疟,以月一日发,当以十五日愈;设不差,当月尽解;如其不差,当如何?师曰:此结为癥瘕,名曰疟母,急治之,宜鳖甲煎丸。"方中用了

5 味虫类药(鳖甲、䗪虫、蛴螬、鼠妇、蜂房),如今本方还用于治疗血吸虫引起的肝脾肿大、慢性肝炎、肝硬化及腹腔肿瘤等。大黄䗪虫丸,方用 5 种虫类药物,清代叶天士《临症指南医案·积聚》明确指出:"著而不移,是为阴邪聚络,大旨以辛温入血络之品治之。盖阴主静,不移即主静之根,所以为阴也,可容不移之阴邪者,自必无阳动之气以旋动之,而必有阴静之血以倚伏之,所以必藉体阴用阳之品,方能入阴出阳,以施其辛散温通之力也。"虫类药即为体阴用阳之品;"初病气结在经,久则血伤入络,辄仗蠕动之物,松透病根。"可见叶氏主张以辛味之品、虫类通络治疗积聚之邪盛、病久、块坚。

现代研究表明,多数虫类药有一定抗肿瘤作用,如僵蚕、地龙、白花蛇、全蝎、水蛭、蜂房、蟾皮、壁虎等。有些虫类药如水蛭、蜈蚣等,对试验动物的血液高黏状态具有一定抑制作用,有一定抗凝血作用。研究表明,绝大多数恶性肿瘤患者存在血液的高凝状态或静脉血栓,肿瘤的促凝活性不仅仅是一种表现恶性的现象,而且是引发癌细胞扩散、转移的原因之一。有资料显示,尸检发现 50%的肿瘤患者有血栓形成。临床上常用的具有抗凝作用的活血化瘀虫类药还有地龙、僵蚕、土鳖虫、穿山甲、全蝎、虻虫等;有些虫类药有一定抗炎作用,对多种细菌有抑制作用,如僵蚕、蜂房、蜈蚣、蟾皮、地龙等;有些虫类药有免疫调节作用,如地龙、蟾皮、鳖甲等;有些虫类药有镇痛、镇静作用,如蜈蚣、全蝎、白花蛇、虻虫、蟾皮、蜂房等。

4.虫类药物应用中应注意的问题

虫类药可引起过敏反应,对过敏体质者,用之要慎,一旦有过敏倾向应立即停药。虫类药多有"小毒",用之不可过量,时间不要过长,在应用时一般视情况用 2 周~2 个月不等,效好隔 1 个月左右再用。如水蛭过量可引起出血倾向,全蝎含类似蛇毒的具有神经毒性的物质,蜈蚣含类似蜂毒的组织胺样物质和溶血蛋白,过量可引起中毒,出现溶血、贫血、肝肾功能损害等。所以,对有出血倾向、有肝肾功能损害的患者,虫类药要慎用。肿瘤晚期体质较弱者,用之宜更谨慎,要减少用量,并需与扶正养血滋阴药配伍用。

(二)常用抗肿瘤药对

结合前述恶性肿瘤的中医病因病机分析,肿瘤总属"正虚邪实","正气亏虚、毒瘀互结"于脉络是肿瘤发病的重要因素[4],"癌毒"是恶性肿瘤的直接病因,"耗散正气,易于扩散"是其诸多特性中最为突出的两个方面[5]。囿于肿瘤各阶段病因的复杂性,临证需"审证求因,辨证论治",初期一般攻邪为主,治疗侧重活血化瘀解毒;中期则攻补兼施,攻毒之余兼重补气;晚期须以扶正培本,调补气血阴阳,以延长患者生存期。

鉴于肿瘤的预后较差,运用单味中药或将中药两两相配,在肿瘤的治疗中往往可提高疗效,减少放、化疗的不良反应,对提高患者生活质量、延长患者生存期等具有积极意义。经过现代药理及临床研究筛选出的一些具有抗肿瘤作用的"药对",可以在辨证论治的基础上与其他药物配伍使用,以期提高疗效。中医"药对"又称对药,是两种或三种药物联合使用可产生良性协同作用或特殊疗效的药物组[6]。药对在单味中药与复方之间起到桥梁作用,它既是复方的主干,也是配伍的基础。运用中医"药对"治疗肿瘤是近年来研究的热点,现将恶性肿瘤中的常用中药药对归纳如下。

1.治疗"气郁痰瘀证"药对的研究

肿瘤的气郁痰瘀型证候特点是胸膈痞闷,善太息,脘腹胀满,局部肿块,有隐痛或刺痛,呕血黑便,舌淡、苔白、脉滑等。是由思虑过度或饮食劳倦伤脾,脾失运化,痰湿内生,脾气不行,痰气郁结所致。治法为行气解郁,化痰祛瘀。常用药物有:浙贝母、白芥子、半夏、川乌、川芎、香附、槟榔、苍术、五灵脂、苏木等。

(1)浙贝母-白芥子:浙贝母苦、寒,归肺、心经,具有清热化痰,散结消痈功效,《本经逢原》载浙贝母"开郁散结,化痰解毒";白芥子辛、温,归肺、胃经,具有温肺化痰、利气散结、通络止痛的功效。《医学入门》记载白芥子具有"利胸膈痰,止翻胃吐食,痰嗽上气,中风不语……又治扑损瘀血"。两味药物均归于肺经,具有化痰逐瘀的功效,两者合用能加强通畅气机、化痰软坚、逐瘀散结的作用。此外,浙贝母性寒凉、白芥子性温,寒热并用,适应肿瘤的特点。一则肿瘤大多寒热夹杂,理当寒热并投;二则能够相互制约寒热偏性;三则取法张仲景少阳病证治,寒热并用,开阖枢机,从而起到行气解郁、化痰软坚的作用。

现代研究从药理上对浙贝母和白芥子的抗癌作用进行了解释。浙贝母水提物能抑制 C57 小鼠 Lewis 肺癌及 LM2 肿瘤细胞增殖和转移[7];白芥子挥发油能剂量依赖地通过上调 Bax 表达、下调 Bcl-2 表达,抑制体内肝癌 H22 肿瘤细胞生长[8];以浙贝母-白芥子药对为基础的"阳和化岩汤"能抑制大鼠乳腺组织中 Ki67、PI3K 蛋白表达,预防乳腺癌癌前病变[9]。

临床上,邓中甲提出癌毒留结之痰当以浙贝母-白芥子药对寒温并调,使气机舒畅而痰湿得解,达到化痰软坚、逐瘀散结的功效[10]。常用剂量:浙贝母煎服

3~10 g；白芥子煎服 3~6 g。

（2）半夏-川乌：半夏辛、温，归脾、胃、肺经，具有燥湿化痰、降逆止呕、消痞散结、消肿止痛（外用）的功效，《名医别录》载半夏"消心腹胸中膈痰热满结，咳嗽上气，心下急痛坚痞，时气呕逆，消痈肿"；川乌辛、苦、热，归心、肝、肾、脾经，具有祛风湿、温经止痛的功效，《神农本草经》载乌头"破积聚寒热"。故两药合用，共奏消痞散结之功，对"痰气郁结"之癌毒有较好的疗效。此药对为"十八反"之一，但历代广泛应用于痰饮、中风、痹证中，如《伤寒杂病论》记载有赤丸，方中乌头、半夏合用，治寒气厥逆。两药具有祛风、消痞散结功效，同时性味辛热，因此，对寒痰凝滞具有良好的疗效。但两者均有毒性，应用时需注意炮制和煎服方法。

现代研究表明，川乌与半夏联用具有良好的中枢镇痛作用，乌头碱为其主要抗肿瘤活性成分[11]；其中，半夏生物碱对 Bel-7402 肝癌细胞有明显抑制作用[12]，生、制川乌对肺癌细胞 A549 和宫颈癌细胞 Hela 的抑制作用呈明显量效关系[13]。

临床上，刘沛然[14]认为该药对"对阳虚寒痰冷饮的病症能斩关夺将，使阳气回，寒痰化，沉疴起，病邪除"；半夏川乌药对组方能缩小中低分化肺癌患者纵隔肿块[15]。常用剂量：半夏煎服 3~10 g；川乌宜先煎、久煎，煎服 1.5~3 g。

2.治疗"热毒壅盛证"药对的研究

"热毒"也是"癌毒"之一，火热灼液为痰，气血痰浊塞阻经络脏腑，遂结成肿瘤。热毒壅盛证候特点是局部肿块，伴有灼热疼痛。临床可见热势壮盛，久稽不退，口渴，大便干结，舌质红，舌苔黄、脉细数或数大，是由热盛酿毒，热邪炽盛所致[1]。治法为清热解毒，抗癌散结。常用药物有：半枝莲、白花蛇舌草、冬凌草、猫爪草、半边莲、红藤、蛇六谷。

（1）半枝莲-白花蛇舌草：半枝莲辛、凉，微苦，归心、肝、肺、胃经，具有清热解毒、活血祛瘀、利水消肿的功效；白花蛇舌草微苦、甘寒，归胃、大肠、小肠经，具有清热解毒、消痈、利湿通淋的功效，《本草拾遗》谓之能"疗痈肿疮瘘，瘰疬结核等"。故而，两药合用具有清热解毒抗癌之功，是常见的抗肿瘤中药，单用即可起到很好的清热解毒、散结消肿作用，若两者合用、相须配伍，能够促进疗效。

现代研究表明，半枝莲-白花蛇舌草抗肝癌等作用与以下因素有关：下调Bcl-2蛋白表达，上调 Bax 蛋白表达[16]，降低血清肿瘤坏死因子-α（tumor necrosis factor-α，TNF-α）水平，升高血清干扰素-γ（interferon-γ，INF-γ）与白介素-2（interleukin-2，IL-2）水平[17]。

临床上,周仲瑛运用白花蛇舌草-半枝莲药对治疗痰毒互结之癌病颇有经验[18];有关战丽彬的临床用药规律分析结果显示,白花蛇舌草和半枝莲的用药频率分别为93.52%与62.8%[19]。半枝莲-白花蛇舌草药对是近来研究的热点,有关其吸收、分布、代谢、排泄过程和相关配伍应用的环节值得进一步深入研究[20]。常用剂量:半枝莲煎服10~30 g;白花蛇舌草煎服15~60 g。

(2)冬凌草-猫爪草:冬凌草苦、微寒,归肺、胃、肝经,具有清热解毒、活血止痛的功效;猫爪草甘、辛、微温,归肝、肺经,具有化痰散结、解毒消肿的功效。两药合用,对痰火郁结之"痰毒"诸如瘰疬痰核等,有良好的疗效。两者功效类似,配伍能增强清热解毒之功。同时,冬凌草微寒,猫爪草微温,寒热并用。热毒用寒药,治寒以热。热毒郁结,同时有火郁的病机,火郁当发之,故以猫爪草反佐冬凌草,清热解毒。此外,猫爪草具有化痰散结作用,能增强抗肿瘤作用。

现代研究表明,冬凌草抗肿瘤有效成分冬凌草甲素(oridonin,Ori),能下调Bcl-2与Survivin基因,增加内质网应激蛋白p-PERK和CHOP表达,诱导人卵巢癌SKOV3[21]细胞和HepG2细胞凋亡[22]。猫爪草总皂苷能抑制裸鼠A549移植瘤的生长,下调瘤组织表皮生长受体(epidermal growth factor receptor,EGFR)、基质金属蛋白酶-9(matrix metalloprotein-9,MMP-9)表达[23];通过促进肿瘤细胞凋亡和自噬,抑制肝肿瘤细胞H22增殖[24]。

临床上应用该药对消肿散结等功效,用以治疗肺癌术后淋巴结转移等患者,在稳定病情、改善生活质量方面效果显著[25]。常用剂量:冬凌草煎服30~60 g;猫爪草煎服9~15 g。

(3)猫人参-白花蛇舌草:猫人参味苦、涩、性凉,归肝、脾、胃、膀胱经,具有清热解毒、消肿的功效;白花蛇舌草功效参前文。猫人参是浙江地区常用中药,民间常用于消化道肿瘤的治疗,并多为老中医所运用。猫人参和白花蛇舌草两药功效性味相似,合用属相须配伍,能够增强抗癌解毒、兼清里热的功效。

现代研究表明,猫人参醇提物能抑制胃癌细胞SGC-7901增殖,降低癌细胞存活率[26];通过降低Cyclind1蛋白表达,降低亚硝基胍诱发的胃癌发病率[27]。

临床上,猫人参、白花蛇舌草运用频次较高,两者可巩固"扶正"效果,提高免疫力,抵御肿瘤[28]。常用剂量:猫人参煎服30~60 g;白花蛇舌草15~60 g。另外报道半边莲-半枝莲药对及其制剂"双莲方"对肿瘤热毒壅盛证收效明显[29],有进一步研究的价值。

3.治疗"湿热郁毒证"药对的研究

湿热郁毒证的证候特点是时有发热、恶心胸闷、黏液脓血便、胁痛或腹痛等火毒结聚之症状，是由湿邪化热、湿热蕴毒所致。治法为清热利湿，泻火解毒。常用药物有：重楼、土茯苓、山慈菇、蛇六谷、黄连、吴茱萸、延胡索、败酱草、仙鹤草、藤梨根等。

（1）重楼-土茯苓：重楼苦、微寒，归肝经，具有清热解毒、消肿止痛、凉肝定惊之功效，《神农本草经》谓之能主"痈疮，阴蚀，下三虫，去蛇毒"；土茯苓甘、淡、平，归肝、胃经，具有解毒、除湿、通利关节的功效，《本草正义》谓之能"搜剔湿热之蕴毒"。故两药合用，具有清利湿热、抗癌解毒的功效。

现代研究表明，重楼有效成分（重楼总皂苷）能诱导肿瘤细胞凋亡、分化，抑制肿瘤细胞增殖、转移，调节机体免疫[30]。重楼皂苷Ⅰ能时间和浓度依赖地抑制胰腺癌 PANC-1 细胞增殖，降低 PI3K、pAkt、Bcl-2 蛋白表达，增加 Bax 及 Caspase-3 蛋白表达[31]。土茯苓提取物能抑制消化道肿瘤细胞 Eca-109、SGC-7901、COLO205 的增殖[32]；土茯苓内生芒果球座菌次级代谢产物对神经胶质瘤细胞 SF-268 或乳腺癌细胞 MCF-7 有选择性抑制作用[33]。

临床上，魏品康认为，重楼-土茯苓药对清利湿热，可从根本上解决胃癌"痰结"之病因[34]。常用剂量：重楼煎服 3~9 g；土茯苓煎服 15~60 g。

（2）黄连-吴茱萸：黄连苦寒，归心、脾、胃、胆、大肠经，具有清热燥湿、泻火解毒的功效；吴茱萸辛、苦、热，归肝、脾、胃、肾经，具有散寒止痛、降逆止呕、助阳止泻的功效。"左金丸"为黄连-吴茱萸按照 6：1 配比的成方制剂。李时珍言该药对"一冷一热，阴阳相济，最得制方之妙，而无偏胜之害"。除此之外，两者配伍比例不同，形成了茱萸丸、甘露丸、反左金丸等多种方剂。黄连清热燥湿，少佐辛热吴茱萸，起到"火郁发之"的作用，两药合用，具有消痞散结兼以泻火解毒的作用。

现代研究表明，黄连-吴茱萸"药对"对胃癌、大肠癌、结肠癌及肝癌均有显著的抑制作用[35]；该药对所含生物碱成分能抑制胃癌 NCI-N87 细胞和结肠癌 Caco-2 细胞增殖[36]，水提物能抑制 DMH 诱导的大鼠结肠癌癌前病变 ACF 的形成[37]。临床上，黄连-吴茱萸药对配合血余炭能有效改善肿瘤患者术后出现的中气亏虚、土虚木乘之清浊不分泄泻[38]。常用剂量：黄连煎服 2~5 g；吴茱萸煎服 1.5~4.5 g。

4.治疗"瘀毒内阻证"药对的研究

瘀毒内阻证的证候特点是面色晦暗、肌肤甲错,常伴有局部痛有定处、如锥如刺等一系列"瘀毒"之兆,是由瘀血蓄结、壅阻气机,癌毒内生所致。治法为活血化瘀,理气散结。常用药物有:三棱、莪术、丹参、牡丹皮、乌药、败酱草、茜草、砒石等。

三棱-莪术:三棱辛、苦、平,归肝、脾经,具有破血行气,消积止痛的功效;莪术辛、苦、温,归肝、脾经。具有破血行气,消积止痛的作用。《景岳全书·积聚》谓"治积之要,在知攻补之宜",张锡纯亦指出"三棱、莪术性近平和,而以治女子瘀血,虽坚如铁石,亦能徐徐消除,而猛烈开破之品转不能建此奇功,此三棱、莪术独具之良能也"[39]。两药合用,具有破血祛瘀、消癥散结等攻毒的作用。现代研究表明,三棱水提物及三棱黄酮是其主要抗癌有效成分,莪术中的姜黄素、莪术醇、β-榄香烯具有一定的抗肿瘤转移作用[40]。两者合用能降低人胃癌细胞 SGC-7901 移植瘤裸鼠血清 COX-2、VEGF 及 bFGF 含量,抑制肿瘤生长[41]。

临床上,邓中甲、舒琦瑾和杨新中常运用三棱-莪术药对治疗瘀血内阻之癌病,均取得良好的临床疗效[42-43];张士舜运用该药对组方结合情志疗法,使"乳岩"患者存活 10 年[44]。以三棱-莪术药对为基础化裁的抗癌益生方,联合奥沙利铂、5-氟尿嘧啶治疗消化道肿瘤晚期病例,有提高生活质量、降低化疗不良反应的效果[45]。常用剂量:三棱煎服 3~10 g;莪术煎服 3~15 g。

5.治疗"阴伤气耗证"药对的研究

阴伤气耗证的证候特点是口燥咽干、头晕耳鸣、盗汗、腰膝酸软等,是由脏腑阴伤,气阴两虚所致,多见于肿瘤后期。治法为益气养阴,扶正抗癌。常用药物有:石斛、麦冬、人参、五味子、生地黄、玄参、百合、甘草、芦根、天花粉、贝母等。

(1)黄芪-莪术:黄芪甘、微温,归脾、肺经,具有补气健脾、升阳举陷、益卫固表、利尿消肿、托毒生肌的功效;莪术前文已述。两药合用,具有扶正抗癌的功效。现代研究表明,黄芪-莪术药对提取物可下调 FGF-2、Bcl-2 蛋白及基因、MMP2 和 VEGF 蛋白表达[46],抑制人卵巢癌 HO-8910 增殖;通过调节 H22 荷瘤小鼠外周血中异常的白细胞数(CD4+、CD8+)发挥抗肿瘤作用[47];与顺铂(DDP)联用可抑制 miR-221、miR-151 表达,上调 miR-122a 表达,具有协同抑瘤作用[48]。最佳配比 2:1,常用剂量:黄芪煎服 9~30 g;莪术煎服 3~15 g。

(2)生地黄-石斛:生地黄甘、苦、寒,归心、肝、肾经,具有清热凉血、养阴生津的功效；石斛甘、微寒，归胃、肾经，《神农本草经》谓之具有"补五脏虚劳羸瘦，强阴"的作用，能益胃生津、滋阴清热。两药合用，具有益气养阴、扶正的功效，对肿瘤晚期的"阴亏"诸证尤宜。

现代研究表明，铁皮石斛内生菌 TG2 代谢产物具有呈剂量依赖性的抗肿瘤作用[49]，能抑制 HepG2 细胞增殖[50]；铁皮石斛多糖可增加机体免疫力，促进荷瘤动物巨噬细胞吞噬功能；生物碱、倍半萜类对肺癌细胞、人体卵巢腺癌细胞、肝肿瘤细胞具有显著抑制作用[51]。

临床观察发现，生地黄-石斛药对能有效改善肿瘤后期口干烦渴、食少干呕、虚热等症状[52]，石斛抗肿瘤的研究已是当前热点。常用剂量：生地黄煎服 10~15 g；石斛鲜品煎服 15~30 g。

6.治疗"气血双亏证"药对的研究

气血双亏证的证候特点是形体消瘦、面色无华、唇甲色淡、目眩眼花等。是由肿瘤日久伤正，机体气虚血亏所致。治法为益气养血，扶正抗癌。常用药物有：人参、黄芪、炒白术、党参、当归、熟地黄、白扁豆、阿胶、首乌、鸡血藤、薏苡仁、补骨脂、肉豆蔻等。

(1)薏苡仁-枸杞子：薏苡仁甘、淡、凉，归脾、胃、肺经，具有利水渗湿、健脾除痹、清热排脓的功效；枸杞子甘、平，归肝、肾经，具有滋补肝肾、益精明目的功效。两药合用，共奏补益脾肾、扶正抗癌的作用。现代研究表明，薏苡仁油、薏苡仁酯对各类肿瘤细胞均有显著抑制作用[53]。枸杞子多糖(LBP)和 LBP 蛋白复合物可明显抑制体内 H22 肿瘤生长，增强机体免疫力[54]。

花宝金结合多年经验指出，生薏苡仁-枸杞子药对不仅健脾而壮后天之本，而且滋肾之功可补先天之本，先后天得助而人体正气不衰，对肿瘤之"正虚"尤宜[55]；薏苡仁-枸杞子是吴良村辨治结肠癌的常用药对[56]；临床上，以薏苡仁-枸杞子药对为基础的扶正培本汤能有效改善中晚期下腹部恶性肿瘤患者的生活质量，降低放化疗不良反应[57]。常用剂量：薏苡仁煎服 9~30 g；枸杞子煎服 6~12 g。

(2)补骨脂-蛇床子：补骨脂苦、辛、温，归肾、脾经，具有补肾壮阳、固精缩尿、温脾止泻、纳气平喘的功效；蛇床子辛、苦、温，归肾经，具有杀虫止痒、燥湿祛风、温肾壮阳的功效。两药合用，对肿瘤晚期气血双亏、面白等"阳虚"症状具有良好调节作用。

现代研究表明，补骨脂能抑制肿瘤生长、减轻骨破坏，缓解乳腺癌骨转移癌痛[58]；配伍桔梗可上调上肢骨转移灶中 CXCL12，CXCR4 mRNA 蛋白表达，协同增强抗乳腺癌上肢骨转移[59],伍用制附子(温肾壮骨方)能下调 Tac1/NK1R 通路相关蛋白表达,拮抗乳腺癌骨转移[60]。常用剂量:补骨脂煎服 5~15 g;蛇床子内服 3~9 g;最佳配伍剂量 1:1。

肿瘤的病机复杂,目前针对肿瘤的中医治疗,除以上提及的药对外,主要还有具有抗结肠癌侵袭转移作用的以虎杖根-水杨梅根-藤梨根药对为基础的成药制剂"解毒三根汤"[61];对病机为肝郁气滞的肿瘤患者具有理气止痛治疗作用的药对郁金-八月札[62];治疗肝癌中晚期腹痛及肝区疼痛的药对红藤-络石藤[63];适合肿瘤患者长期用药的具有清热解毒、活血止痛作用的药对猫爪草-石见穿[64]。

总之,用以治疗肿瘤的药对短小精悍,具有简便、易于记忆和运用等优点。但它们的相关作用机制还有待药理学实验研究来进一步证实,与之相关的成药制剂具有广阔的开发前景,是治疗肿瘤的理想选择。

六、中药外治法在恶性肿瘤中的应用

(一)中药外治法治疗恶性肿瘤的理论基础

清代吴师机在《理瀹骈文》中论述:"外治之理,即内治之理;外治之药,亦即内治之药,所异者法耳。医理药性无二,而法则神奇变化。"此句指的是中医外治法与中医内治法虽各有所长,但却有异曲同工之妙,药力均可直达病所。中医外治法与中医内治法同属于祖国传统医学的重要组成部分,均是以中医基础理论为基础、辨证论治为指导思想所进行的医疗手段,因此两者本质是相通的,仅仅只是方法不同。中医外治法包括了多种外治手段,例如膏药外敷、汤剂外用、散剂外涂、酊剂外擦等,通过将药物施于皮肤表面,通过腠理,进入筋肉经络,直达脏腑病所,发挥通经活络、行气活血等功效,最终达阴平阳秘之境界。

中医认为肿瘤病机总归为气滞、痰凝、瘀血、毒聚,中医外治法优势应用在于以下几种情况:

(1)癌肿发于肌肤之下、皮肉之间、五官九窍等浅表部位,内服汤剂难以直达病所,需以中药外治,药物透肌入里,直达癌肿部位,行气活血,解毒散结。

(2)癌肿引起疼痛,西医选择阶梯镇痛,持续时间短,副反应较多,例如便秘、嗜睡、胃黏膜受损等,长期口服非甾体类药物容易损伤胃黏膜,出现胃溃疡甚至导致胃部出血、穿孔之弊,而长期服用阿片类药物则容易出现嗜睡、成瘾等弊端。中医外治法中常用冰片、乳香、没药等药物外敷止痛,收效甚佳,且价廉易得,副反应小。

(3)肿瘤所引起的胸腹水,当胸腹水量大时,西医运用胸腹腔积液引流术减轻压迫,压迫症状缓解快,但积液症状容易反复,此外西医治疗常用利尿、输注白蛋白、腹腔灌注化疗、免疫药物等控制胸腹水,少有他法。中药外敷治疗恶性胸腹水常用的中药包括黄芪、甘遂、牵牛子等,攻逐水饮,收效甚佳。此外,运用中医外治法也可治疗肿瘤所致失眠、放化疗后手足麻木等症状。

(二)常用治疗肿瘤的中医外治方剂

在长期的临床实践中,目前研制出了一系列处治方剂,主要分为中药外敷方和中药腿浴方。

1.中药外敷方

(1)攻癌散结方:由熟大黄、芒硝、体外培育牛黄、蜈蚣、没药、通关藤等药物组成。适用于体表实体瘤、淋巴结肿大等患者。

方解:方中熟大黄、芒硝逐瘀散结,体外培育牛黄清热解毒,蜈蚣通经活络,没药活络止痛,通关藤清热解毒祛痰,全方共奏清热解毒、通络散结之功。

(2)攻癌利水方:由龙葵、葶苈子、大枣、瓜蒌皮、黄芪、猪苓、茯苓、白术、甘遂、桃仁、生大黄、冰片、蜈蚣、车前子、水蛭、乳香、没药、延胡索、椒目等药物组成。适用于恶性胸腹水的患者。

方解:川椒目行水蠲饮,葶苈子、瓜蒌皮、甘遂泻肺行气利水,猪苓、茯苓、车前子助利水除湿,桃仁、大黄、水蛭破血逐瘀更引水下行,黄芪、白术健脾益气,延胡索行气使补气而不滞、行气而不耗气,龙葵清热解毒,冰片清热止痛,乳香、没药助活血止痛,大枣补血使活血而不伤血。

(3)攻癌镇痛方:由青黛、芒硝、乳香、没药、血竭、川芎等药物组成。适用于癌性疼痛的患者。

方解:方中青黛清热解毒,芒硝软坚散结,没药、血竭活血定痛,川芎活血行气使血行而无瘀之弊。

2.中药腿浴方

(1)腿浴1号方:由桂枝、竹节参、赤芍、红花、桃仁、甘草、生地黄、川芎、伸筋草、络石藤、豨莶草、桑枝、防风、鸡血藤、当归、路路通、黄芪、五指毛桃、红景天、白芍等药物组成。适用于放化疗后手足麻木的患者。

方解:方中桂枝、防风散寒通阳,黄芪、竹节参、红景天补虚以止痛,赤芍、红花、桃仁、川芎活血化瘀通络,生地黄、当归、白芍补血滋阴,伸筋草、络石藤、豨莶草、桑枝、路路通、五指毛桃通经活络止痹。

(2)腿浴2号方:由党参、体外培育牛黄、炒白术、女贞子、菟丝子、川芎、茯苓、山药、当归、白芍、补骨脂、生地黄、炙甘草、五加皮、首乌藤、制何首乌、淫羊藿、红景天、枸杞子等药物组成。适用于久病虚损的肿瘤患者。

方解:方中党参、炒白术、茯苓、炙甘草、生地黄、白芍、当归、川芎为八珍汤组成方药,其中熟地易为生地,共奏补气养血之功,女贞子、菟丝子、山药、补骨脂、五加皮、首乌藤、制何首乌、淫羊藿、红景天、枸杞子补肾填精。全方先后天兼顾、共奏健脾益肾之功。

(3)腿浴3号方:由黄芪、石斛、茯苓、炒白术、刺五加、仙鹤草、熟地、当归、川芎、山茱萸、白芍、制白附子、炮姜、巴戟天、淫羊藿、仙茅、知母、黄柏、党参等药物组成。适用于失眠及神经衰弱的肿瘤患者。

方解:黄芪、党参、石斛、茯苓、炒白术健脾益气,刺五加益气健脾、补肾安神,仙鹤草补虚,熟地、白芍、当归、川芎为四物汤组成药物,共奏补血活血之功,制白附子、炮姜、巴戟天、淫羊藿、仙茅温补肾阳,知母、黄柏滋阴清热,使温阳而无伤阴燥热之弊。全方共奏补肾健脾、宁心安神之功。

(4)腿浴4号方:由黄芪、红景天、制草乌、桃仁、红花、当归、细辛、地龙、川木通、桑枝、鸡血藤、秦艽、乳香、没药、怀牛膝、赤芍、川芎、肉桂、五指毛桃、制川乌等药物组成。适用于下肢静脉曲张的患者。

方解:方中黄芪、红景天补气,桃仁、红花、当归、川芎活血通络,秦艽除痹痛,细辛、地龙、川木通、桑枝、鸡血藤、五指毛桃通经活络,乳香、没药活血定痛,怀牛膝补肾健骨,制草乌、制川乌、肉桂散寒通络止痛。

(李枋霖、黄爱云)

参考文献

[1] 林洪生.恶性肿瘤中医诊疗指南[M].北京:人民卫生出版社,2014.

[2] 李利亚,李佩文.肿瘤靶向药物治疗研究进展[J].中日友好医院学报,2008,22(6):363-365.

［3］庾庆丽，洒荣桂.中医药抗肿瘤转移治疗的现状［J］.吉林中医药，2010，30（5）：456-458.

［4］贺用和.恶性肿瘤络病论［J］.北京中医药大学学报，2005，28（5）：75-77.

［5］冯学功.毒邪研究概述［J］.山东中医药大学学报，2001，25（6）：475-477.

［6］徐浩，汪洋鹏，楼招欢，等.中医治疗失眠病症常用中药药对研究进展［J］.中华中医药杂志，2017，32（2）：693-696.

［7］杨庆，聂淑琴，翁小刚，等.乌头、贝母单用及配伍应用体内、外抗肿瘤作用的实验研究［J］.中国实验方剂学杂志，2005，11（4）：25-28.

［8］吴圣曦，吴国欣，何珊，等.白芥子挥发油对小鼠肝癌 H22 移植性肿瘤的抑制作用及其机制研究［J］.中草药，2013，44（21）：3024-3029.

［9］郑雪连.阳和化岩汤干预乳腺癌癌前病变 Ki67，PI3K 的临床及实验研究［D］.济南：山东中医药大学，2014.

［10］周滢，张胜，陈西平，等.邓中甲运用药对治疗肿瘤经验［J］.北京中医药，2010，29（11）：836-837.

［11］杨慧波，许柳，张树峰，等.生川乌与不同比例生半夏配伍镇痛作用研究［J］.时珍国医国药，2013，24（3）：637-638.

［12］杨洁，闫兆，刘东辉.附子半夏配伍应用考［J］.四川中医，2015，33（4）：23-24.

［13］黄越燕，周吉芳，徐佳颖.有毒中药抗肿瘤作用的研究进展［J］.山东医药，2017，57（2）：108-112.

［14］杨洁，闫兆，刘东辉.附子半夏配伍应用考［J］.四川中医，2015，33（4）：23-24.

［15］阳国彬，刘玉芳.相反相畏药对在恶性肿瘤治疗中的应用体会［J］.中医药通报，2014，13（6）：32-33.

［16］刘瑾.白花蛇舌草和半枝莲配伍微粉对移植性小鼠肝癌肿瘤组织 Bcl-2，Bax 表达的影响［J］.中国实验方剂学杂志，2011，17（21）：227-230.

［17］莫宗成，王敏，罗先钦，等.白花蛇舌草半枝莲配伍抗肿瘤作用研究［J］.天然产物研究与开发，2016，28（2）：210-215.

［18］赵惠，王志英，周仲瑛.周仲瑛从痰辨治恶性肿瘤用药分析［J］.中医杂志，2015，56（9）：740-744.

［19］田野，李舒.战丽彬治疗恶性肿瘤用药规律的数据挖掘分析［J］.中医杂志，2014，55（8）：657-660.

［20］欧水平，王森，陈灵，等.白花蛇舌草-半枝莲药对配伍研究分析［J］.中国中医基础医学杂志，2015，21（2）：215-217.

［21］李娜,金平,张春洁.冬凌草甲素诱导人卵巢癌 SKOV3 细胞凋亡及其机制［J］.肿瘤防治研究,2013,40(1):36-41.

［22］WANG H,YE Y,CHU J H,et al.Proteomic and functional analysesreveal the potential involvement of endoplasmic reticulumstressand α-CP1 in the anti-cancer activities of oridonin in HepG2cells［J］.Integr Cancer Ther,2011,10(2):160-167.

［23］童晔玲,杨锋,戴关海,等.猫爪草总皂苷对人非小细胞肺癌 A549 细胞裸鼠移植瘤生长及 EGFR、MMP-9 表达的影响［J］.中华中医药学刊,2015,33(1):179-181.

［24］陈松海,陈奇,刘秋琼,等.猫爪草总皂苷对 H22 肿瘤增殖及自噬相关基因表达的影响［J］.中药材,2016,39(6):1415-1418.

［25］郑志攀,周仲瑛,叶放,等.国医大师周仲瑛教授辨治癌症正邪关系探析［J］.南京中医药大学学报,2016,32(3):201-203.

［26］曾志,王霞,张丹,等.猫人参醇提取物对胃癌 SGC-7901 细胞增殖的影响［J］.江苏中医药,2015,47(10):77-78.

［27］王霞,魏睦新,刘皓,等.猫人参提取物对亚硝基胍诱发的胃癌发生的预防作用［J］.时珍国医国药,2014,25(11):2649-2651.

［28］陈芳,范晓良,李靓.国医大师何任扶正祛邪法治疗肿瘤学术思想探讨［J］.中华中医药杂志,2015,30(8):2756-2758.

［29］郑阳阳,陈宇,孟宪生,等.双莲方抗肝癌细胞 SMMC-7721 有效组分配伍研究［J］.中药材,2015,31(10):2144-2147.

［30］QIAN XIAOPING,ZHU LIJING,HU JING,et al. Rhizoma Paridis ethanol extract selectively inhibits the proliferation of HUVECs comparingto Lovo cells and shows anti-angiogenesis effects in a mouse model［J］.Journal of Ethnopharmacology,2012,143(1):256-261.

［31］江皓,赵鹏军,马胜林.重楼皂苷 I 通过 PI3K/Akt 途径诱导胰腺癌 PANC-1 细胞凋亡的研究［J］.肿瘤学杂志,2014,20(2):127-130.

［32］杨晓鲲,苏杰,徐贵森.土茯苓提取物对消化道肿瘤细胞的体外作用［J］.西南国防医药,2014,24(3):253-256.

［33］梁法亮,李冬利,陈玉婵,等.土茯苓内生芒果球座菌的次级代谢产物及其抗肿瘤活性研究［J］.中草药,2012,43(5):856-860.

［34］武峰,魏品康.魏品康教授运用药对经验［J］.中华中医药杂志,2013,28(3):706-708.

［35］王林艳,唐于平,刘欣,等.药对研究(Ⅵ)——黄连-吴茱萸药对［J］.中国中药杂志,2013,38(24):4214-4219.

［36］钱平,杨秀伟.左金方的生物碱类成分及其对肿瘤细胞的细胞毒活性［J］.中草药,
2014,45(1):8-15.

［37］董立,石海莲,季光,等.黄连吴茱萸药对水提物对大鼠结肠癌癌前病变的作用［J］.
中国中药杂志,2010,35(9):1185-1188.

［38］刘声,何立丽,张丽娜,等.孙桂芝应用对药辨治肿瘤术后经验［J］.中医杂志,2012,
53(19):1637-1639.

［39］陈赐慧,花宝金.张锡纯治疗肿瘤学术思想浅析［J］.浙江中医药大学学报,2014,
38(6):707-710.

［40］倪雯婷,潘燕红,王爱云,等.破血消癥中药抗肿瘤转移研究进展［J］.中草药,2016,
47(24):4472-4477.

［41］张莹,朱萱萱,王海丹.三棱莪术组方对人胃癌细胞 SGC-7901 移植瘤裸鼠血清
COX-2、VEGF 和 bFGF 含量的影响［J］.中华中医药学刊,2016,34(5):1196-1199.

［42］常春阳,舒琦瑾.舒琦瑾教授治疗肺癌常用药对总结［J］.浙江中医药大学学报,
2016,40(3):200-203.

［43］姜胜攀.杨新中教授治疗肿瘤常用药对［J］.吉林中医药,2010,30(4):289-291.

［44］王永欣,袁素,李雪松,等.张士舜治疗乳腺癌经验［J］.中国中医基础医学杂志,
2016,22(7):1001,1010.

［45］肖钢生,戴志,宋芳,等.抗癌益生方联合奥沙利铂、5-氟尿嘧啶治疗晚期消化道肿
瘤随机平行对照研究［J］.实用中医内科杂志,2014,28(3):116-118.

［46］赵凡,尹刚,唐德才,等.黄芪莪术配伍对人卵巢癌 HO-8910 原位移植瘤组织中
FGF-2 和 BCL-2 表达的影响［J］.时珍国医国药,2015,26(7):1537-1540.

［47］姚远,仝立国,冯玛莉,等.黄芪-莪术不同提取物对小鼠 H22 荷瘤的抑制作用及免
疫调节的影响［J］.中华临床医师杂志,2016,10(22):3396-3400.

［48］臧文华,黄显章,唐德才,等.黄芪-莪术联合顺铂诱导肝癌细胞凋亡及其对
miR-122a,miR-221,miR-151 表达的影响［J］.中国实验方剂学杂志,2016,22(17):87-91.

［49］李俊峰,刘文洪,张贝贝,等.铁皮石斛内生菌的分离及代谢产物活性的初步研究
［J］.中华中医药杂志,2016,31(3):970-974.

［50］周琢艳,刘玉寒,刘文洪,等.铁皮石斛内生真菌的分离及其体外抑菌和抗肿瘤活
性初步研究［J］.中草药,2017,48(3):533-538.

［51］谢伟杰,张永萍,徐剑,等.铁皮石斛现代研究进展［J］.现代中医药,2016,36(4):
87-91.

［52］郑健,庞德湘.庞德湘教授治癌常用药对撷萃［J］.深圳中西医结合杂志,2012,

22(2):90-93.

[53] 梁欣妍,丁筑红.薏苡仁油对消化系统肿瘤的药理作用及临床应用[J].实用医学杂志,2017,33(1):159-161.

[54] 王静.枸杞子的药理作用和临床应用价值分析[J].亚太传统医药,2014,10(7):50-51.

[55] 耿良,吕静,王明鹤,等.花宝金运用对药治疗肿瘤经验[J].北京中医药,2011,30(9):672-674.

[56] 吴霜霜,戚益铭,阮善明.基于系统聚类分析总结吴良村辨治结肠癌经验[J].中华中医药杂志,2017,32(1):142-145.

[57] 王朝霞,王慧杰,郭一多,等.扶正培本清化汤(散)结合药膳治疗下腹部常见中晚期恶性肿瘤58例[J].中医研究,2012,25(6):20-23.

[58] 程旭锋,刘琦,刘胜,等.药对蛇床子-补骨脂对乳腺癌骨转移裸鼠生存时间与骨损伤的影响[J].北京中医药大学学报,2012,35(5):317-322.

[59] 程旭锋,刘胜,杨顺芳,等.药对"蛇床子-补骨脂"与乳腺癌骨转移裸鼠体重变化与骨代谢的量效关系研究[J].中医杂志,2011,32(24):2128-2131,2134.

[60] 张小慧,韩向晖,刘胜,等.温肾壮骨方对乳腺癌骨转移 Tac1/NK1R 通路蛋白的影响[J].中成药,2014,36(8):1569-1573.

[61] 阮善明,缪昊均,严卿莹,等.解毒三根汤调节肿瘤相关成纤维细胞 Sirt1-NF-κB 途径抗结肠癌侵袭转移[J].中华中医药杂志,2015,30(9):3082-3086.

[62] 郑丽丹,郭勇.郭勇治疗癌病常用药对拾粹[J].辽宁中医药大学学报,2016,18(5):131-133.

[63] 陈冬梅,万冬桂.李佩文治疗肝癌常用药对举隅[J].中华中医药杂志,2016,31(6):2179-2181.

[64] 张小慧,韩向晖,刘胜,等.温肾壮骨方对乳腺癌骨转移 Tac1/NK1R 通路蛋白的影响[J].中成药,2014,36(8):1569-1573.

第二节　中医针灸理疗

一、针灸与耳穴

（一）针灸疗法抗癌发展进程

针灸作为一种传统的外治方法，通过刺激人体的腧穴，由经络作用于脏腑来激发人体各个系统的调节作用，从而达到治疗疾病的作用。它作为祖国医学特有的非药物治疗方法，是将我国几千年传统经验总结下来，为世界医学献上的一块灿烂瑰宝。

在几千年发展的历史长流中，通过针灸治疗肿瘤及其带来的相关症状的方法已有悠久的历史，并取得了满意的疗效，引起了医学界的关注。早在战国时期，《灵枢·九针论》中即有"八风之客于经络之中，为瘤病者也，故为之治针，必䈾其身而锋其末，令可以泻热出血而癌病竭"。现存最早的针灸学专著《针灸甲乙经》中，也记述了用针灸方法治疗某些与肿瘤相类似的病证。如："饮食不下，膈塞不通，邪在胃脘，在上脘则抑而下之（即刺上脘穴），在下脘则散而去之（即刺下脘穴）。"所描述的病症，就与食管和胃部的肿瘤相似。

古人在治疗肿瘤的经验中，有云中医治疗肿瘤有内服和外治的方法，中药可"消坚磨石"，但"坚顽之积聚"，在"肠胃之外，募原之间"，非药物所能猝及。因此，我们通过外治法，"宜薄贴以攻其外，针法以攻其内，艾灸以消散固结"，足以见其在治疗肿瘤的优势。

针灸疗法，除了表现在抑瘤、消瘤方面，在改善临床症状，减轻放疗、化疗副反应，以及缓解癌性疼痛方面，都取得了令人瞩目的进展。针灸疗法继承了中医整体观念，不局限于"头痛医头，脚痛医脚"，而是立足于患者整体治疗，无任何毒副反应且治疗简易价廉，在肿瘤患者后期康复中以其特有的优势发挥着不可替代的作用。

（二）耳穴疗法诊治肿瘤的发展历程

耳穴诊治是祖国医学宝库中的一个组成部分，在我国，早在《黄帝内经》中就认为耳与经络、脏腑有着十分密切的联系。从经脉循行的规律看，六条阳经或直入耳中或布于耳周,构成与耳的密切联系;六条阴经则通过阳经与耳相连或通过经别与阳经相合,间接上达于耳;由此可见,十二正经都与耳有着直接或间接的关系。又如《素问》言"南办色赤、入通于心、开窍于耳、藏经于心"。《灵枢》谓"肾气通于耳,肾和则耳能间五音矣""耳者,肾之官也"。《难经》云"肺主声,令耳闻声",后世医家从实践和理论上不断丰富了上述理论。

在治疗疾病中治,早在《灵枢》中有"厥头痛,头痛甚。耳前后脉涌有热,泄出其血,后取足少阳"。又指出"邪在肝,则两胁中痛……恶血在内……取耳问青脉以去其掣"。借耳诊治疾病的方法历经两千多年的漫长发展过程,积累了丰富的实践经验,为现代耳穴诊断与治疗的发展提供了坚实的基础。

现在,人们在传统的祖国医学基础上,结合现代医学,将耳穴疗法运用于肿瘤的诊治,使耳穴疗法又一次焕发了勃勃生机。耳穴数量经历了一个从快速增长到由博返约的发展过程,耳穴研究水平也在不断提高。在诊治肿瘤常见病、多发病方面,已有大量的临床实践,总结了许多宝贵而有价值的经验,对一些疑难杂症也开辟了新的治疗途径,临床上将耳穴疗法运用于肿瘤的诊断治疗方面更是取得较大的疗效与突破。

二、灸法

(一)艾灸的作用

艾灸疗法是针灸疗法中重要的一部分,是祖国医学遗留下来的。我国古典医籍《黄帝内经·灵枢》中说:"针所不为,灸之所宜。"是说灸法有独到之处。明代李梴在《医学入门》中说:"凡药之不及,针之不到,必须灸之。"可见灸法很早就被人们所重视。

1.温阳利水

艾灸疗法是一种在人体基本特定部位通过艾火刺激以达到防病治病目的的治疗方法,其机制首先与局部火的温热刺激有关。正是这种温热刺激,使局部皮肤充血,毛细血管扩张,增强局部的血液循环与淋巴循环,缓解和消除平滑肌痉挛,使局部的皮肤组织代谢能力加强,促进炎症、粘连、渗出物、血肿等病理产物消散吸收,同时温热作用还能促进药物的吸收。

2.行气通络

经络分布于人体各部,内联脏腑,外布体表肌肉、骨骼等组织。正常的机体,气血在经络中周流不息，循序运行，如果由于风、寒、暑、湿、燥、火等外因的侵袭，人体或局部气血凝滞，经络受阻，即可出现肿胀疼痛等症状和一系列功能障碍，此时灸治一定的穴位，可以起到调和气血、疏通经络、平衡机能的作用。

3.温经散寒

人体的正常生命活动有赖于气血的作用，气行则血行，气止则血止，血气在经脉中流行，完全是由于"气"的推送。各种原因如"寒则气收，热则气疾"等，都可影响血气的流行，变生百病。而气温则血滑，气寒则血涩，也就是说，气血的运行有遇温则散、遇寒则凝的特点。所以朱丹溪说："血见热则行，见寒则凝。"因此，凡是一切气血凝涩、没有热象的疾病，都可用温气的方法来进行治疗。《灵枢·刺节》中"脉中之血，凝而留止，弗之火调，弗能取之"。《灵枢·禁服》中"陷下者，脉血结于中，血寒，故宜灸之"。灸法正是应用其温热刺激、起到温经通痹的作用。

4.消瘀散结

《灵枢·刺节》中"脉中之血，凝而留止，弗之火调，弗能取之"。气为血帅，血随气行，气得温则行，气行则血亦行。灸能使气机通畅，营卫调和，故瘀结自散。所以可以用来治疗气血凝滞之疾，如《外台秘要》已有千金灸治疗瘰疬的方法；又如《外科正宗》应用艾炷灸治疗茧唇（唇癌），其记载为"茧唇，初起即已成无内症者，用麻子大艾炷灸三壮，贴蟾酥饼膏盖……"

5.调节免疫

许多实验都证实灸疗具有增强免疫功能的作用。灸疗的许多治疗作用也是通过调节人体免疫功能实现的，这种作用具有双向调节的特性。早在宋代的《扁鹊心书》中有云："人于无病时，常灸关元、气海、命关、中脘，虽不得长生，亦可得百年寿。"

（二）艾灸的运用

肿瘤患者在治疗过程中会出现一系列并发症，在艾条中加以药物综合治疗疗效更显著。这种疗法在雍正年间早有记载，俗称"太乙神针"，即在辨证论治的基础上，通过经络腧穴（特定选穴）调整局部气血，艾灸施于穴位，首先刺激了穴位本身激发了经气，调动了经脉的功；而艾火刺激配合药物，使药物在温热环境中特别易于吸收，必然增加了药物的功效，能使之更好地发挥行气血、和阴阳的整体作用。此疗法能较为有效地改善肿瘤患者化疗后出现的三系减少、免疫力低下、胃肠道反应以及恶性积液等并发症,如下。

(1)升血小板、红细胞:熟地、红花生衣、黄芪、当归、狗脊、白芍、红景天等。

(2)升白细胞:熟地、黄芪、当归、狗脊、白芍、酒黄精、鸡血藤等。

(3)增强免疫力:竹节参、当归、猴头、红景天、何首乌、黄芪等。

(4)健脾养胃:茯苓、白术、沙棘、石斛、生晒参、神曲、树舌、甘草、猴头等。

(5)活血化瘀:延胡索、苏木、制川乌、制草乌、川芎、体外培育牛黄、桂枝等。

(6)消瘀散结:熟大黄、芒硝、威灵仙、川芎、乳香、通关藤、蜈蚣、没药、冰片等。

(7)消胸腹水:泽泻、茯苓、瓜蒌皮、甘遂、葶苈子、红大戟等。

三、耳穴在肿瘤诊治中的运用

肿瘤患者其耳穴上会出现皮肤色泽、形态的变化,痛阈下降及皮肤电阻下降组织化学改变等反应,由于耳穴反应的上述不同表现,形成了耳穴诊断肿瘤的各种方法。

(一)望诊(常见肿瘤的阳性反应)

耳穴望诊是通过观察耳穴上出现的各种"阳性反应物",包括变色、变形、丘疹、血管充盈、脱屑、油脂等色泽、形态的改变,作出判断。判断时可运用脏腑学说、现代医学理论、经验用穴上来理解和分析阳性反应物。肿瘤是以细胞异常分化与生长为特征的一类疾病,肿瘤在发生与发展的过程中,整个机体在神经、体液代谢等方面失去平衡,这些变化均引起耳郭区穴发生相应的病理改变。

(1)早期肿瘤在耳穴的肿瘤特异区相应部位有点片状白色改变。

(2)中晚期在肿瘤特异区出现黑色如苍蝇屎样小点,边缘不整齐,中心部位有较明显的深黑色堆积物。

(3)肿瘤特异Ⅰ区,压痛明显(多在早期)。

(4)肿瘤特异Ⅱ区,有褐色或暗灰色点片状色素沉着。见图2-1。

(5)臀部穴(Y2)软骨增生。见图2-2。

(6)相应部位脱屑,血管变化。

(7)食道癌其食道穴对侧软骨增生。食管结节在皮下,肿瘤Ⅱ区有结节。见图2-3。

(8)相应部位软骨增生。无移动,界线不清(中晚期)。见图2-4。

(9)肝癌在松肌点有暗灰色梅花印,耳郭呈白色。

（10）肺癌其肺区灰暗色凹陷、压痛、小结节。

（11）乳腺癌在乳腺穴有结节隆起，质硬，不移动。

（12）肠癌、前列腺癌的结节性隆起多在皮下。

（13）胃癌其整个耳郭失去光泽，干燥、脱屑，在胃小弯有结节状或胃区增宽，耳的耳背有隆起，耳轮结节对耳轮呈灰褐色沉着，在幽门及十二指肠有新生暗红色血管呈放射状，放疗后肺区脱屑。

（二）触诊

触诊法是用探笔、探棒或手指指腹触摸、探压耳穴的形态改变以及压痛敏感程度的方法。在肿瘤患者的诊断中，可在患者相应部位、肿瘤特异区探查痛点，还可采用划法均匀地在被测部位滑动，并观察患者的痛反应。人体患病时，耳廓上的压痛敏感点往往可以在数处同时出现，但压痛点则通常出现在与病变位置对应的代表区内。耳穴的压痛感现象，以症状发作时明显与患病脏器同侧的相应耳穴反应尤甚。病程短者，压痛反应较明显；病程长者，耳郭压痛敏感程度明显减低。

（三）耳诊注意事项

（1）选用压痛法，或划动法、点压法，用力均匀，不能过重，避免出现假阳性。

（2）在触压耳郭穴位时，先用探棒在正常皮肤上点压，使患者熟悉正常压痛反应，然后用同样的压力再进行耳郭穴位探压，让患者比较两者的不同疼痛反应，疼者即为阳性。

（3）按压耳穴时要注意探棒的按压方向，因耳穴具有向轮性。

（4）望诊前如有不干净之物，轻轻用棉球擦掉。

（四）耳诊临床应用

有实验通过对 116 例恶性肿瘤患者、120 例一般疾病患者和 115 例健康人进行了视诊比较，其检查结果如下。

（1）耳轮色素沉着，肿瘤组占 68.96%，良疾组占 6.7%，健康人组占 2.6%。$P < 0.01$。

（2）Y2 软骨增生，肿瘤组占 42%，良疾组占 4.9%，健康人组占 0.86%。$P < 0.01$。

（3）相应部位软骨增生，肿瘤组占 33.63%，良疾组占 10%，健康人组占 6.09%。$P < 0.01$。

（4）相应部位充血,肿瘤组占 19.85%,良疾组占 19%,健康人组占 5%。P>0.05。

（5）相应部位丘疹,肿瘤组占 21.55%,良疾组占 22%,健康人组占 3%。P>0.05。

（6）相应部位脱屑,肿瘤组占 11.29%,良疾组占 3.31%,健康人组占 1.74%。P<0.05。

肿瘤患者耳郭视诊如图 2-1 至图 2-4 所示。

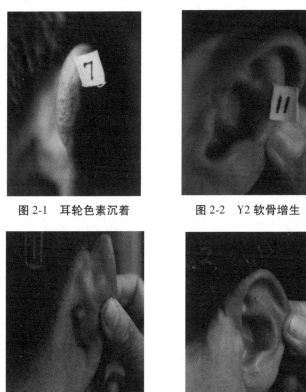

图 2-1　耳轮色素沉着　　　　图 2-2　Y2 软骨增生

图 2-3　食管癌—食管对侧软骨增生　　图 2-4　相应部位软骨增生

（五）电探测法

1.使用电探测法的原理

耳穴具有电特征性。人体在生理、病理状态下会产生化学电反应,并表达于人体表,在未建立电势差时,体内的电解质处于热运动过程中,不断地保持着相对的平衡，一经建立电势差，即可产生化学电流，这种电流在体内沿最短的距离、最小阻抗，形成多个通道而流动，并开口于体表的穴位上，因此穴位的实质是电特征的反应，据此推理经络的实质，在某种意义上讲，是体内脏腑及各部位化学电势通过体表穴位的通道。

人体不同部位的电阻值不同。人体是一个复杂的电解质导体，人体的不同部位，由于组织特性不同，其导电性能差别很大；不同人体或同一人体的不同部位，由于组织结构的关系，在不同的生理、病理情况下所呈现的电阻值亦不相同。

当人体某处患病时，相应耳郭敏感点处的神经末梢或感受器兴奋性提高，导致此处皮肤中各组织活动提高，新陈代谢加快，由真皮层向表皮层渗入的各种物质增加，汗腺和皮脂腺的分泌以及各种代谢物均有增加。这些物质从物理学的角度来看，大都是可以离解为正负离子的电解质，这就使此处皮肤的电离子较其他部位增加，因有汗腺和渗出液体存在，便成为电解质良导体，因此敏感点处导量增高，电阻低峰，敏感点兴奋性越高，其新陈代谢也越快，电离子和液体也就越丰富，因此就会使电阻大大降低。虽为低电压，微弱电流亦刺激神经末梢或感受器，产生疼痛反应。这些反应表现在耳郭上的电阻变化，可通过相应的电流表测出，此即阳性敏感点反应之道理。

当人体某一脏腑和部位患肿瘤时，耳廓上相应部位出现低电阻，而非敏感穴位电阻值高，此即耳穴探测仪设计的主要依据。

2.使用方法

耳穴电探测是通过耳郭产生的生物电信息来诊断疾病的一种方法，也就是探测耳部穴位的电阻差来确定其是否为敏感点（敏感区），其所用仪器称为探诊仪，经探测出的低电阻点（良导点）称为阳性穴位，再经综合分析，作出对疾病的判断，称为耳穴探测法。

人体某一脏腑和部位患上肿瘤时，耳廓上相应耳穴就会出现一些电参数的变化，如电流(I)、电阻(R)、电感(Z)、电容(L)、频率(f)、电压(V)、波型(M)等参数的变化；其中(I、V、R、L)具有临床意义。

（1）电阻：导体通过的电流呈一定的阻力，此阻力称为电阻，耳穴敏感点的数量级为 $k\Omega$ 级，人体耳穴电阻测定是指在外加直流电场条件下，由于体内电解质和非电解质浓度等对外电的阻力不一致，而呈现电阻值 80% 的耳郭非敏感点的电阻值为 $1\sim4\ M/\Omega$，90% 的耳郭敏感点的电阻值为 $50\sim300\ k\Omega$。

（2）电压：又称电势、电位，电源能维持两点间的电位差称为电压。非敏感点电压 0.214 6~66.69 mV，敏感点电压 10.39~450.8 mV。

（3）电流：电荷有规律的运动称为电流，非敏感点的电流为 0.521 1~3.904 μA，敏感点的电流为 1.999~36.08 μA。

（4）电感应波形：测定人体耳穴电感应波形是指在外加交流电场的条件下，通过放大系示值为外介电磁场对人体感应后的结果。95% 的敏感点为 1.08~18.95 mm，非敏感点为 1.56~45.25 mm。

3.肿瘤分期

使用电探测仪时，先将探棒插头插入探测仪插孔。仪表式探测仪探测方法：使用者手持探极，握极交由患者用手握紧，打开电源开关，将探极置于上耳根，慢慢调整电位器，电流上升至停止为止，此时电流值即为该患者的"基础电流"。再从耳穴的心穴开始，沿肺、气管、消化道至五脏六腑及各相应部位，然后查癌区电流（Y1~Y7），详细记载各部位电流。

注：癌区穴位位置如下：

Y4：位于耳轮尾边缘，从耳轮脚的消失处向轮屏切迹作一条连线，在连线的延长线与耳轮相交的上方。

Y3：位于耳垂的边缘上，Y4 穴与轮 6 穴连线的上 1/3，呈倒 S 形。

Y2：位于对耳轮上下脚分叉处作一垂线，与对耳轮下脚中线相交点。

Y1：位于耳轮尾背面，在距 Y4 穴向下 1/3 处取穴。

Y5：即内分泌。

Y6：即肾上腺。

Y7：即皮质下。

癌 2 区：于指到肩相对的耳轮上。

癌 1 区：于轮 4~6 间。

（1）肿瘤分析：找出人体基础电流-耳根电流或（Y5+Y6）/2，即该人体生物电。正常人为 50~90 mA，生物电随年龄的增长和病情加重而相应降低。从重度增生开始下降。

临近癌下降 1/5，早期癌下降 2/5，中期癌下降 3/5，晚期癌下降 4/5。

（2）用生物电除以各部位电流并做记录，得数在 0.5 以下作 0.5，得数在 0.8 以下作 0.8，在 0.8 以上作 1。

〔举例〕

如 Y5 = 60, Y6 = 60, 生物电为 (60+60)/2 = 60。

Y1 = 66, Y2 = 60, Y3 = 60, Y4 = 66。

则 Y1 ~ Y4 除生物电的值均为 1。

Y1 ~ Y4 处理有 4 个穴位值为 1, 属晚期。

Y1 ~ Y4 处理有 3 个穴位值为 1, 属中期。

Y1 ~ Y4 处理有 2 个穴位值为 1, 属早期。

Y1 ~ Y4 处理有 1 个穴位值为 1, 属良性瘤。

〔一般规律〕

a.Y2 或 Y3 信号增高到 1, 而 Y1 ~ Y4 在 0.5 以下为良性肿瘤。

b.Y1 和 Y4 一增高, 多为恶性肿瘤。

c.早期癌 Y1, 首先增高为 1, Y2、Y3 也随之上升, 介于 0.5 ~ 0.75。

d.中期癌, Y1 ~ Y4 上升幅度较高, Y2、Y3 和早期相比, 上升幅度则相对较少, 介于 0.5 ~ 1。

e.晚期癌, Y1 ~ Y4 上升较高水平, 以后 Y1 ~ Y4 随生物电的下降而下降。

f.定位诊断, 结合临床症状和相应部位、相关部位电流分析, 如癌区电流增高, 加上胃、贲门、十二指肠高为胃癌, 肺穴高为肺癌。

(3)分析依据:脏象学说归纳分析敏感点, 如皮肤癌在肺区、大肠区和相应部位电流增高, 骨癌则肾区电流上升。用现代医学理论分析, 十二指肠溃疡发病机制与迷走神经有关故交感穴敏感, 与高级神经有关故皮质下穴电流高。

对癌组和非癌组用同样的穴位进行耳穴探测, 将两组各穴的电流作比较和统计学处理, 找出差异性, 对癌进行诊断。

〔检查结果〕

有试验对 116 例肿瘤患者进行探测, 结果表明癌区电流和相应部位, 相关部位电流均大于生物电, 与 120 例良性疾病、115 例健康人相比有显著性差异。

肿瘤组 116 例中癌区电流大于耳根电流者为 90 例。

良性疾病组 120 例中癌区电流大于耳根电流者有 24 例, 健康人组 115 例中无一人出现耳根电流小于癌区电流。

经统计学处理:P<0.01。

四、针灸耳穴疗法治疗原则

针灸疗法在治疗肿瘤方面应当遵循补虚泻实、清热温寒、治病求本、三因制宜的原则。

1.按经配穴

根据经络学说进行经络辨证配穴,分为辨经配穴、异经配穴(表里经配穴)和按经络病候配穴等。

(1)辨经配穴:根据经络循行的部位辨出何经受病即配何经穴。如化疗后呕吐患者,其循行部位属足阳明胃经,故以足阳明经上穴位以及耳穴位口、食道、贲门为主进行治疗。

(2)异经配穴:异经配穴又名表里经配穴,是某经受病除取本经穴外,同时取其表里经穴,如肺癌咳喘患者,除取手太阴肺经上穴位太渊尺泽,大肠经的合谷穴和耳穴肺、气管穴外,还取其相表里耳穴大肠,这种配穴方法更能提高疗效。

(3)按经络病候配穴:根据经络的"是动则病"和"所生病"的病候来配穴。如上颌窦癌痛引起上齿痛,属足阳明胃经,是动病则齿痛,取内庭下关配耳穴胃穴来治疗;下齿痛,属手阳明大肠经,是动病则齿痛,取合谷配大肠穴来治疗。

2.按脏腑配穴

根据我国医学藏象学说的理论,按照各脏腑的生理功能和病理表现进行脏腑配穴。如水肿取手太阴经、足少阴经、足太阴经上穴位来治疗,因肺"通调水道"耳穴的三焦穴"通调水道"、脾"主运化"、肾"主水"三藏均与水液代谢息息相关。

3.按相应部位配穴

根据患病部位,如胃癌取中皖、上皖在体表压痛点或者病变局部或者其他反映点,或者反映在耳郭的相应部位(耳穴)配穴。如胃穴、十二指肠穴。

4.按现代医学理论配穴

此配穴方法仅适用于耳穴疗法。因为耳穴中有许多穴位是根据现代医学理论命名的,如交感、皮质下、内分泌、肾上腺等。这些穴位的功能与现代医学理论一致,如交感穴,有研究认为此穴的作用近似于交感神经和副交感神经,故而命名;又如肾上腺穴,有研究发现此穴有近似肾上腺的功能,因而命名。因此,这些耳穴需要用现代医学理论来理解和应用。如胃肠疾病与自主神经紊乱,可取交感穴;又如肾上腺所分泌的激素有抗炎等作用,可取"肾上腺"穴来治肿瘤患者反复癌性发热等。

5.按古今临床经验配穴

此配穴方法仅适用于耳穴疗法。根据古今和中外经验,再结合临床实践发现某个针灸穴耳穴治疗某些病有效而配用。如耳尖穴放血治疗发热;耳穴按摩可以防病保健,平喘穴治疗喘累,针灸的神阙穴治疗腹泻,内关穴治疗心胸病,面口病取合谷,足三里治腹部病等。

五、针灸疗法在肿瘤患者中的综合治疗

1.癌痛

癌性疼痛是恶性肿瘤患者的常见症状之一。针灸可以激发特定疼痛部位所属经络的经气,纠正和消除使气血瘀滞运行障碍的因素,通经络,调气血,改善气血运行障碍的状态,并益神宁心,阻断恶性循环,从而解除疼痛,起到调整机体良好的镇痛消炎作用。现代医学认为,"中枢神经系统"除了有痛觉中枢外,在中枢各级水平还有"痛觉调制系统",可抑制痛觉向中枢传递,针刺信号进入中枢系统后激发了脊髓、脑干到大脑各个层次许多神经元的活动,激活了躯体的镇痛系统,使镇痛物质如5-羟色胺-乙酰胆碱等物质的分泌增加,从而产生明显的镇痛效应。治疗过程中既无西药的依赖性、成瘾性,也无戒断性,不会对患者造成困倦、便秘、恶心、呕吐等副反应,具有止痛迅速、操作简便、经济实用、副反应少等特点,无需特殊的设备和场所,可反复多次选择。

体针:合谷、太冲、气海、膻中、阿是穴。配穴根据患者的疼痛部位循经辨证取穴。进针后行提插捻转等手法,中等刺激,留针30分钟。

耳穴:相应部位耳针或放血,腹腔取交感、骨取肾、筋取肝、肌肉取脾。

刺络:疼痛部位在体表反映点,用皮肤针重扣出血少许。

疼痛部位注射:采用地塞米松、利多卡因等注射液,在疼痛部位取穴,每穴注入0.5~1 mL。

2.化疗后呕吐

化疗是针对肿瘤最常见的治疗手段之一,肿瘤化疗后副反应较多,其中恶心、呕吐是化疗后最常见的副反应之一,据统计,化疗患者中有20%~30%的人因严重

的胃肠道症状而推迟了下一次的化疗时间,有的患者甚至拒绝进行下一次的治疗,医生为此而中途改变化疗方案。那么在临床工作中如何缓解患者胃肠道反应、改善患者生存质量就显得尤为重要。

体针:内关、足三里、公孙、中脘。寒吐者可选用灸法;热吐者加内庭、商阳;痰饮者加丰隆、阴陵泉;肝气犯胃者加肝俞、太冲;脾胃虚寒可灸神阙;泛酸者加建里、公孙太冲。

耳穴:胃、肝交感、贲门、皮质下、耳中、神门、三焦、口、食管。

配穴:肝气犯胃加肝;胰胆疾病加胰胆;脾虚加脾;神经性呕吐加枕。

3.腹胀、肠梗阻

许多肿瘤患者经常出现肠梗阻。这里的肠梗阻可能是机械性肠梗阻,也可能是动力性肠梗阻,出现肠梗阻的患者多病情复杂,发展迅速,处理不当常能危及生命。患者多表现为剧烈的腹痛、呕吐、腹胀、停止排便和排气。经过大量的临床研究揭示,在神经、体液因素的调节下,针灸可以通过调整肠道功能,改善血运,加强肠道吸收,从而促进肠梗阻解除。

体针:足三里、合谷、上巨虚、内关、大肠俞。气虚者加气海、膻中;瘀血阻滞加血海、膈俞。

耳穴:腹、胃、直肠、十二指肠、交感,可用王不留行耳穴压豆。

4.泄泻

泄泻是指排便次数增多,便质稀薄,分急性和慢性,急性多因感受外邪或饮食所伤,实证居多;慢性多因脾胃虚弱或肝木乘脾土,或命门火衰、肾阳不足所致。

体针:天枢、上巨虚、阴陵泉。急性泄泻加水分,慢性泄泻可灸神阙、足三里;食滞加中脘;湿热加内庭。

耳穴:脾、大肠、直肠、神门、内分泌、交感。消化不良加胰胆、小肠,肝木乘脾土加肝脾;命门火衰加肾、皮质下;湿热加三焦;腹胀加腹,发热加耳尖。

5.便秘

便秘是指大便秘结不通,便质坚硬,排便困难而言,本证有虚、实之分,虚证多因病后,气血亏耗,传运无力,肠失濡润、实证者多因素体阳盛或嗜食辛辣之品,致肠积热,津液受灼,大便干燥,或情志不畅、气机郁滞而便秘,临床常见,有习惯性便秘。

体针:大肠俞、归来、支沟、上巨虚、天枢。热秘加合谷、内庭;气秘加太冲、中脘;气虚加足三里、气海;血虚加足三里、三阴交;阳虚可灸关元、神阙。

耳穴:便秘点、肛门直肠、大肠、肺、脾。热秘加耳尖(放血),气秘加肝,冷秘加肾。

6.呃逆

呃逆是以气逆上冲,喉间发出的呃忒声,声短而频,令人不能自制为主症,常见于胃肠神经官能症及某些胃肠、腹腔、食管、纵隔的疾病引起的膈肌痉挛,也可因食滞、恼怒或病久症危等引起胃气上冲所致。

体针:天突、膻中、中脘、膈俞、内关、足三里,胃寒积滞加胃俞、建里;胃火冲逆加内庭、攒竹;胃阴不足加胃俞、三阴交;肝气郁结加期门、太冲;大便秘结、肠鸣腹胀加天枢、上巨虚;重症加海泉。

耳穴:耳中、耳迷根、胃、交感、神门。虚证加脾、肝气不舒者加肝。

7.骨髓抑制

绝大多数抗肿瘤药物及放疗均可引起不同程度的骨髓抑制,表现为白细胞、血小板及红细胞、血红蛋白减少。仔细研究发现,白细胞、血小板、红细胞各有特点,故在治疗上不可一概而论。

(1)白细胞减少:针灸升白当首先从理论上重新认识,明白癌细胞与人体阳气有关,尤其是卫阳,因此扶助卫阳至关重要。

艾灸:大椎、肾俞、气海、关元、足三里、悬钟。关元乃任脉上的穴位且是小肠募穴,有"阴中求阳"之意。气海可推动阳气散发全身。足三里有补益先天之意。大椎穴为督脉上重要穴位,统领一身阳气。可在艾灸中加以适当的药物,制成"太乙神针"以提高疗效。

耳穴:脾、心、肝、肾、内分泌、肾上腺、交感、耳中。

(2)血小板减少:在中医理论中,与凝血相关的脏腑主要为肝脾两脏,脾主运血,肝能藏血,以维持全身血液的正常运行。故可通过调理肝脾以升高血小板。

刺血:肝俞、脾俞、膈俞。

耳穴:膈、脾、肝、肾、内分泌、肾上腺。

(3)血红蛋白减少:针灸治疗血红蛋白减少者可从补脾滋肾入手。

艾灸:血海、膈俞、脾俞、足三里。可在艾灸中加以适当的药物,制成"太乙神针"提高疗效。

耳穴:膈、脾、心、肾、内分泌、肾上腺、交感。膈、心、脾、肝均与血有密切关系;

肾主骨、生髓、髓生血;肾上腺、内分泌,可提高免疫力。

8.恶性积液

对肿瘤患者来讲,恶性积液包括恶性胸水、恶性腹水、恶性心包积液等。《黄帝内经》有云"诸病水液,澄澈清冷,皆属于寒""诸转反戾,水液浑浊,皆属于热"。因此,绝大多数的恶性积液均可通过针灸治疗。

(1)胸水

体针:膻中、云门、章门、肺俞。

艾灸:中极、归来、水道,可施以温针灸治疗。

耳穴:艇中、胸、脾、肾、肺、三焦。

(2)腹水

体针:水分、天枢、中极、关元、气海、水道、阴陵泉、归来。

艾灸:神阙、水分、天枢、中极、关元、气海、水道、阴陵泉、归来、足三里。

脐疗:在神阙上隔药灸,或选用太乙神针。

耳穴:艇中、腹、脾、肾、三焦。

(3)心包积液

艾灸:太乙神针灸虚里穴,对中少量心包积液有很好疗效。

耳穴:艇中、心、胸、脾、肾、肺、三焦。

9.术后肢体肿胀

出现术后肢体肿胀的肿瘤患者,以乳腺癌和宫颈癌患者较多。这是根治性手术后常见的并发症,由于手术、放疗、化疗、外伤等因素引起组织破坏和(或)组织纤维化,造成局部软组织粘连及小血管和淋巴管减少、受压、变窄,使血液、淋巴液回流障碍,导致间质蛋白浓度增高,血浆胶体渗透压差减少,离开毛细血管的液体量增加,最终出现水肿。针灸治疗这类患者,主要从肺、脾、肾三脏论治。

体针:阴陵泉、三阴交、关元、水分、气海、血海、膈俞、太冲、太溪。

艾灸:阴陵泉、三阴交、气海、关元可温针灸治疗。

耳穴:相应部位、肺、脾、肾、艇中、三焦。

10.癌性发热

癌性发热是肿瘤患者常见症状,是指肿瘤患者在排除感染、抗生素治疗无效的情况下出现的直接与肿瘤有关的非感染性发热,以及患者在肿瘤发展过程中因治疗而引起的发热。这类发热持续时间较长,发热时轻时重,每天至少有一次超过

37.8 ℃,持续时间可达数周以上,伴有感染时可出现连续高热,感染消除后仍会持续发热。

刺血:大椎。

艾灸:大椎、关元、膈俞。癌性发热多因患者体质虚弱,大病之后元气亏虚,卫阳不固,营卫不和,以致表里俱虚,气不归元,阳气浮越于外而发热。耳穴:耳尖放血。

11.周围神经毒性

化疗是西医治疗肿瘤的一大手段,它能杀死肿瘤细胞或抑制肿瘤细胞的生长,对患者体内原发灶、转移灶均有治疗作用。但是化疗在发挥临床作用的同时,也带来了多种不良反应,其中以手足麻木为代表的外周神经毒性反应发生率较高。通常患者对于这些毒性反应可以耐受,但临床上也不乏反应严重者,甚至需要减少化疗药物用量或停止化疗,由此对患者的生活质量产生极大的影响。

刺血:十指(趾)刺血。每三日一次,每次尽量多挤出血液。背部膀胱经刮痧。

针刺:丰隆、膈俞、气海、足三里、三阴交。用泻法。

耳穴:肾、三焦、脾、内分泌。

六、针灸疗法具体方法

(一)耳穴疗法

耳穴治疗比较安全,治疗方式也很多,例如耳针、耳穴压丸、耳穴放血、电针、水针疗法等。

1.耳针法

耳针法多种多样,有毫针法、埋针法、电针法、梅花针法、水针法等。下面简述毫针法的治疗方法。

(1)捻入法:医者左手固定耳郭,右手拇、食指持针柄,将针尖对准耳穴,按顺时针方向,手指边捻边进针。

(2)插入法:医者左手固定耳郭,右手持针柄将针尖对准耳穴,迅速将针插入耳穴中。

(3)针刺强度。一般分为 3 种,强刺激法为泻法,常用于病者体质强壮的急性病和实证,疼痛等;轻刺激法为补法,用于体质较差的慢性病和虚证者;中等强度刺激又称平补平泻,是常用的刺激法。

（4）针刺的深度和方向：一般刺入皮肤2~3分即可,以耳针能站立而不摇摆为宜。针刺深度勿穿透耳郭背面皮肤,针刺的方向位于耳甲腔,耳甲艇和三角窝中的耳穴用直刺,即90°进针。位于耳轮、对耳屏内侧,多用斜刺45°或60°进针。每日治疗一次,7~10次为一个疗程。疗程间歇3~5天。

2.耳穴压丸法

用硬质、表面光滑的小圆粒(种籽、药粒或其他对人体无害的制品)贴压耳穴,用以治疗疾病的方法,这是目前应用最广的一种耳穴刺激方法,安全无痛,副反应少。

［材料］

（1）选用中药王不留行,其表面光滑、大小适于耳穴贴压。

（2）胶布可剪成0.6 cm×0.6 cm大小备用。

（3）75%酒精、消毒干棉球或棉签、蚊式血管钳、探棒、耳穴探测器。

［治疗］

（1）探查耳穴,确定治疗用穴。

（2）消毒或擦洗耳郭,使胶布及贴压物易于与耳穴贴牢。

（3）将贴压物(如王不留行等)贴在胶布上,左手固定耳郭,右手持已贴好贴压物的胶布,对准穴位贴压。

（4）贴压手法：耳穴贴压时要稍加压力,注意刺激强度,其根据病员具体情况而定。

（5）疗程：每贴压一次可在耳上放置3~7天。贴压期间嘱患者每日自行按摩2~3次,每5次为一个疗程,疗程间歇1~2天。

3.耳穴放血法

用三棱针、眼科手术刀在耳穴或静脉处进行穿刺、切开放血的一种治疗法。

（1）预先按摩耳郭使其充血,常规消毒放血部位之皮肤。

（2）左手固定耳郭,右手持已消毒的三棱针稳住针身,对准耳穴施术处迅速刺入深1~3 mm。

（3）每次放血3~5滴,放血时用棉球擦拭,隔日一次,急性病一日二次。

耳穴治疗禁忌证：耳穴疗法简易便捷,治疗范围广,但下列几种情况不宜用耳穴针刺或电针、放血治疗。

（1）外耳患有严重炎症,如耳郭湿疹、溃疡、冻疮破溃等,不宜用耳穴治疗。

(2)患有严重的器质性疾病,如贫血、心脏病、不宜用电针或毫针过强的手法刺激。

(3)妇女怀孕期间慎用耳针或耳穴电针治疗,孕妇有习惯性流产史者禁用耳针治疗。

(二)针刺、放血疗法

针刺、放血疗法过程中,局部皮肤必须严格消毒。针刺穴位快速进针后,行提插、捻转等手法至患者出现酸、麻、胀(或重)、痛等"得气"感觉为度。补泻手法、留针时间长短和治疗疗程长短,可根据患者病情衡量。留针期间,可间歇运针以加强针感。由于肿瘤患者多体虚病弱,行针刺激量不宜过大,要以患者耐受为度。

(三)艾灸疗法

温和灸法适用于肿瘤各期的治疗,即将艾条一端点燃,对准施灸穴位或肿瘤部位,距皮肤 2~3 cm 处进行灸疗,至局部皮肤红晕、灼热为度。施灸时需注意以下几个方面:

(1)施灸时要暴露部分体表部位,在冬季要保暖,在夏天高温时要防中暑,同时还要注意室内温度的调节和开换气扇,及时换取新鲜空气。

(2)预防烫伤。肿瘤患者在施灸时要注意思想集中,注意施灸温度的调节,以免艾条移动造成烫伤。出现烫伤时及时处理,预防感染。

(3)掌握施灸的程序,先背部后胸腹,先头身后四肢。

(4)注意施灸的时间,不要在饭前空腹时和饭后立即施灸。

(5)要循序渐进,根据患者的病情注意掌握好刺激量,先少量、小剂量,如用小艾炷或灸的时间短一些、壮数少一些,以后再加大剂量。

(6)防止晕灸。晕灸虽不多见,但是一旦晕灸则会出现头晕、眼花、恶心、面色苍白、心慌、汗出等,甚至发生晕倒。出现晕灸后,要立即停灸,并躺下静卧,再加灸足三里,温和灸 10 分钟左右。

(7)针对晕灸或不能耐受艾灸或无艾灸条件的情况,可采用天灸罐,其集针、灸、罐于一体,常能取得较好的临床疗效。

(朱丹、姜秋月)

第三节　中医辨证施膳

自古以来,我国就有"药食同源""医食相通"的传统。"药食同源"高度地概括了药物和食物的本质关系。而恶性肿瘤的中医治疗为整体治疗模式,单纯的中药治疗不能完全满足肿瘤患者的康复治疗。延长患者生存时间的同时最大可能改善肿瘤患者的生存质量已成为共识。在中医"六位一体"整合模式治疗恶性肿瘤中,中医辨证施膳是其重要的治疗方面。

中医辨证施膳是指利用食物来预防和治疗疾病的一种方法。在中医养生学体系中一贯重视食养食疗,在中医辨证论治思想指导下,中医食疗注重整体性和系统性,具有改变患者不良饮食和营养的特性,从而改变肿瘤生长的内外环境,修复肿瘤破坏脏器的结构功能,补充肿瘤消耗的能量,改善消瘦、贫血、乏力等恶病质状态,防止肿瘤传变的作用[1]。

一、中医理论指导下的食疗

中医在长期的发展过程中,形成了自己独特的理论,认识到食物具有阴阳属性和一定的补泻功效,食疗膳食中的许多食品是药品成分的一部分,有一定的临床疗效[2]。《黄帝内经》中记载:"毒药攻邪,五谷为养,五果为助,五畜为益,五菜为充,气味合而服之,以补益精气。"是说在治疗疾病时辅助饮食调护能达到最佳的攻邪效果。《千金方》认为"凡欲疗疾,先以食疗",因此,食疗是疾病调护中重要的一环,对肿瘤患者来说,尤应贯穿于治疗和康复的全过程。但中医食疗需在中医理论指导下,强调"气味合",即要符合病情、体质、所处环境等,中国传统医学认为,癌肿坚硬如石,与痰凝、气滞、血瘀、热毒相关,所以在食物养生方面有其特殊性。中药有四气五味归经之说,药食同源,食物亦具有相同特性。食物特性和患者病性、体质相合时才能收到补益的效果;反之则加重病情,不利于患者恢复。

1.食物的"四性"——寒、热、温、凉

所谓"四性",又称"四气",即食物的寒、热、温、凉四种特性,连同不寒不热的平性,有人称之为"五性"。依据体质选择合性味的食物,能达到养生防病的效果。其中医理论指导原则是"寒者热之,热者寒之",热性、温性食物适合寒证、阳气不足的人食用；寒性、凉性的食物适合热证、阳气旺盛者食用。《黄帝内经·素问》载："用寒远寒，用凉远凉，用温远温，用热远热，食宜同法。"即寒凉季节少吃寒凉食物，炎热季节少吃温热食物。

（1）寒凉食物的食疗作用：有清热、泻火、解毒的作用，代表食物如马齿苋、鱼腥草、莲藕等，寒凉食物适用于热性病证或阳气旺盛者，反之，若素体虚寒、阳气不足之人则应忌服。如炎热夏季或素体火旺之人，可选用菊花茶、绿豆汤、西瓜汤、荷叶粥等以清热解暑，生津止渴。

（2）温热食物的食疗作用：有温中补虚、散寒助阳的作用，代表食物如生姜、羊肉、茴香、干姜等，温热食物适用于外感寒邪、里寒盛或阳虚怕冷虚寒病证者，而热性病及阴虚火旺者则不可多食。如严冬季节或素体阳虚怕冷者，可选用姜、葱、蒜之类食物以及狗肉、羊肉等，能除寒助阳，健脾和胃，补虚调养。

（3）平性食物的食疗作用：除四性外，尚有性质平和的平性食物。平性食物寒热性质不明显，无论寒证或热证都可食用，代表食物如玉米、山药、鸡蛋、蜂蜜、豆类等。

2.食物的五味——酸、苦、甘、辛、咸

医圣张仲景曾说："所食之味，有与病相宜，有与身为害；若得宜则益体，害则成疾。"可见，食物的味直接影响到机体的健康。五味具体指酸、苦、甘（淡）、辛、咸（涩）五味，不同味有不同作用功效。如《彭祖摄生养性论》曰："五味，不得偏耽，酸多伤脾，苦多伤肺，辛多伤肝，甘多伤肾，咸多伤心。"[3]《黄帝内经·素问》曰："五谷为养，五果为助，五畜为益，五菜为充。气味合而服之，以补精益气。此五者，有辛酸甘苦咸，各有所利，或散或收，或缓或急，或坚或软，四时五脏，病随五味所宜也。"此处的五味不仅体现的是食物的滋味，更是食物的偏性，也是食物功效的一种体现。

（1）酸味食物的食疗作用：酸"能收、能涩"，有收敛、固涩的作用；部分酸性食物还具有消食化滞的作用。多用于虚汗、久泻、小便频数、久咳不止、遗精滑精等精不内藏的病症及消化不良、不思饮食等症。如乌梅酸收固涩以生津止渴、敛肺止咳、涩肠止泻；山楂消食化滞以健胃消食、化滞消积、活血化瘀。常用酸味食物有番茄、橄榄、山楂、石榴、乌梅等。需注意的是，酸味食物收敛固涩容易敛邪，故感冒出汗、湿热泄泻、咳嗽初起等均当慎用。

（2）苦味食物的食疗作用：苦"能泄、能燥、能坚"，具有泻下、败火、降逆、燥湿以及坚阴的作用,多用于热性体质或热性病症。如苦瓜清热、解毒明目,可用于热邪壅塞气逆的病症。常用苦味食物有苦瓜、茶叶、杏仁、百合、白果等。需注意的是,苦味食物多性属寒凉,因此体质虚寒者、脾胃虚弱者应慎食。

(3)辛味食物的食疗作用:辛"能散、能行",有发散、行气、行血的作用,常用于外感表证、瘀血气滞、寒凝疼痛病证等。辛味食物亦有寒热之分,如生姜辛而热,适宜于风寒感冒病症;豆豉辛而寒,适宜于风热病证。常用辛味食物有姜、葱、香菜、洋葱、芹菜、辣椒、花椒、韭菜、酒等。需注意的是,辛味食物大多发散走窜,易伤津液,食用时要防止过量,脾胃虚寒者慎食。

(4)甘味食物的食疗作用:甘"能补、能和、能缓",具有补益、和中、缓急作用,多用于虚证,如饴糖补脾、益气、缓急、止痛,可用于解除劳倦伤脾、纳食减少等症。常用甘味食物有南瓜、芋头、白菜、芹菜、冬瓜、黄瓜、豇豆、肉桂、谷豆类、木耳、蘑菇、白薯、蜂蜜、银耳等。同时,甘能缓急,蜂蜜、大枣等可用于虚寒腹痛、筋脉拘急者。"淡附于甘",淡"能渗、能利",具有渗湿利尿的作用。如冬瓜、薏苡仁等均有渗湿利尿的作用。

(5)咸味食物的食疗作用:咸"能下、能软",可软坚、散结、泻下。多用于热结便秘和消缓皮肤肿块等,如海蜇、淡盐水可用于大便秘结;海带软坚化痰、利水泄热,可用于治疗瘰疬、痰核、痞块等。常用咸味食物有盐、海带、海藻、海参、海蜇等。

(6)五味应五脏:五味与五脏具有一一对应关系,五味不同所入脏腑也不相同,对它所对应的脏腑有着或荣养或伤害的作用。正如《黄帝内经》中记载:"五味所入,酸入肝,辛入肺,苦入心,咸入肾,甘入脾。"《素问·至真要大论》中也有描述:"夫五味入胃,各归所喜攻,酸先入肝、苦先入心、甘先入脾、辛先入肺、咸先入肾。久而增气,物化之常也;气增而久,夭之由也。"可见五味不同,充养脏腑精气不同,使各脏腑发挥它的功能,从而使整个机体气血津液充沛,机体形神兼养。但是过犹不及,五味具有五行属性,五行具有生克的关系,过食一味,五味偏嗜,可导致脏腑之气偏倚,从而影响人体健康。五味入五脏,五味养五脏,五味不可偏嗜[4]。

3.食物归经

在中医理论指导下,食物与药物一样,对机体各部位有特殊作用,称之为食物归经。如百合归肺经,具有清肺除烦之功;山药归脾经,有健脾和中之效。清热泻火食物从性味来讲,均属于寒凉食物,但亦有清肺热、清肝热、清心火之不同。如梨、香蕉、柿子、桑椹、芹菜、莲子心、猕猴桃偏于清肺热,用于肺热咳嗽者多见效更甚;香蕉偏于清大肠之热,用于肠热便秘;桑椹偏于清肝虚之热;芹菜偏于清肝火;莲子心偏于清心火……这都是由于归经不同。

我们日常食用食物的归经可参见表2-1。

表 2-1　常用食物归经

归　经	常用食物
肝	青豆、黑豆、玫瑰、荠菜、笋、李子、木瓜、桑椹、荔枝、砂糖、醋鸭、蚌
心	赤小豆、苦瓜、苦菜、金针菜、桃、梨、桂圆、百合、咖啡、可可、茶
脾	高粱、赤小豆、蚕豆、姜、山药、枣、桂圆、扁豆、椒、多数粮食制品
肺	糯米、花生、西瓜、胡桃、百合、萝卜、姜、葱、芥、杏、梨、茶
肾	黑大豆、山药、桑椹、胡桃、盐、海参、鳖、鸭、猪肉、羊肉、狗肉

4.中医食疗原则

依据中医理论,肿瘤患者饮食保健中应形成食物养生整体辨证观,具体应遵循以下几点原则。

(1)辨证施膳:在临床治疗中要根据患者的病证、病性、病位、体质及四季天时、地理因素,结合食物性味归经理论来分析选择食物。只有在正确辨证基础上进行饮食治疗,才能达到预期效果。

(2)饮食有节:《黄帝内经》曰:"饮食有节……故能形与神俱,而尽终其天年,度百岁乃去。"所谓饮食有节,是指饮食要有节制,不能随心所欲,就是要注意饮食的量和进食的时间,进食时需饥饱适中,一日三餐,食之有时。

(3)三因制宜:遵循"三因制宜"原则,即因时、因地、因人制宜。因时制宜,即根据不同季节气候特点来考虑进食的原则;因地制宜,即根据不同地区的地理特点来考虑进食的原则;因人制宜,即根据患者的年龄、性别、体质、生活习惯等不同特点来考虑进食的原则。

二、肿瘤患者的体质与膳食

《灵枢·寿夭刚柔》记载:"人之生也,有刚有柔,有弱有强,有短有长,有阴有阳。"表明了人先天的体质差异。清代徐灵胎说:"天下有同此一病,而治此则效,治彼则不效,且不惟无效,而反而有大害者,何也? 则以病同而人异也。"人异是指个体差异、体质差异,故治法用药食养等也有差异。2009 年中华中医药学会基于全国范围内进行的 21 948 例流行病学调查,正式发布《中医体质分类与判定》标准,归纳总结出 9 种中医体质基本类型,并从总体特征、形态特征、常见表现、心理特征、发病倾向、对外界环境适应能力六大方面进行了判定,标志着中医体质学研究开始规范化[5]。与此相对应的,在中医康复理论指导下的饮食疗法与体质也密不可分,以下为 9 种体质特征及相对应的饮食宜忌[6]。

1.平和质(A 型)

总体特征:阴阳气血调和,以体态适中、面色红润、精力充沛等为主要特征。

形体特征:体形匀称健壮。

常见表现:面色、肤色润泽,头发稠密有光泽,目光有神,鼻色明润,嗅觉通利,唇色红润,不易疲劳,精力充沛,耐受寒热,睡眠良好,胃纳佳,二便正常,舌色淡红,苔薄白,脉和缓有力。

心理特征:性格随和开朗。

发病倾向:平素患病较少。

对外界环境适应能力:对自然环境和社会环境适应能力较强。

饮食宜忌:膳食平和,膳食无特殊禁忌。饮食勿过饥过饱,勿过凉过热,饮食均衡,营养全面。多吃五谷杂粮、蔬菜瓜果,少食过于油腻及辛辣之物。

2.气虚质(B 型)

总体特征:元气不足,以疲乏、气短、自汗等气虚表现为主要特征。

形体特征:肌肉松软不实。

常见表现:平素语音低弱,气短懒言,容易疲乏,精神不振,易出汗,舌淡红,舌边有齿痕,脉弱。

心理特征:性格内向,不喜冒险。

发病倾向:易患感冒、内脏下垂等病;病后康复缓慢。

对外界环境适应能力:不耐受风、寒、暑、湿邪。

饮食宜忌:多吃具有益气健脾的食物,如山药、白扁豆、茯苓,忌生冷水果、油腻食物,戒烟酒。可适当多吃黄豆、香菇、大枣、龙眼、蜂蜜等。

3.阳虚质(C 型)

总体特征:阳气不足,以畏寒怕冷、手足不温等虚寒表现为主要特征。

形体特征：肌肉松软不实。

常见表现：平素畏冷，手足不温，喜热饮食，精神不振，舌淡胖嫩，脉沉迟。

心理特征：性格多沉静、内向。

发病倾向：易患痰饮、肿胀、泄泻等病；感邪易从寒化。

对外界环境适应能力：耐夏不耐冬；易感风、寒、湿邪。

饮食宜忌：宜用有温阳、补阳、壮阳、益阳、通阳的食物，忌生冷水果、油腻食物，盐摄入不可过量。可食葱、姜、蒜、花椒、韭菜等，少食黄瓜、藕、梨、西瓜等。

4.阴虚质（D型）

总体特征：阴液亏少，以口燥咽干、手足心热等虚热表现为主要特征。

形体特征：体形偏瘦。

常见表现：手足心热，口燥咽干，鼻微干，喜冷饮，大便干燥，舌红少津，脉细数。

心理特征：性情急躁，外向好动，活泼。

发病倾向：易患虚劳、失精、不寐等病；感邪易从热化。

对外界环境适应能力：耐冬不耐夏；不耐受暑、热、燥邪。

饮食宜忌：宜食用具有养阴、滋阴、壮水的食物，如绿豆、冬瓜、芝麻、百合、梨、山竹等，忌食刺激性的辛辣动火之物，戒烟酒。

5.痰湿质（E型）

总体特征：痰湿凝聚，以形体肥胖、腹部肥满、口黏苔腻等痰湿表现为主要特征。

形体特征：体形肥胖，腹部肥满松软。

常见表现：面部皮肤油脂较多，多汗且黏，胸闷，痰多，口黏腻或甜，喜食肥甘甜黏，苔腻，脉滑。

心理特征：性格偏温和、稳重，多善于忍耐。

发病倾向：易患消渴、中风、胸痹等病。

对外界环境适应能力：对梅雨季节及湿重环境适应能力差。

饮食宜忌：宜食化痰祛湿之品，饮食清淡，食用薏苡仁、莲子、山药、冬瓜等，忌食高脂肪及甜、黏、油腻、腥、生冷等食物，戒烟酒。

6.湿热质(F型)

总体特征:湿热内蕴,以面垢油光、口苦、苔黄腻等湿热表现为主要特征。

形体特征:体形中等或偏瘦。

常见表现:面垢油光,易生痤疮,口苦口干,身重困倦,大便黏滞不畅或燥结,小便短黄,男性易阴囊潮湿,女性易带下增多,舌质偏红,苔黄腻,脉滑数。

心理特征:容易心烦急躁。

发病倾向:易患疮疖、黄疸、热淋等病。

对外界环境适应能力:对夏末秋初湿热气候、湿重或气温偏高环境较难适应。

饮食宜忌:饮食宜清淡,多吃甘寒、甘平的食物,如绿豆、空心菜、苋菜、芹菜、黄瓜、冬瓜、藕、西瓜等,少食辛温助热的食物,戒烟酒。

7.血瘀质(G型)

总体特征:血行不畅,以肤色晦暗、舌质紫暗等血瘀表现为主要特征。

形体特征:胖瘦均见。

常见表现:肤色晦暗,色素沉着,容易出现瘀斑,口唇暗淡,舌暗或有瘀点,舌下络脉紫暗或增粗,脉涩。

心理特征:易烦,健忘。

发病倾向:易患癥瘕及痛证、血证等。

对外界环境适应能力:不耐受寒邪。

饮食宜忌:可多食黑豆、海带、紫菜、萝卜、胡萝卜、山楂、醋、绿茶等具有活血、散结、行气、疏肝解郁作用的食物,少食肥肉等,并保持足够的睡眠。

8.气郁质(H型)

总体特征:气机郁滞,以神情抑郁、忧虑脆弱等气郁表现为主要特征。

形体特征:形体瘦者为多。

常见表现:神情抑郁,情感脆弱,烦闷不乐,舌淡红,苔薄白,脉弦。

心理特征:性格内向不稳定,敏感多虑。

发病倾向:易患脏躁、梅核气、百合病及郁证等。

对外界环境适应能力:对精神刺激适应能力较差;不适应阴雨天气。

饮食宜忌:可多食具有行气、解郁、消食、醒神的食物,如玫瑰花、海带、海藻、萝卜、山楂等,适当进食葱、蒜以利于行气解郁,睡前避免饮茶、咖啡等提神醒脑的饮料。

9.特禀质（Ⅰ型）

总体特征：先天失常，以生理缺陷、过敏反应等为主要特征。

形体特征：过敏体质者一般无特殊形体；先天禀赋异常者或有畸形，或有生理缺陷。

常见表现：过敏体质者常见哮喘、风团、咽痒、鼻塞、喷嚏等；患遗传性疾病者有垂直遗传、先天性、家族性特征；患胎传性疾病者具有母体影响胎儿个体生长发育及相关疾病特征。

心理特征：随禀质不同情况各异。

发病倾向：过敏体质者易患哮喘、荨麻疹、花粉症及药物过敏等；遗传性疾病如血友病、先天愚型等；胎传性疾病如五迟（立迟、行迟、发迟、齿迟和语迟）、五软（头软、项软、手足软、肌肉软、口软）、解颅、胎惊等。

对外界环境适应能力：适应能力差，如过敏体质者对易致过敏季节适应能力差，易引发宿疾。

饮食宜忌：饮食宜全面、营养、均衡，粗细搭配适当，荤素配伍合理。胎传性疾病责之先天不足，可多食黑豆、黑芝麻、核桃、山药等以补肾，少食浓茶及辛辣之品，忌食腥膻发物和含致敏物质的食物。

三、肿瘤疾病食疗的辨证分型

1.气虚证

恶性肿瘤气虚证食疗常用食材、药材有桂圆、牛肉、甘薯、人参、党参、西洋参、黄芪、白术、山药、大枣、蜂蜜等。常用肿瘤食疗方有珠玉二宝粥（《医学衷中参西录》）、补虚正气粥（《圣济总录》）、山药清汤（《圣济总录》）、元代河西肺（《饮膳正要》）等[7]。

2.血虚证

恶性肿瘤血虚证食疗常用食材、药材有猪血、阿胶、何首乌、当归、羊奶、鸡子、牛肝、熟地黄、白芍、龙眼肉等。常用肿瘤食疗方有当归生姜羊肉汤（《金匮要略》）、西红柿花生粥（《本草新编》）、鹅血汤（《唐本草》）、知母当归炖蛋（《饮膳正要》）等。

3.阴虚证

恶性肿瘤阴虚证食疗常用食材、药材有雪梨、白茅根、银耳、甲鱼、芦笋、沙参、百合、麦冬、天冬、石斛、枸杞子、桑椹等。常用肿瘤食疗方有五汁安中饮(《新增汤头歌诀》)、龟肉羹(《本草纲目》)、真君粥(《肘后备急方》)、虫草全鸭(《本草纲目拾遗》)、藤梨根蛋(《饮膳正要》)等。

4.阳虚证

恶性肿瘤阳虚证食疗常用食材、药材有葱、辣椒、丁香、肉苁蓉、韭菜子、冬虫夏草等。常用肿瘤食疗方有龙井明虾(《本草纲目》)、皂角猪心肺汤(《唐本草》)、椒面粥(《普济方》)、巴戟炖猪大肠(《本草经》)等。

5.痰凝证

恶性肿瘤痰凝证食疗常用食材、药材有芦笋、蘑菇、丝瓜、海带、川贝母、海藻、半夏、海蛤等。常用肿瘤食疗方有文蛤饼(《食疗本草学》)、海带薏苡汤(《圣济总录》)、卷柏猪肉汤(《圣济总录》)、黄药蛋(《唐本草》)等。

6.气滞证

恶性肿瘤气滞证食疗常用食材、药材有山楂、白萝卜、柑橘、陈皮、桂皮、丁香、桃仁、黄酒、洋葱、柚子等。常用肿瘤食疗方有柚子肉炖鸡(《太平圣惠方》)、橘皮粥(《粥谱》)、红花玫瑰炙羊心(《饮膳正要》)、木瓜汤(《饮膳正要》)等。

7.血瘀证

恶性肿瘤血瘀证食疗常用食材、药材有鹅血、桃仁、油菜、穿山甲、山楂、黑木耳、田七等。常用肿瘤食疗方有黑木耳细粉饮(《太和圣惠方》)、田七炖鸡(《太平圣惠方》)、桃仁粥(《饮膳正要》)、鹅血蘑菇汤(《本草从新》)等。

8.热毒证

恶性肿瘤热毒证食疗常用食材、药材有绿豆、苦瓜、龙葵、土茯苓、牛黄、藤梨根、山豆根、栀子、败酱草、白花蛇舌草等。常用肿瘤食疗方有小蓟齿苋粥(《饮膳正要》)、石上柏汤膳正(《饮膳正要》)、鹅血粥(《粥谱》)、鲫鱼山慈膏(《本草纲目》)、败酱草炖鸡蛋(《太和圣惠方》)等。

9.阴毒证

恶性肿瘤阴毒证食疗常用食材、药材有艾叶、花椒、小茴香、干姜、猴头菇等。

常用肿瘤食疗方有蜈蚣蛋(《本草新编》)、蟾蜍玉米散(《随息居饮食谱》)、猴头菇酒(《圣济总录》)、蟾蜍黄酒(《本草纲目别录》)、胶艾汤(《三因极一病证方论》)等。

四、肿瘤患者的饮食禁忌

《金匮要略》云："所食之味,有与病相宜,有与身为害,若得宜则益体,害则成疾。"中医食疗既包括了对有益食物的追求,也包括了对不利于身体健康食物的舍弃。当然,饮食禁忌也是在中医辨证论治的养生体系下运用的,早在《金匮要略》一书中就有"食禁"的说法,提出了五脏病的饮食禁忌。除此之外,食物各有性味、归经,配合食用时需慎重,配伍得当可增强疗效;配伍不当能降低疗效,甚至发生中毒。凡两种食物合用时,能降低或丧失疗效,或能产生毒副反应的,称为配伍禁忌。因此,饮食禁忌在食养和食疗中都具有重要意义。

1.慎食"发物"

中医用术语"发物"来概括特别容易诱发某些疾病(尤其是旧病宿疾)或加重已发疾病的食物。"发物"之所以会导致旧病复发或加重已发疾病,归纳而言有以下可能:某些动物性食品中含有促使人体内的某些机能亢进或代谢紊乱的激素;某些食物(如海鱼、虾、蟹等)含有过敏原,引起变态反应性旧病复发;某些刺激性较强的食物(如烟、酒、葱蒜等)极易引起炎性感染病灶的炎症扩散[9]。因此,避免过食这些食物能很大程度地正确规避"发物"。

恶性肿瘤的"发物"包括:易致人体阴阳脏腑之气不平的食物,如无鳞鱼类,泥鳅、鳗鱼、汪刺鱼、甲鱼等;易动风升阳、动血生风的食物,如狗肉、公鸡、羊肉、蚕蛹、虾、蟹、螺、烟、酒、辣椒、胡椒等;易积冷助湿的食物,如西瓜、梨、柿、饴糖、糯米、猪肉等。

对于某些"发物",中医提倡禁食,比如烟、酒、腌制食品等;而有一部分"发物",中医提倡肿瘤患者慎食,而非禁食,以免出现"因噎废食"之虑,比如:鱼类可以提供人体所需的优质蛋白;羊肉对于属热毒或者阴虚阳亢的肿瘤患者是"发物",对于阳虚血虚的患者则是食疗食材;等等。因此,正确认识"发物"对肿瘤疾病的饮食调养有积极意义。

2.常见的配伍禁忌

常见食物的配伍禁忌如表2-2所述。

表 2-2　常见食物的配伍禁忌

食　物	配伍禁忌
猪肉	荞麦、鸽肉、鲫鱼、黄豆、虾、鹌鹑
猪血	地黄、何首乌、黄豆
猪肝	荞麦、黄豆、豆腐、鱼肉
牛肉	鱼肉、栗子、蜜、黍米
羊肉	南瓜、豆浆、荞麦粉、乳酪、梅干菜、赤豆、铜
狗肉	绿豆、杏仁、菱角、鲤鱼、泥鳅、茶
鸭肉	木耳、胡桃、鳖肉
鲫鱼	芥菜、猪肝、山药、厚朴、麦冬、甘草
鳝鱼	狗肉、狗血
鸭蛋	李子、桑椹
鳖	猪肉、兔肉、鸭肉、苋菜、鸡蛋

3.特殊病种的饮食禁忌

《金匮要略》提出"肝病禁辛、心病禁咸、脾病禁酸、肺病禁苦、肾病禁甘"的五脏疾病饮食禁忌。在此基础上,一些特殊病种还有特别的饮食禁忌。

(1)乳腺癌、肺癌:乳腺癌、肺癌患者的发病及预后与激素分泌水平相关,此类患者应少食蜂胶、蜂王浆、豆浆等雌激素含量较高的食物。Olivo 等研究[10]发现,肺癌患者血清雌激素水平越高预后越差。Bakken 等人通过实验[11]证实,长期接受激素治疗的女性患者乳腺癌发病率明显升高。

(2)上消化道癌:常见的上消化道癌包括食管癌、贲门癌、胃癌。上消化道患者的胃肠功能下降、正气受损,应进食甘温益气、易于消化的食物,慢慢培扶人体的脾胃之气。因此,上消化道癌患者切忌辛辣、生冷、燥硬、刺激之物,应特别注意的是,禁食酸菜、腊肉、火腿等硝酸盐含量高的腌制食品。

(3)肝癌:肝癌患者勿食番薯、土豆等壅滞产气的食物。晚期患者需忌油腻的饮食,禁用一切毒物,忌服酒类饮料、辣椒、母猪肉、南瓜、韭菜等。此时患者多伴有食管静脉曲张,管壁十分薄脆,极易损伤,同时患者凝血机制很差,出血后很难凝血止血,患者除了不吃过油、烤制、硬脆及纤维含量较高的食品外,还应注意进食时一定要细嚼慢咽。

(4)恶性淋巴瘤:中医认为恶性淋巴瘤的病因多为痰湿凝聚,故饮食宜清淡,不宜过食饴糖、糯米、猪肉等助湿生痰的食物。

(5)甲状腺癌:甲状腺癌患者忌食油腻(如公鸡肉、鹅肉、猪头肉、牛羊肉、鲤鱼、虾、蟹等)、辛辣(如生葱、生姜、生蒜、辣椒等)、煎炸食品,禁烟酒。不宜多吃含碘量高的食物,如海蜇、海带、干贝、紫菜、海参等,黏滞、肥腻、坚硬不易消化的食物也应少吃。

五、肿瘤患者不同治疗阶段的饮食调养

1.肿瘤患者手术前饮食调养

肿瘤患者手术前应供给高蛋白和各种营养素丰富的食物及充足的水分,以增强机体免疫力,抵御外邪,减少并发症,尽早康复。如在日常饮食的基础上增加适量的瘦肉、鸡蛋及各种富含维生素的水果蔬菜等,并结合辨证,运用中医药膳治疗。术前补养主要是为术后更好地恢复做准备,同时要考虑到患者消化功能的承受能力。中医认为,脾胃为后天之本、气血生化之源,脾胃强健者术后才能更好地通过食疗方法获取营养精微,通过脾胃运化充养气血。所以,术前的饮食补养应与健脾和胃法同时进行,对肠胃虚弱、脾虚痰湿、湿热内盛或气阴亏虚者,则可对症食补。

2.肿瘤患者术后饮食

肿瘤术后患者临床多见气血两虚、脾胃不振。因此,针对肿瘤术后患者,多用补气养血的药食,以恢复生化之源,治疗上要注意补益脾胃,以利于术后康复。由于患者术后往往消化吸收能力差,故一般先进食流质、半流质食物,然后逐渐恢复到高营养的日常饮食。肿瘤患者术后食欲较差,故饮食宜以清淡少油为主。

除上述一般食品外,根据不同部位的肿瘤,手术后饮食也有所区别。如:脑癌患者术后,应增加补肾健脑的食品(如酸枣仁、核桃、鲫鱼等);肺癌患者术后,宜增加补气养血、宽胸利膈、宣肺化痰之品(如大枣、杏仁、冬虫夏草、蛤蚧、鳊鱼等);肝癌患者术后,可多服养血柔肝、健脾和胃食品(如生薏米、胡萝卜、猪肝、猴头菌、黄鱼、穿山甲肉、鸡内金、山楂等)[11]。

3.肿瘤患者放射治疗时饮食

肿瘤患者放疗后,常出现口干舌燥、纳差心烦、口舌生疮、舌红少苔等灼热伤阴

的表现,故应在饮食中增加一些清淡滋润、养阴生津的食物,如梨汁、绿豆、银耳、甲鱼等;忌食辛辣刺激性食物,如茴香、生蒜、辣椒、生葱等;还应控制烟酒。

除上述一般食品外,根据不同部位肿瘤,放疗时的饮食也有所区别,如脑瘤患者放疗时,宜多服滋肾健脑消肿之品(如黑芝麻、葡萄、冬瓜等);肺癌患者放疗时,宜多服滋阴润肺、止咳化痰之品(如雪梨、荸荠、杏仁露、银耳、罗汉果、蜂蜜、百合、冬虫夏草、猪肺及瘦肉等);肝癌患者放疗时,宜多服健脾和胃、滋阴养血之品(如鳖、甲胶、山药、荔枝、龙眼肉等),如出现消化道反应及骨髓抑制等副反应时,则可参照化疗时的饮食。

4.肿瘤患者化学治疗时饮食

化疗属全身治疗,故使用同样的药物产生的毒副反应大体相近,主要为不同程度的消化道反应和骨髓抑制等,宜多用健脾理气、和胃降逆之品,如生薏苡仁、白扁豆、大枣、小米、橘子、佛手、胡萝卜、白萝卜、山姜汁、蔗汁等。若出现骨髓抑制,宜多用益气养血生髓之品,如红枣、鸡蛋、猪骨髓、牛骨髓、核桃仁、连衣花生、紫河车、鹿胎盘、龙眼肉、菠菜、香菜、甲鱼、鹅血、银耳、猴头菌、蘑菇、蜂王浆、枸杞子、赤小豆、黄芪炖鸡等。对于各种肿瘤的不同证型,应采用辨证配餐进行治疗。晚期肿瘤不能主动进食的患者,可采用管饲进食的方法维持营养。管饲"要素膳"在上部消化道即可吸收,因而残渣少、粪便少,并可减少肠道细菌的数量和种类。在放射治疗过程中,用此膳食可保护患者,使体重不减、血清蛋白不下降,并可减少放射所致的肠道损伤,对某些化学药物所致的结直肠黏膜损伤也有保护作用。管饲饮食量要逐渐增加,以免造成腹泻、肠道痉挛和产气,一般先给一半量,三至四天后如能适应则可继续加量,不能经口或管饲饮食时则采用静脉高营养治疗。

六、中医辨证施膳

中医理论提倡"人瘤共存、扶正固本"的学术思想,在此思想的基础上提出了中医"六位一体"整合模式,即将中药药物治疗、五行音乐治疗、饮食指导治疗、心理治疗、运动治疗、中医养生治疗六种疗法充分结合。其中,中医辨证施膳是一种低花费、易实行、低风险,并且能够改善肿瘤患者生存质量的重要辅助疗法。

食疗需严格遵守配方、食物的性味归经、配伍禁忌,坚持"因人制宜""一人一膳",通过辨病辨证,结合患者的年龄、性别、体质、生活习惯等不同特点来考虑进食的原则,使食疗发挥最大功效。

常见病种的食疗配方：

1.肝癌

（1）肝郁脾虚证：刀豆香菇粥。

配方：刀豆子50 g，香菇50 g，籼米60 g，富硒土猪肝50 g，葱、姜适量。

制作：香菇洗净后浸泡2小时，切块，浸泡好的水存好留用。猪肝切块。将油锅烧热，先放入葱、姜，然后加入猪肝，略炒后加入刀豆子和切好的香菇，一起爆炒后加少许盐等，出锅装入容器内备用。将籼米洗干净，加水煮粥，粥熟后放入之前炒好的刀豆、猪肝和香菇，至所有食物煮熟，即可盛出。每日早晚饭前1小时温服，可连服14天左右。

（2）瘀毒内阻证：斑蝥煮鸡蛋。

配方：斑蝥1~2只（去头、足、翅），鸡蛋1个。

制作：将斑蝥洗净后，在鸡蛋上部敲开一个孔，将斑蝥放入蛋内，用干净纱布封口，蒸熟，剥开鸡蛋除去斑蝥，食用鸡蛋。每日1个鸡蛋，连续服用5天，停食5天，再继续服用5天，此法3个月1个疗程。

（3）湿热蕴结证：猪殃殃蒸猪肝。

配方：猪殃殃（又名八仙草）70 g，富硒土猪肝80 g，油、盐少许。

制作：猪肝切片，猪秧秧清洗干净切成小段，将两者混合均匀，装入碟盘中，隔水蒸熟，加入油盐少许调味即可。趁热服用，可连服7天左右。

（4）气血亏虚证：虫草炖鸡。

配方：冬虫夏草20 g，富硒土鸡1只，葱、姜、盐少许。

制作：将虫草洗净浸泡20分钟，将土鸡洗净切块，两者共同放入砂锅中，加水没过土鸡块，加少许葱、姜炖煮，煮好后放入适量盐调味服食。

2.肺癌

（1）肺毒血热证：鱼腥草大枣赤豆粥。

配方：鱼腥草50 g，赤小豆60 g，薏苡仁90 g，大枣15枚。

制作：薏苡仁、赤小豆洗干净浸泡8 h。鱼腥草洗净，浸泡半日，另包。大枣洗净，去核。诸药食洗净添水，煮成稀粥，可根据个人口味加适量白糖。每日服用数次，连服7天左右。

（2）痰热蕴肺证：笋菇萝卜炒肉丝。

配方：芦笋300 g，香菇50 g，胡萝卜100 g，富硒土猪100 g，食用油30g。

制作:胡萝卜去皮,芦笋、香菇洗净,切丝。混合后,撒少许盐浸味。猪肉洗净切丝。油锅烧热后,放入葱、姜略炒,加入肉丝,将肉丝炒至六分熟,放入芦笋丝、胡萝卜丝、香菇丝、少许盐,继续翻炒,加少许水淀粉后出锅。每日分两次佐餐用,可连服14天左右。

(3)肺阴亏虚证:补肺阿胶粥。

配方:糯米50 g,杏仁10 g,阿胶15 g,马兜铃10 g。

制作:将杏仁、马兜铃洗净后置于砂锅中,加清水适量炖煮,煮沸约30分钟后,过滤,去渣取汁备用;将糯米洗净,放入锅中,加适量清水煮粥,先用大火煮沸,再用文火慢煮,至粥熟后,加入汤汁、阿胶、适量冰糖,再煮沸,调匀后即可服食。每日1次,可连服7天左右。

(4)肺肾两虚证:枸杞杏仁参蛤粥。

配方:枸杞子80 g、苦杏仁70 g,核桃仁、黑芝麻各40 g,人参粉3 g,蛤蚧粉3 g,糯米80 g。

制作:将糯米加水并加入洗净的枸杞、苦杏仁、核桃仁和黑芝麻,共同煮成稀粥,待粥熟后加入人参粉和蛤蚧粉,可根据个人口味加入适量蜂蜜调味,混合均匀,早晚饭前1小时温服。每日2次,连服14天左右。

3.乳腺癌

(1)肝郁气滞证:柴胡排骨汤。

配方:芍药、甘草、柴胡、枳壳各20 g,富硒排骨150 g,盐少许。

制作:将排骨切块,放入滚水中焯3~5分钟,去血水。将芍药、甘草、柴胡、枳壳洗净后,装入纱布袋中束紧。将所有食材放入砂锅中,加适量水,没过食材,炖煮,煨汤,排骨软烂后,依个人口味加入食盐调味即可。

(2)痰湿内蕴证:丝瓜鸡蛋汤。

配方:丝瓜300 g,木耳60 g,富硒土鸡蛋3枚,食用盐、香油适量。

制作:木耳提前浸泡半日,将丝瓜洗净,切丝,与浸泡好的黑木耳共同放入锅中煮熟,煨汤,开锅后将搅拌好的鸡蛋撒入,并加入适量的盐和香油,微煮片刻即可食用。每日用2次,可连服7天左右。

(3)气血亏虚证:杏仁桂圆炖鸡。

配方:杏仁9 g,干桂圆肉20 g,富硒土鸡1只,葱、姜、盐少许。

制作:将土鸡洗净切块,放入砂锅中,加水没过土鸡块,煮熟,煨汤。将干桂圆肉洗净，用清水泡 20 分钟左右，将杏仁洗净后放入开水中浸泡 20 分钟后取出，去皮，将桂圆、杏仁加入汤中，加少许葱、姜炖煮，煮好后放入适量盐调味服食。

4.胃癌

(1)痰气交阻证：海香山药粥。

配方：海带 15 g，香菇 20 g，山药 30 g，富硒土猪肉 60 g，大米 100 g。

制作：将大米洗净，加入适量水煮成粥，将食材洗净，海带切丝，香菇切块，山药切片，加入粥中同煮，熬好后即食。每日 2 次，可连服 7 天左右。

(2)胃热伤阴证：莲子薏仁猪肚。

配方：莲子 50 g，薏苡仁 50 g，富硒土猪肚 1 只。

制作：将所有食材洗净，莲子和薏苡仁装入洗净的猪肚中束紧，隔水蒸，切开即食。

(3)脾胃虚寒证：山药干姜糯米粥。

配方：山药 50 g，干姜 30 g，糯米 100 g。

制作：将糯米洗净加入适量水煮成粥，将山药、干姜洗净，切片，加入粥中同煮，熬好即可，可依个人口味加入适量盐调味。每日 2 次，可连服 7 天左右。

(4)气血亏虚证：黄芪赤豆猪肚汤。

配方：黄芪 50 g，赤豆 50 g，富硒土猪肚 1 只。

制作：提前将赤豆洗净，清水浸泡 8 小时。将猪肚洗净切条，放入砂锅中，加水没过猪肚，煮熟，煨汤。将黄芪洗净，用清水泡 20 分钟左右后取出，将黄芪、赤豆加入汤中，加少许葱、姜炖煮，煮好后放入适量盐调味服食。

（李枋霏、陈星宇）

参考文献

[1] 孙晓生,陈鸿霓,林龙.初探中医食疗在恶性肿瘤康复中的运用[J].中国医药指南,2012,28:240-241.

[2] 徐力.论中医干预癌症转移前环境[J].中国中医药信息杂志,2017,14(10):3-4.

[3] 朱浩熙,彭祖.彭祖摄生养性论[M].北京:作家出版社,2006.

[4] 黄童郁,蔡玲玲,董巧稚,等.浅谈中医五味与饮食五味[J].中医临床研究,2017,9(6):3-4.

［5］建宇,李杨,少谦.我国第一部《中医体质分类与判定》标准出台［J］.光明中医,2009,24(6):1084.

［6］中华中医药学会.中医体质分类与判定(ZYYXH/T157—2009)［J］.世界中西医结合杂志,2009,4:303-304.

［7］李浩,马丙祥,周建民,等.中华药膳防治癌症［M］.北京:科学技术文献出版社,2001.

［8］何以蓓,汤军.中医"发物"的概念、分类及其临床意义［J］.浙江中西医结合杂志,2009,19(11):674-676.

［9］OLIVO-MARSTON SE,MECHANIC LE,MOLLERUP S,et al. Serum estrogen and tumor-positive estrogen receptor-alpha are strong prognostic classifiers of non-small-cell lung cancer survival in both men and women［J］.Carcinogenesis,2010,31(10):1778-1786.

［10］BAKKEN K,FOURNIER A,LUND E,et al. Menopausai hormone therapy and breast cancer risk:impact of different treatments.The Eurpean Prospective Investigation into Cancer and Nutrition［J］.Int J Cancer,2011,128(1):144-156.

［11］于弘.肿瘤食疗探讨［D］.哈尔滨:黑龙江中医药大学,2017.

第四节　中医辨证施乐

一、基本概念

1.音乐

在中国古代，音、乐为两个不同的概念。音是有节律的声，《说文解字》中释道："音，声也。生于心，有节于外谓之音。"[1]即由外在事物引发人的内心情感活动而发出的有节律的声称之为音。《礼记·乐记》云："比音而乐之，及干戚、羽旄，谓之乐。"即应用各种乐器发出有一定规律的声音，按照宫、商、角、徵、羽五种调式进行排列变化，形成高低抑扬、有节奏的音调，并按照一定的音调歌唱、演奏，同时伴随着手持干（盾牌）、戚（长柄斧）、羽（鸟羽毛）、旄（牛尾）的舞蹈，即称之为乐[2]。后世常音、乐混称，共称音乐，指由外在事物激发人的内在情感而发出或演奏出能表达人的情感的具有一定旋律、节奏或和声的人声或乐器音响等配合所构成的一种艺术。

2.音乐疗法

《黄帝内经》首次提到了音乐与疾病的对应关系，认为音乐与宇宙天地和人体气机密切相通，将五音与五方、五脏、五志等分别对应，通过五行学说把五音与五脏、五志等生理、心理多个方面的因素有机地结合起来，从性质和部位上说明五音和脏腑经脉的密切关系，并指出在调治方面所应取的经脉，标志着中医辨证施乐理论体系的确立。

中医辨证施乐是指在传统中医理论指导下，通过运用角、徵、宫、商、羽五种调式的音乐对人体气机的影响分别顺应木气的展放、火气的上升、土气的平稳、金气的内收、水气的下降的特性[3]，根据五行之间的生克制化规律来确定治则，应用五行音乐作用于肝、心、脾、肺、肾五脏系统，以达到对人体气机和脏腑功能产生影响，达到促进人类心理状态、生理状态的康复或治愈目的的治疗方法。

二、音乐疗法的发展过程

《黄帝内经》的成书标志着中医基础理论体系的确立，其中首次提到了音乐与疾病的对应关系,认为音乐与宇宙天地和人体气机密切相通。《黄帝内经》通过五行学说把五音与五脏、五志等生理、心理多个方面的因素有机地结合起来,形成了系统的中医音乐治疗理论体系。《素问》详细地提出:"肝属木,在音为角,在志为怒;心属火,在音为徵,在志为喜;脾属土,在音为宫,在志为思;肺属金,在音为商,在志为忧;肾属水,在音为羽,在志为恐。"《灵枢·阴阳二十五人》根据五音多与少、偏与正等属性来深入辨析身心特点,这是中医辨病、辨证施乐思想的肇始,也标志着中医音乐疗法理论体系的确立。[4-5]

往后,历代医家在《黄帝内经》音乐治疗理论体系的指导下运用音乐治疗疾病的案例不乏可陈,历代医家应用音乐对人的情志进行疏泄、宣导来治疗情志疾病和由情志引发的相关脏腑病变。情志过极可导致人体气机逆乱,影响人体脏腑生理功能而发病。而音乐作为人类内在情感的表达方式,对于人的情绪也有着强大的感染力。尽管历代医家应用音乐治疗情志病的案例不胜枚举,遗憾的是,虽然有不少医家在临床医学的多个方面开展实践运用,积累了不少经验,但由于音乐人的社会地位不高,在临床上并没能引起足够的重视,就整体理论和操作方法体系而言,发展相对缓慢,导致音乐疗法并没有在临床上得到广泛的传播和应用。

近年来,随着人类医学模式的变化和对中国传统医学的再认识,中医五行音乐疗法开始受到不少国内外音乐治疗学者的积极关注,逐渐成为一个新的研究领域。社会文明的进步带动了医学模式的改变及人们对健康理念的转变,当前,人们对生活质量的关注度逐渐提高。然而,肿瘤是危害人类健康最严重的一类疾病,肿瘤患者的焦虑发生率明显高于普通人群,肿瘤引起的疼痛、癌因性疲乏等都严重影响患者的生存质量。中国中医科学院西苑医院杨宇飞团队自 1997 年始系统地将《中国传统五行音乐》应用于晚期恶性肿瘤患者的综合治疗。[6]有研究者通过多年的临床实验和研究,将音乐治疗用于改善恶性肿瘤患者的抑郁状态、失眠、焦虑、疼痛、癌因性疲乏等临床症状,改善晚期肿瘤患者的生活质量,均取得较好的临床疗效[7-8]。

三、音乐疗法的机理研究

音乐治疗的效应主要通过四方面作用实现,即物理效应、心理效应、生理效应和社会交际效应[9]。

1.物理效应

研究者发现,人体各器官的活动具有一定的振动频率,而肿瘤患者的振动频率常常发生紊乱。音乐是一种有规律的声波振动,在优美的乐音和规律的节奏作用下,人体内各个振动系统,如声带发音、胃的收缩、肠的蠕动、心脏跳动、肌肉收缩等,与其产生有益的共振,起到一种微妙的细胞按摩作用,达到各器官节奏协调一致,改变器官的紊乱状态。如当人们听到古典协奏曲的一些舒缓乐章时,身体就会趋向于按照它有序化的节奏活动,跳动过快的心脏就会逐渐减慢,人体就会放松,大脑就会得到安谧。这种物理效应使各组织器官的生理机能处于一种和谐的状态,使身体状态和情绪反应发生有益的变化,大大增进了身心健康。

2.心理效应

从心理学角度看,音乐能调和情志、畅达心绪、开发智力、协调人际关系、沟通信息等,其中最重要的是情绪调理。人们的喜、怒、哀、乐等丰富的情感,人们的所思所感,较之语言,更易寄托于音乐。生活中不顺心的事情很多,容易造成怒、惧、惊、忧等不良情绪,过激的情绪不利于人的健康,此时选择适当的音乐宣泄感情,在优美的旋律中使心理趋于平衡,使生理趋于协调,从而调整人体阴阳,达到"阴平阳秘,精神乃治"的平衡状态,利于健康。

3.生理效应

近年来,国内外大量临床研究结果证实,音乐对人的生理功能具有多方面的调节作用。音乐能够引发人体不同的生理反应,调节人的大脑皮层、大脑边缘系统、脑干网状结构、内分泌系统的兴奋性,通过神经和体液调节,可以降低血压、缓和呼吸、降缓心率、降低肌肉电位、降低血液中去甲肾上腺素和肾上腺素含量等,达到调节血液循环、缓解疲劳、加强新陈代谢的作用,从而改变人偏倚的情绪体验,纠正机体能亢进或低下的功能状态,达到改善人体微环境的稳态、缓解焦虑状态、放松身心的目的[10]。

4.社会交际效应

有研究者认为音乐治疗是"移情易性"的最佳手段,对音乐的体验是那些常感到苦闷、抑郁、孤独的人们的良药。音乐作为一种社会性非语言交流的艺术形式,具有良好的社会交际作用。很多肿瘤患者由于情绪上的波动,缺少与外界的联系和与他人的沟通,常常产生孤独感和情感障碍,往往存在不同程度的人际交往功能障碍或不足。参加合唱、乐器演奏等音乐活动能提供一个有效的人际交往环境,使他们在一个更缓和的情景下和别人接触,帮助其恢复和保全社会交际能力,成为联系社会的一种有效手段,让他们有机会和别人共享愉悦、美好的心理体验,促进心理健康。

四、音乐的五行归类

1.五音的声音特征

五音作为音乐本身,具备各自独特的声学特征,中国历代典籍对此均有详细的记载(详见表2-3),熟练掌握五音的声学特征是中医五行音乐疗法应用音乐治疗疾病的基础。

表 2-3　五音的声音特征

出　处	角	徵	宫	商	羽
《尔雅·释乐》	谓之经	谓之迭	谓之重	谓之敏	谓之柳
《管子·地员》	如雉登木以雊	如负逐觉而骇	如牛鸣窠中	如离群羊	如马唤在野
《素问·阴阳应象大论》	角谓木音调而直也	徵谓火音和而美也	宫谓土音大而和也	商谓金音轻而劲也	羽谓水音沉而深也
《类经附翼·律原》	其声长短、高下、清浊之间	其声次短、次高、次清	其声极长、极下、极浊	其声次长、次下、次浊	其声极短、极高、极清
《四诊心法要诀》	条畅正中长短高下清浊和平	次短高清抑扬咏越	极长下浊沉厚雄洪	次长下浊铿锵肃清	极短高清柔细透彻
《四诊抉微》	肝应角,其声呼以长	心应徵,其声雄以明	脾应宫,其声漫以缓	肺应商,其声促以清	肾应羽,其声沉以细

2.五音的五行分类

《黄帝内经》将五音引入医学领域,并按照五行的分类方法将五音分别归类,根据角、徵、宫、商、羽五音表现为基础,以五调式来分类,角应东方木,徵应南方火,宫应中央土,商应西方金,羽应北方水,并将五音与五方、五脏、五志、五声等分别一一对应,力求准确地符合五脏的生理节律和特性(详见表2-4)。

表 2-4　五行属性分类表

五　行	木	火	土	金	水
五　音	角	徵	宫	商	羽

续表

五 行	木	火	土	金	水
五 脏	肝	心	脾	肺	肾
五 志	怒	喜	思	悲	恐
五 方	东	南	中	西	北
五 季	春	夏	长夏	秋	冬
五 声	呼	笑	歌	哭	呻

3.五行音乐[11-13]

（1）角调式音乐：角调式音乐以角音为主音，为春音，属木，入肝，主生，五志中属怒。角调式音乐风格悠扬，流畅舒展，轻盈深远，曲调亲切爽朗，舒畅调达，好似枯木逢春，春意盎然，具有"木"之展放的特性。

角调式音乐有调神、振奋情绪的作用，对中医"肝"系统的作用比较明显，可调和肝胆的疏泄，促进体内气机的上升、宣发和展放。能疏肝解郁、补心健脾、泻肾火，兼有助心、健脾、养胃的作用。可用以防治肿瘤患者属于肝气郁结、肝气犯胃、肝气犯脾、肝气横逆、犯胃乘脾等肝经病证而见胁胀胸闷、食欲不振、嗳气泛酸、腹痛下利泄泻、心情郁闷、精神不快、烦躁易怒、焦躁不安、夜寐多惊、抑郁、乳房胀痛、口苦、舌边部溃疡、眼部干涩、胆怯易惊等症。

代表曲目有：《胡笳十八拍》《姑苏行》《鹧鸪飞》《春风得意》《春之声圆舞曲》《蓝色多瑙河》《江南丝竹》《江南好》《欢乐颂》《假日海滩》《女人花》《草木青青》《绿叶迎风》《阳关三叠》等。

（2）徵调式音乐：徵调式音乐以徵音为主音，为夏音，属火，入心，主长，五志中属喜。徵调式音乐旋律热烈欢快，活泼轻松，结构层次分明，曲调热烈欢畅，具有感染力，如火焰跃动，热力四散，具有"火"性上炎之特性。

徵调式音乐有振作精神的作用，用于情绪悲观的时候和情绪悲观的人。对中医"心"系统的作用比较明显，可强化心脏的机能，能促进全身气机上炎，具有养阳助心、助脾胃、利肺气的作用。可防治心气、心阳不足、心脾两虚等病证而见头晕目眩、神疲力衰、神思恍惚、胸闷气短、情绪低落、食欲不振、形寒肢冷、心悸怔忡、失眠、烦躁、舌尖部溃疡等症。

代表曲目有:《紫竹调》《喜洋洋》《步步高》《喜相逢》《金色狂舞曲》《解放军进行曲》《卡门序曲》《月夜》《夜曲》《摇篮曲》等。

(3)宫调式音乐:宫调式音乐以宫音为主音,为长夏音,属土,入脾,主化,五志中属思。宫调式音乐风格悠扬沉静,敦厚庄重,如同大地涵育万物,包容一切,辽阔且温厚,具有"土"之敦厚平稳的特性。

正宫调式可达到调神、稳定心理的良好作用,能促进全身气机的稳定,调节脾胃之气的升降,对中医"脾胃"系统的作用比较明显,具有健脾养胃,兼有助脾健运、旺盛食欲、滋补气血的功效,能防治气机的升降紊乱,适用于脾胃虚弱、脾胃功能紊乱、升降失常等病证而见恶心呕吐、腹泻、饮食不化、脘腹胀满、腹胀、消瘦乏力、消化不良、神衰失眠、小便短少、便稀、肥胖、口唇溃疡、面黄、月经量少色淡、疲乏、胃或子宫下垂等症。

代表曲目有:《十面埋伏》《月儿高》《春江花月夜》《平湖秋月》《塞上曲》《月光奏鸣曲》《满江红》《小白杨》《新紫竹调》《平沙落雁》等。

(4)商调式音乐:商调式音乐以商音为主音,为秋音,属金,入肺,主收,五志中属悲。商调式音乐多高亢悲壮,铿锵有力,起伏委婉,震荡心肺,具有"金"之特性。

商调式音乐有宁心静脑的作用,对中医"肺"系统的作用比较明显,能促进人体气机的收敛,调节肺气的宣发和肃降,具有养阴保肺、补肾利肝、泻脾胃虚火之功效,兼有保肾抑肝作用,调理与肺脏等相关呼吸系统的功能,以防止气的耗散。可用于肺气虚衰、肺气不足等病证而见自汗盗汗、咳嗽气喘、形体畏寒、咽部溃疡疼痛、鼻塞、容易感冒、易出汗、头晕目眩、悲伤不已、精神萎靡等症。

代表曲目有:《阳春白雪》《将军令》《黄河》《潇湘水云》《金蛇狂舞》《十五的月亮》《第三交响曲》《嘎达梅林》《悲怆》《春节序曲》等。

(5)羽调式音乐:羽调式音乐以羽音为主音,为冬音,属水,入肾,主藏,五志中属恐。羽调式音乐多风格清纯,凄切哀怨,苍凉柔润,如天垂晶幕,行云流水,富于清澈与光彩,具有"水"之特性。

羽调式音乐可达到镇定安神助眠的良好作用,对中医"肾"系统的作用比较明显,能促进全身气机的潜降,增强肾与膀胱的功能,兼有助肝阴、制心火的功效,有利水滋阴、宁心降火的功能。具有养阴、保肾藏精、补肝利心、泻肺火的作用。可用于诸般气逆、阴亏火旺、气化不利、虚火上炎等病证而见咳喘呕逆、心烦意躁、心烦失眠、夜寐多梦、腰酸腿软、性欲低下、阳痿早泄、小便不利、小便短少、水肿、耳鸣、面色暗、尿频、黎明时分腹泻等症。

代表曲目有:《梅花三弄》《船歌》《梁祝》《汉宫秋月》《月光奏鸣曲》《绣红旗》《红梅赞》《苏武牧羊》等。

五、音乐疗法的处方原则

1.中和之道

中和之道[14]的哲学理念对中医学养生保健、疾病治疗原则的形成和确立产生了深远的影响。《乐记·乐论篇》认为"乐为天地之和",中国传统音乐是表达"中和之道"的艺术,强调"中和之美",和谐,自然,不追求强烈,非常宜于治疗,平衡身心,协调人与自然的关系。嵇康谈及欣赏音乐时的心境,主张"怡养悦愉,淑穆玄真,恬虚乐古,弃事遗身"。平和的心绪能使人心情愉快,甚至达到恬淡虚无的境界,这与《上古天真论》所倡导的养生观念是一致的。《国语》和《左传》都强调音乐对人感官的刺激和对情绪的影响,指出一定要避免那些技术复杂、旋律杂乱的不和谐声音,因为会"乃忘平和",如此则气机逆乱,精血亏虚,疾病丛生。

2.因人制宜

由于不同人的年龄、生活地域、教育背景、文化背景、爱好等因素均不相同,不同人对音乐的主观感受和理解认识也不一样。人在不同的情绪状态下,对音乐的接受和喜好程度也不一样,因此,在临床上选择音乐治疗时,一定要尊重被治疗者对音乐欣赏的主观诉求。在治疗的过程中,要注意询问被治疗者的主观感受,以便合理选择乐曲,避免不合适的乐曲对人产生不良的影响。

3.辨证施乐

辨证论治是中医学的基本特点之一,《黄帝内经》将五音按五行进行分类,并与脏腑、经络相联系,形成了一套独特的音乐治疗理论体系。临床上应用音乐进行治疗时,要针对被治疗者的身体状态,进行辨证施乐,根据患者脏腑之气的"有余"和"不足",利用脏腑之间的生克制化关系,根据患者病情的不同,有针对性地选取治疗方案,虚则补之,实则泻之,以达到促进脏腑平和的目的。

六、音乐疗法的治疗方式

1.主动音乐疗法

主动音乐疗法,又称参与式音乐疗法,是以音乐为媒介,根据患者的健康状态和情绪,有针对性地提出音乐治疗方案,被治疗者部分或完全地参与治疗过程的一种治疗方式。在治疗过程中注重被治疗者的参与,大多采取治疗师与被治疗者合作演奏,或治疗师引导被治疗者演奏的方式,使患者在演奏中情绪高涨、心理充实而达到放松、治疗的效果[15]。

2.被动音乐疗法

被动音乐疗法,又称接受式音乐疗法,是以音乐为媒介,根据患者的健康状态和情绪,有针对性地提出音乐治疗方案,被治疗者在治疗的过程中被动性地接受音乐治疗的一种治疗方式。被动音乐疗法注重治疗师的引导作用,强调欣赏音乐的环境设置,使被治疗者在欣赏音乐的过程中得到放松,情绪被渲染以取得效果[16]。

3.综合音乐疗法

综合音乐疗法是指在音乐治疗的过程中,采用主动和被动音乐疗法结合应用或音乐治疗与其他治疗形式结合的治疗方式。一般来说,具体施治并不局限于哪种方法的使用,主动、被动往往双管齐下,如音乐疗法结合导引、功法或气功同时运用以进行治疗。

常见的治疗方式有以下两种:

(1)结合物理电疗法——音乐电针:音乐电针疗法是在将音乐疗法与电针相结合而发展出来的一种新型治疗手段,具有刺激经穴和音乐治疗的双重作用。它与传统的针刺穴位一样,通过穴位的刺激,可疏通经络,调和气血,补虚泻实,提高免疫功能;同时,它又兼有音乐的欣赏性和娱乐性,充分发挥音乐的生理、心理功能,尤其经过换能处理的音乐脉冲电流不仅具有调制特点,而且是低、中频脉冲电流的集合体,其频率范围广,在 20~20 000 Hz,具有音乐风格和特点的同步音乐脉冲电流,刺激经络穴位,治疗效果也随之明显提高。音乐电针疗法具有舒心活血、镇静催眠、解痉止痛、抗炎消肿、降压、预防肌肉萎缩等功效,对肿瘤患者出现的疼痛及由疼痛引发的各种不良情绪有较好的临床疗效[17]。

(2)结合导引等养生方法:运用音乐辅助导引的方法是最古老也是最容易为人所接受的方法之一。如八段锦、六字诀、易筋经等传统导引功法,在当今临床上有广泛的应用。有研究显示,患者长期坚持八段锦的练习,其口令音乐对缓解患者的焦虑情绪有一定的帮助,其与肢体运动相结合,既能通过导引以达到舒筋活血的目的,又能在优雅、恬静的音乐环境下进行调心、调息、调形,通过养心安神,吐浊纳清,运行气血精气,炼意调神,增强定力,可以治疗精神心理疾患,尤其适用于精神过度紧张,身心失调的肿瘤患者[18]。

七、音乐疗法的治疗原则

1.五行相应法

五行相应法属"反治"范畴,即用与其情志相同的乐曲诱导其将不良情绪充分抒发。这与亚里士多德提出的"同步原则"是一致的,即想要改变患者的不良情绪,需要选择与患者的情绪状态同步的音乐以让患者与音乐产生共鸣。《礼记·乐礼》记载:"宫动脾、商动肺、角动肝、徵动心、羽动肾。"五音与五脏相通,不同调式的乐曲可以调节与其相应的脏腑。按照相应关系,肝病选择角调式音乐,心病选择徵调式音乐,脾病选择宫调式音乐,肺病选择商调式音乐,肾病选择羽调式音乐。

2.五行相生法

五行相生法即根据五行相生的原理,木、火、土、金、水依次相生,按照"虚则补其母"的原则,当一脏为虚证时,可选择其母脏相对应的乐曲,达到相生的目的。如肝血亏虚者,选择羽调式音乐以达"水生木"之意;心气虚者,选择角调式音乐以达"木生火"之意;脾胃虚弱者,选择徵调式音乐以达"火生土"之意;肺气亏虚者,选择宫调式音乐以达"土生金"之意;肾气亏虚者,选择商调式音乐以达"金生水"之意。

3.五行相胜法

五行相胜法即以情胜情法,属"正治"范畴。当一种情绪过甚而致发病时,根据五行相克的原理,用另一种"相胜"的情志的乐曲来改变其情志,从而使过度的情绪得以调和。《素问·五运行大论》言"怒伤肝,悲胜怒""喜伤心,恐胜喜""思伤脾,怒胜思""忧伤肺,喜胜忧""恐伤肾,思胜恐"。如情志为怒者,选择商调式音乐以克制怒;情志为喜者,选择羽调式音乐以克制喜;情志为思者,选择角调式音乐以克制思;情志为悲(忧)者,选择徵调式音乐以克制悲(忧);情志为恐者,选择宫调式音乐以克制恐[19]。

八、音乐疗法的临床应用

临床上,中医五行音乐疗法多应用五音的五行分类与五脏系统对应,并根据五行生克制化关系来确定治疗方案。可根据患者的生理和心理状态,对人的体质和病理状态进行分类,按五行理论分为木型人、火型人、土型人、金型人和水型人,并根据五行生克制化的关系,制订合理的音乐治疗计划,选取适当的乐曲进行治疗。

1.木型人

木型人是指患者在病理上以出现中医"肝"系统的症状为主要矛盾,心理上以烦躁、愤怒等属"木"的情绪为主要病变的一类患者。

肝为将军之官,临床上,情志郁怒往往既是肿瘤患者的发病诱因,又作为肿瘤患者发病后的情志变化长期存在。由于肝气郁结而导致患者出现一系列的病理变化,既可以是肝脏本身的病变,出现心情郁闷、精神不快、烦躁易怒、焦躁不安、夜寐多惊等症状;也可以横逆犯胃乘脾,出现食欲不振、嗳气泛酸、腹痛下利泄泻等症状;或肝火上炎,出现口苦、头痛、目赤肿痛、烦躁易怒等症状;甚则上犯肺脏,木火刑金,出现胸闷咳嗽、咳血等症状。肿瘤患者在得知病情后,往往会产生愤怒、烦躁等不良情绪。

(1)同质相应选曲:当肿瘤患者病变局限在肝,出现肝气郁结、心情郁闷、精神不快、烦躁易怒、焦躁不安等症状时,根据"角动肝"的原则,可选用生机勃勃、清丽俊逸的角调式乐曲以鼓动肝气,疏肝理气,如《春之声圆舞曲》《克莱德曼》《春风得意》《江南好》等。

(2)五行相生选曲:临床上,肿瘤患者可伴随慢性失血,或化源不足,出现肝血亏虚证,可见头晕耳鸣、面色无华、视物模糊、肢体麻木等一系列症状,同时往往伴随有胆怯易惊等胆气亏虚的症状时,可根据"水生木"的原则,选择羽调式乐曲以滋水生木,如《梅花三弄》《船歌》《梁祝》《汉宫秋月》《月光奏鸣曲》《苏武牧羊》等。

(3)五行相胜选曲:当患者肝气过旺,可侵犯他脏,或横逆犯胃乘脾,出现食欲不振、嗳气泛酸、腹痛下利等症状;或肝火上炎,出现口苦、头痛、目赤肿痛、烦躁易怒等症状;或木火刑金,出现胸闷咳嗽、干咳、胸胁疼痛、心烦口苦、咳血等症状时,可根据"金克木"原则,选择商调式乐曲以佐金平木,如《将军令》《黄河》《潇湘水云》《金蛇狂舞》《悲怆》《春节序曲》等。

2.火型人

火型人是指患者在病理上以出现中医"心"系统的病变或症状为主要矛盾,心理上以浮躁、暴躁等属"火"的情绪为主要病变的一类患者。

心为君主之官,主神明,主管人的精神、意识、思维、心理。临床上,肿瘤的病机变化多端,多个脏腑的病变都可影响心的功能,肝气郁久化火可以上扰神明,心火上炎,出现心烦失眠、口舌生疮、口腔糜烂、舌尖红绛等症状;痰浊扰心,可以出现心烦心悸、胸闷烦躁、口苦失眠、神志失常、狂躁妄动等症状;病久气血耗伤,可出现心气不足,见气短、心悸、乏力、头晕等症状。由于肿瘤患者的治疗周期较长,且治疗效果不尽如人意,会让患者出现浮躁、情绪暴躁等情绪变化。激素药物的应用也会引动浮阳,让人产生兴奋、浮躁的情绪变化。

（1）同质相应选曲:临床上,常见肿瘤患者出现时而情绪浮躁,但又容易意志消沉,失去信心,可根据"徵动心"的原则,选用徵调式乐曲以鼓动心气,振作精神,如《紫竹调》《喜洋洋》《步步高》《喜相逢》《金色狂舞曲》《解放军进行曲》《卡门序曲》等。

（2）五行相生选曲:临床上,常见肿瘤患者病久气血耗伤,可出现心气不足、心血亏虚,症见气短、心悸、乏力、头晕、悲切欲哭等症状,可根据"木生火"的原则,选取角调式乐曲以生发之气鼓动心气,如《姑苏行》《鹧鸪飞》《春风得意》《春之声圆舞曲》《江南丝竹乐》《江南好》《欢乐颂》《草木青青》《绿叶迎风》等。

（3）五行相克选曲:临床上,出现心火上炎或痰火扰心等症时,可见心烦失眠、口舌生疮、胸闷烦躁、狂躁妄动等症状,可根据"水克火"的原则,选取属"水"的羽调式乐曲以收敛心气,清热宁心,如《梅花三弄》《汉宫秋月》《月光奏鸣曲》《苏武牧羊》等。

3.土型人

土型人是指患者在病理上以出现中医"脾"系统的病变和症状为主要矛盾,心理上以压抑、思虑过度等属"土"的情绪为主要病变的一类患者。

脾胃为后天之本,居于中焦,临床上,肿瘤患者往往因为肝气郁结、横逆克脾犯胃或放化疗副反应而出现食欲不振、嗳气泛酸、腹痛下利泄泻等症状;也可由湿热浊毒困阻脾胃而出现脘腹胀满、食少倦怠、头重如裹、恶心欲吐、口淡不渴、便溏不爽等症状;患者病久耗伤,可出现脾胃阳气不足,见脘腹胀满、口不知味、不思饮食、大便溏薄、精神不振、形体消瘦、肢体倦怠、少气懒言、面色萎黄或㿠白等症。肿瘤患者往往会出现抑郁、顾前想后、忧心忡忡、郁郁寡欢、多思多虑、多愁善感等属"土"的不良情绪。

（1）同质相应选曲:肿瘤患者或由于情绪的压力,或由于放化疗的副作用,往往会出现消化功能不良,纳差、恶心、呕吐。情绪上往往会出现思虑过度、郁郁寡欢等变化。根据"宫动脾"的原则,可用宫调式乐曲,如《月儿高》《春江花月夜》《平湖秋月》《塞上曲》《满江红》《新紫竹调》等。

（2）五行相生选曲：临床上，常见肿瘤患者病久损耗，火不暖土，出现脾胃气虚、脾胃阳虚等症，可见脘腹胀满、口不知味、不思饮食、大便溏薄、精神不振、形体消瘦、肢体倦怠、少气懒言、面色萎黄或㿠白等症状。根据"火生土"的原则，可选取徵调式乐曲以鼓动心气，助火生土，如《紫竹调》《喜洋洋》《步步高》《喜相逢》《金色狂舞曲》《解放军进行曲》《卡门序曲》等。

（3）五行相克选曲：脾胃为后天之本，居于中州，易受邪气侵袭，出现脾胃功能失常，见食欲不振、嗳气泛酸、腹痛下利泄泻等症状，根据"木克土"的原则，可选用角调式乐曲以疏木扶土，恢复脾胃功能，如《胡笳十八拍》《江南丝竹》《鹧鸪飞》《春风得意》《草木青青》《绿叶迎风》等。

4.金型人

金型人是指患者在病理上出现以中医"肺"系统的病变为主要矛盾，心理上以悲伤、忧愁等属"金"的情绪为主要病变的一类患者。

肺为娇脏，居于膈上，主气，司呼吸。临床上，肿瘤患者可由于痰浊、水饮留于肺脏，出现咳嗽、咳痰、胸痛、喘累、不能平卧等症状；或肝火上犯肺脏，木火刑金，出现干咳、胸胁疼痛、心烦口苦、咳血等症状；或久病耗伤、肺气亏虚，出现咳喘无力、咳痰清稀、心悸气短、声音低怯、神疲体倦、面色㿠白、畏风自汗等症状。金型人往往会出现悲观厌世、忧愁欲哭等消极情绪。

（1）同质相应选曲：肿瘤患者往往悲观厌世、忧愁欲哭，根据"商动肺"的原则，可选用商调式乐曲补心平肺，以发泄心头郁闷，摆脱悲痛，如《黄河》《金蛇狂舞》《将军令》《潇湘水云》《第三交响曲》《嘎达梅林》等。

（2）五行相生选曲：肿瘤患者久病耗伤，肺气亏虚者，多由于后天脾胃化源不足导致，根据"土生金"的原则，可选用宫调式乐曲以培土生金，鼓舞肺气，如《月儿高》《春江花月夜》《平湖秋月》《塞上曲》《满江红》《新紫竹调》等。

（3）五行相克选曲：痰浊、水饮留于肺脏，可出现咳嗽、咳痰、胸痛、喘累、不能平卧等症状，根据"火克金"的原则，可选用徵调式乐曲以鼓动心气，扫除阴霾，如《紫竹调》《喜洋洋》《步步高》《喜相逢》《卡门序曲》等。

5.水型人

水型人是指患者在病理上以出现中医"肾"系统的病变为主要矛盾，心理上以沮丧、绝望等属"水"的情绪为主要病变的一类患者。

肾为先天之本，藏精，主生殖，主司二便。肿瘤患者往往病程较长，久病多累及肾脏，损伤肾阴可见腰膝酸痛、头晕耳鸣、失眠多梦、五心烦热、潮热盗汗、咽干颧红等症状；损伤肾阳则可见腰膝酸痛、腰背冷痛、畏寒怕冷、筋骨萎软、神疲乏力、精神不振、性功能减退等症状；若肺病及肾，肾不纳气则可能出现气短、气喘、动则喘甚而汗出、呼多吸少等症状；脾病及肾可见肛门坠胀、腰膝酸软、头晕耳鸣、神疲困倦、夜尿频多、大便溏泻等症。水型人在患病以后往往出现沮丧、绝望等情绪。

（1）同质相应选曲：沮丧的情绪在五行中属水，肿瘤患者往往由于疾病的挫折及精神创伤，或治疗失败，对生活失去信心，产生沮丧、绝望的负面情绪，根据"羽动肾"的原则，可选用深沉、流畅的羽调式乐曲以释放内心的苦痛，如《梅花三弄》《梁祝》《月光奏鸣曲》《红梅赞》等。

（2）五行相生选曲：肿瘤患者久病及肾，肺肾两虚，可出现腰膝酸软、气短、气喘、动则喘甚而汗出、呼多吸少等症状，根据"金生水"的原则，可选择商调式乐曲以益气补肾，促进全身气机的内收，如《将军令》《黄河》《潇湘水云》《金蛇狂舞》等。

（3）五行相克选曲：肾主水，临床上肿瘤患者因为久病及肾，肾气亏虚，不能制水，水气泛溢，可见浮肿、小便不利、腰膝酸软等症状，根据"土克水"的原则，可选用宫调式乐曲以培土制水，通过补后天以补先天，如《春江花月夜》《平湖秋月》《塞上曲》《新紫竹调》《平沙落雁》等。

（刘绍永、游璐）

参考文献

［1］段玉裁.说文解字注［M］.上海：上海古籍出版社，1988.

［2］北京师联教育科学研究院.孔伋思孟学派思想与《学记》解读附《乐记》《杂记》［M］.北京：中国环境科学出版社，2006.

［3］马越，刘明明，高思华，等.基于《黄帝内经》五音理论的中医音乐疗法探讨［C］.第五届全国中医药博士生学术论坛，2014.

［4］王冰.黄帝内经素问［M］.北京：人民卫生出版社，1963.

［5］不著撰人.灵枢经［M］.北京：人民卫生出版社，1963.

［6］杨宇飞，郭金，项春艳，等.中医五行音乐在晚期恶性肿瘤治疗中的初步应用［C］.北

京:中国音乐治疗学会十周年会庆暨第五届学术年会,1999.

[7] 辛大君.晚期癌症患者及其家属悲伤反应研究[D].泸州:西南医科大学,2016.

[8] 廖娟,杨宇飞,许云,等.五行音乐对晚期癌症患者生存质量影响[J].现代仪器与医疗,2013,5(19):80-82.

[9] 周月霞,吴斌.音乐与养生益寿[J].时珍国医国药,2009(12):2959-2960.

[10] 高天.音乐治疗学基础理论[M].北京:世界图书出版公司.2007.

[11] 傅涓涓.浅谈中医五行音乐治疗[J].科技信息,2010(36):274-275.

[12] 张晶.我国音乐疗法的中医理论探讨[C].济南:第十次全国中医药传承创新与发展学术交流会暨第二届全国中医药博士生会议,2010.

[13] 刘庆华.浅论音乐治疗对疾病的帮助[J].北方音乐,2013(3):66-67.

[14] 刘晓燕.中医音乐康复疗法——中和之道[J].中国民族民间医药,2014(15):25,30.

[15] 罗克勇.音乐治疗对"表演焦虑"心理干预的实证性研究[D].石家庄:河北师范大学,2016.

[16] 毛一清,晏玉奎.被动音乐疗法对脑卒中后抑郁患者的临床疗效观察[J].中国现代医生,2013(30):91-93.

[17] 范志涵.便携式数字音乐电治疗仪的研究[D].天津:天津大学,2007.

[18] 余瑾,傅杰英.精神心理康复和中医情志疗法[J].现代康复,2001(21):26-28.

[19] 林法财.基于"心身同治"的针刺穴注联合五行音乐疗法治疗 PSD 的临床研究[D].广州:广州中医药大学,2015.

第五节　中医心理疏导

人类的心理活动伴随着人类的产生而产生,且随着人类的进步而不断进步,具备成熟的心理活动是人类与其他物种的区别之一。因此,心理学的历史与人类的历史一样久远。

一、基本概念

1.心理

《说文解字》云:"心,人心,土藏,在身之中。""理,治玉也。顺玉之文而剖析之。"[1]后世将其引申为人的内心对于外界事物认识、剖析、归纳的过程。现代心理学的心理是指人内在符号活动梳理的过程和结果。这说明我国古代学者对心理的认识和定义是准确而全面的。

2.中医心理学

中医心理学是中医学与心理学相结合而衍生出的一门学科,是将中医传统理论和临床实践的经验与现代心理学知识相结合,通过对心理现象发生、发展规律以及心理因素与人体疾病过程的互相作用的研究,并指导临床实践中运用心理干预手段,以达到促进患者身心健康为目的的一门学科。[2-4]

二、中医心理学的发展历程

1.远古时期

人类对于心理学的探索与人类对医药知识的探索几乎是同步的。在远古时期,由于社会生产力落后,医学知识尚仍处在萌芽时期,人们将许多不好解释的自然现象及人体的疾病归结为神灵的惩罚或恶魔作祟。

后世医家多有采用"祝由之术"治病者,"祝由"二字首见于《素问·移精变气论》云:"余闻古之治病,惟其移精变气,可祝由而已……此恬淡之世,邪不能深入也,故毒药不能治其内,针石不能治其外,故可移精祝由而已"。[7]指出"祝由"是上古时期治疗疾病的重要治疗手段,并指出了其所适用的范围。唐代医家王冰将"祝由"解释为"祝说病由"。"祝由"并非单纯的迷信活动,其中包含了丰富的心理学内涵。一方面,由于"祝由"多由德高望重的长辈或专职的巫师完成,可以通过心理暗示以达到改善临床症状的目的,这一点是被现代心理学所认同的。另一方面,"祝由"就是告知疾病的来由,即通过语言分析、心理疏导等方式,以达到减轻患者心理负担,"移精变气",最终达到防治疾病的目的。

2.先秦时期

先秦时期,随着社会生产力的发展,医学也有了长足的进步。随着《黄帝内经》的成书,标志着中医学理论体系的形成,中医心理学也取得了长足的发展,奠定了中医心理学的理论基础。《黄帝内经》云:"虚邪贼风,避之有时,恬淡虚无,真气从之,精神内守,病安从来?"这是关于"形神合一"的最早论述,将心理精神状态的调整和身体的调护等同而论,指出心理健康是人体健康的重要组成部分。同样,精神心理也会导致人体生理上的变化,《黄帝内经》云:"精神不进,志意不治,病乃不愈。"明确指出精神的变化会影响疾病的预后。《素问·宝命全形论》中"一曰治神,二曰知养身,三曰知毒药为真,四曰制砭石大小,五曰知脏腑血气之诊。五法俱立,各有所先",将"治神"放于首位,奠定了中医学重视人文关怀、身心并治的传统,也是中医"形神一体观"的体现。

3.汉唐时期

汉唐时期,以《伤寒论》《金匮要略》为代表的医学著作标志着中医学理法方药体系的成熟。这一时期,关于中医心理学也有了更深刻的认识,并且十分重视对心理因素的治疗,《华佗神医秘传》云:"夫形者神之舍也,而精者气之宅也,舍坏而神荡,宅动则气散。神荡则昏,气散则疲,昏疲之身心,即疾病之媒介,是以善医者先医其心,而后医其身。"[5]将"医心"放在"医身"之前,这对中医心理学临床实践具有指导意义。

随着医学临床实践的不断深入,临床学科不断细化,这一时期的医家对心理因素致病的病因病机有了更深入的认识,认识到心理因素既是发病因素,也是疾病过程中的病理状态。这一时期,关于治疗的具体方法也有了更具体的实践和指导,《华佗神医秘传》云:"忧则宽之,怒则悦之,悲则和之,能通斯方,谓之良医。"针对不同的心理问题提出了具体的治疗方法。《金匮要略》首载"脏躁"一病,根据其临床症状的描述类似于当今的"更年期综合征",并创立"甘麦大枣汤"以治疗这一病证。另外,这一时期创立的柴胡加龙骨牡蛎汤、酸枣仁汤等方剂也被后世广泛用于治疗心理有关病证。唐代孙思邈的《千金要方》在《内经》的基础上进一步阐明了心理、情志因素对脏腑功能的影响，并将其归纳入脏腑辨证体系，形成了完整的针对心理疾病的理法方药体系。

4. 宋金元时期

宋金元时期是我国科学技术高度发达的时期，加之当时对医药学高度重视，这一时期是医学发展的黄金时期，百家争鸣，百花齐放，形成了不同的学术流派，中医心理学在这一时期取得了更深入的发展。

南宋陈无择《三因极一病证方论》在《金匮要略》的基础上发挥了"三因学说"，第一次明确提出"七情致病"的理论，提出"七情者，喜、怒、忧、思、悲、恐、惊是也"的概念，并在《内所因心痛证治》《内因腰痛论》《五劳证治》中详细论述了七情致病的病证，创立了相关的方剂，为后世中医治疗情志疾病提供了参考依据，对中医心理学的发展有着重要意义。

这一时期，出现了著名的"金元四大家"，即"火热论"刘完素、"补土派"李东垣、"养阴派"朱丹溪、"攻下派"张子和，四位医家对中医心理学均有一定的阐述。刘完素提出"五志化火"理论；李东垣提出"安养心神调治脾胃论"；朱丹溪提出"收心养心""戒色欲"以养护阴精，并对"郁证"有诸多阐发；张子和是这一时期在中医心理学方面取得巨大成就的医家，在心理因素致病的病因病机方面，其认识到了人的心理状态因人的社会经济地位不同而有所差异，其致病特点也有所不同。

5. 明清时期

明清时期，随着医疗水平的不断发展，医家对"神明"所主有了新的认识，李时珍《本草纲目》中首次提出"脑为元神之府"，王清任《医林改错》在此基础上提出"灵机记性不在心在脑"的观点，并对脑的生理、病理及与心理障碍的关系进行了详细论述，对中医心理学的发展起到了积极的推动作用。

这一时期，临床医家对于情志致病的认识更加深入，许多医学著作中将"七情病"专列章节，从病因、病机、诊断、治疗、预防、康复等方面论述情志致病的机制，病种涉及内、外、妇、儿等科，"七情致病学说"更加成熟、完善，进一步丰富了中医心理学理论体系。

由于印刷技术的普及，这一时期有大量的医学典籍得以广泛流传，其中既有著名医家的个人著作对心理治疗进行论述，也有大量的个人医案和医案类编，里面记载了许多生动、真实的案例，系统地论述了各种心身疾病的诊治过程，所涉及的病种和治法较前更为丰富,除了常见的"情志相胜法"外,还有两极情绪疗法、激情刺激法、暗示法、移精变气法等,为现代总结完善中医心理学治疗理论奠定了坚实的基础。

6.近现代时期

近现代以来,将心理学系统、研究方法与我国传统中医的情志致病学说、脏腑学说、体质学说等基础理论相结合,认识、描述人体在不同状态下的心理现象,解释其机制及作用规律,逐渐完善并确立了中医心理学的理论体系。1985 年,我国第一次正式提出"中医心理学"的概念,其后,中医心理学的理论体系不断完善,促进了中医心理学的快速发展。

随着医学模式的转变,传统的"生物医学模式"逐渐被新的"生物—心理—社会医学模式"所取代,人们逐渐认识到心理因素在疾病治疗及康复过程中的重要性。这一理念和中医心理学的认识不谋而合,凭借着中医"整体观念""天人合一""形神一体"的传统认识,中医心理学在处理人与自然的关系、患者形体与心理的关系以及医患关系上有着明显的优势,其对促进医学模式的转变也有着重要的作用。

随着学科的不断细化,中医心理诊疗技术也在临床实践中不断发展,传统中医心理学理论不断与现代心理学理论和方法相融合,形成了不同的学术观点。汪卫东教授创立中医系统心理疗法,用以治疗抑郁症、焦虑症等常见的心理疾病;赵志付教授创立刚柔辨证法,对于治疗心身疾病和亚健康状态有很好的疗效;张伯华教授则在中医传统情志疗法的基础上创立了情志顺势心理疗法。

随着社会生活节奏的加快,人们的心理压力不断增加,许多临床研究表明,不良情绪及心理压力与恶性肿瘤等慢性疾病的发病均有一定关系。因此,心理健康问题越来越受到临床医生的重视,这也是未来中医心理学重要的发展趋势之一。

三、心理因素与肿瘤的关系

1.心理因素是肿瘤发病的致病因素

许多临床研究表明,肿瘤是一种心身疾病,不良情绪及心理压力与恶性肿瘤的发生、发展及转归均有一定的影响。

(1)人格特点与肿瘤的关系:人格特点是人格构成的基本要素,是使人的行为倾向表现出具有一定的持久性、稳定性、一致性的心理结构。近年来,一些临床研究证实抑郁特质与肿瘤的发生有一定的关系。在心理学上常将性格分为 A 型、B 型、C 型和 D 型四种。西英俊认为 C 型性格者往往表现为克制、压抑、焦虑、抑郁、无助、过分为别人着想等人格特征，C型性格的人患肿瘤的概率要比常人高3倍。Kissen发现情感释放受限是肺癌的独立致病因素之一[6]。Wirsching的研究结果认为抑郁状态或情感释放能力减弱是肿瘤好发人群的人格特点[7]。早在《格致余论》即指出情志抑郁者会导致乳腺癌，这与现代研究的结果是一致的。

（2）生活事件与肿瘤的关系：生活事件是指人一生中的遭遇。有研究表明，重大的负面生活事件能引起人的负面情绪和应激状态，如丧失亲人、过度劳累、人际关系不融洽等均可以成为肿瘤发生的危险因素。研究表明，妇科肿瘤、甲状腺肿瘤、胃癌患者在发病之前多有频繁的压力性生活事件发生[8]。而乳腺癌与生活事件的关系是这一领域的研究重点，大量临床研究证实，重大负面生活事件及伴随的焦虑、抑郁等负面情绪是我国乳腺癌发病的重要危险因素[9]。

（3）负性情绪与肿瘤的关系：负性情绪是指焦虑、紧张、愤怒、沮丧、悲伤、痛苦等不积极的情绪的统称。负性情绪不仅会带来心理上的表现，也会带来身体上的不适感。负性情绪中抑郁与肿瘤发生、发展的关系是临床上研究最多的内容。有临床研究表明，抑郁状态和肿瘤的发病有一定关系，临床上与负性情绪关系最密切的肿瘤是乳腺癌[8]。有学者认为这和中医理论中乳房为肝经所过，乳腺发病多与肝郁气滞有关的理论是一致的。

2.肿瘤患者的心理状态

肿瘤患者大多承受着巨大的心理压力，主要表现在焦虑、抑郁、绝望、失眠、疼痛等心理情绪改变及躯体症状，这些心理问题如果不能得到及时恰当的处理就会影响到患者的治疗和康复，导致生活质量明显下降，躯体功能、心理功能和社会认知功能等方面均明显降低。根据国外文献记载，34%~44%的肿瘤患者有明显心理应激反应或心理障碍，不良情绪对机体免疫机能有抑制作用，从而影响免疫系统识别和消灭癌细胞的"免疫监视"作用[10]。而躯体的伤痛、治疗的不良反应等实际问题又会给肿瘤患者带来心理上的痛苦和困扰，造成巨大的心理挑战[11]。

肿瘤患者的心理状态与疾病的发生、发展互为影响，如果患者的心理问题得不到有效的干预，会影响患者的治疗和康复效果。有临床研究表明，对肿瘤及其治疗的恐惧心理是导致患者延迟就医的主要因素之一，而患者就医延迟引发的自责和愤怒等不良情绪可能会进一步影响患者接受有效的治疗[12]。肿瘤患者的不良情绪（焦虑、抑郁、逃避、恐惧等）所带来的心理痛苦会严重影响患者的生活质量，导致患者依从性变差，预后更差，从而形成恶性循环[13]。手术、放化疗等治疗手段对患者外表带来的改变也可能给患者带来自卑等不良情绪,甚至会影响患者的社交行为、亲密关系及性关系。大部分肿瘤患者在疾病的某一阶段都会经历短暂或轻度的焦虑和抑郁的症状,其中一部分患者会发展为严重的焦虑抑郁或失志等精神问题,影响患者的睡眠和正常生理功能,甚至出现自杀等极端行为。

四、肿瘤患者的心理特点

在肿瘤的每一个阶段,患者都有一些共性的心理特点,这与人共同的心理特点有关,但也需要注意的是,肿瘤患者的心理特点并不是固定不变的,随着时间和病情的变化,患者的心理特点也会发生相应的变化,临床上通过对肿瘤患者的观察,根据其心理特点的共性,可将其心理特点分为五个时期[14]。

1.诊断期

这一时期又称为"诊断休克期",患者在明确诊断为恶性肿瘤后的 2~4 周内,心理上会受到极大的冲击,从而出现较为强烈的心理应激,表现为激动、愤怒、暴躁等过激的情绪,部分患者会因无法接受现实而表现为否认心理,反复就诊检查以希望能改变诊断;也有患者会产生沮丧、抑郁、绝望、恐惧等负面情绪,甚至会出现自杀等极端现象。这一时期,患者可能会同时出现食欲不振、眩晕、心慌、睡眠困难、注意力集中困难、木僵状态等生理反应。这些心理生理反应大多会随着治疗的推进而得到有效转移,但如果患者长期不能摆脱这种不良情绪,进而延误治疗,则需要及时的心理评估和干预。

2.治疗期

治疗期间,患者和家属最担心的问题是疗效和副反应。这时候的心理特点是担心伴随着希望或失望。例如化疗期的患者,当各种副反应出现的时候,患者会非常担心"这些副反应是永久性的吗?""这些治疗真的有效吗?"当治疗失败的时候,患者会感到深深的失望,还会担心"还有其他药可以用吗?"当患者了解了规范化的治疗和疾病的相关知识后,大部分患者的担忧会得到缓解,会采取乐观平和的心态去面对疾病和治疗。如果患者过分担心,对未来感到悲观失望甚至想要放弃治疗或出现轻生的念头,就需要接受心理评估和干预了。

3.随访期

有的患者在治疗期间心态还比较平和,治疗结束后回到家,与医疗团队的联系减少了反而会感到担心和不安,会想"现在真的不需要再治疗了?""以后还会不会复发和转移呢?"这些不确定感会深深困扰着患者。身体一有点不舒服,例如感冒、疼痛就会十分紧张,以为是复发或转移的信号。如何面对内心的不确定感,减轻对复发转移的恐惧,把注意力集中到当下的生活上,是这一时期患者最大的心理挑战。

4.进展期

在疾病进展期,患者常常会感受到生存危机,出现对死亡的恐惧和生命缩短的紧迫感。尤其当患者产生疼痛、呼吸困难等症状时,恐惧尤为突出。在这种情况下,很多患者会变得不知所措。这时,促进患者与医护人员沟通,设定合理的未来照护目标,帮助患者完成未满足的心愿是非常重要的。让患者保持双重意识,一方面意识到死亡可能会临近;另一方面意识到还有一段宝贵的生命历程值得去珍惜。

5.终末期

生命终末期除了死亡的恐惧,患者还容易出现孤独感,特别是行动受限卧床、生活不能自理的患者,会感到失去控制、失去尊严、存在没有意义等。这个时候患者需要更多家人的陪伴来减轻孤独感,要尽量维护患者的尊严和控制感,帮助患者寻找生命的意义。

五、肿瘤患者心理高危因素的三级预防

由于肿瘤目前尚缺少有效的治愈手段,患者及家属对肿瘤的认识大多存在一定的认知偏差和畏惧情绪,加之每个患者的心理特质不同,因此,肿瘤患者多伴有不同程度的心理问题。临床上,对肿瘤患者采取有针对性、预防性的干预极为重要,早期评估患者的心理状态,早期发现患者的心理问题,早期进行干预,对减少肿瘤患者心理不良事件的发生,改善患者心理状态和适应能力,提高患者生活质量有重要的临床意义。

1.主管医护人员对肿瘤患者的心理评估

为早期发现肿瘤患者的心理高危因素,需在患者入院之后 24 小时内由主管医生和护士常规对患者进行心理评估。目前临床上针对肿瘤患者心理高危因素有多种筛查和评估方法,为了能简单、有效地对患者的心理问题、实际问题及躯体症状进行有效评估,我们选择了心理痛苦管理筛查工具(DMSM),其中包括心理痛苦温度计(DT)(图 2-5)和心理痛苦相关因素调查表(PL)。

姓名：_____ 病区：_____ 病历号：_____ 填表日期：_____

首先，请在最符合您近一周所经历的平均痛苦水平的数字上画"○"。

亲爱的患者：您好！

首先感谢您对我院的信任，选择到我院进行治疗。我们全体医护人员衷心希望与您携手共抗病魔，并祝您早日康复！

在疾病的治疗和康复中，您可能会因为一些身体或者心理上的不适而产生痛苦的体验。比如睡眠问题、疼痛、食欲不振、心烦心慌等。作为医护人员，我们非常希望能够了解您的痛苦并提供专业的服务。

请认真填答这份短小的问卷，如实告诉我们是什么原因或哪儿不舒服使您感到痛苦，以及痛苦的程度。只要您告诉我们，我们会在医疗中尽力减轻您的痛苦，给予您更多的人文关怀。

极度痛苦 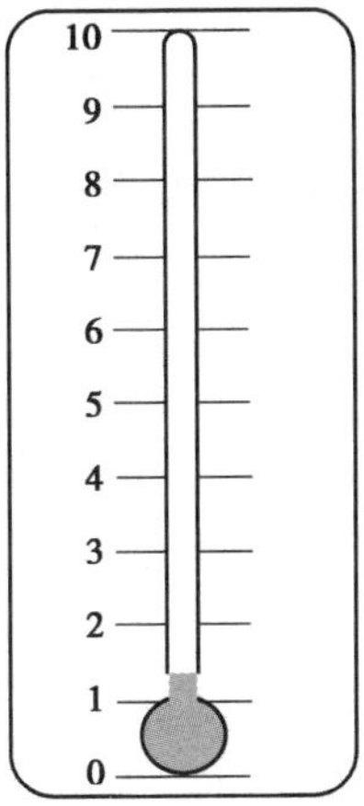
10
9
8
7
6
5
4
3
2
没有痛苦
1
0

接着，请指出下列哪些选项是引起您痛苦的原因，并在该项目前打"√"。

实际问题
☐ 无时间精力照顾孩子/老人
☐ 无时间精力做家务
☐ 经济问题
☐ 交通出行
☐ 工作/上学
☐ 周围环境

交往问题
☐ 与孩子/老人相处
☐ 与伴侣相处
☐ 与亲友相处
☐ 与医护人员相处

情绪问题
☐ 抑郁
☐ 恐惧
☐ 孤独
☐ 紧张
☐ 悲伤
☐ 担忧
☐ 对日常活动丧失兴趣
☐ 睡眠问题
☐ 记忆力下降/注意力不集中

身体问题
☐ 外表/形体
☐ 洗澡/穿衣
☐ 呼吸
☐ 排尿改变
☐ 便秘
☐ 腹泻
☐ 进食
☐ 疲乏
☐ 水肿
☐ 发烧
☐ 头晕
☐ 消化不良
☐ 口腔疼痛
☐ 恶心
☐ 鼻子干燥/充血
☐ 疼痛
☐ 性
☐ 皮肤干燥
☐ 手/脚麻木
☐ 身体活动受限制

信仰/宗教问题
☐ 信仰/宗教问题

其他问题：_____

图 2-5 心理痛苦温度计

临床上，对于 DT 评分分值<4 分的患者，由主管医生、护士结合其具体情况对其进行一般性心理干预，予以心理疏导及健康宣教，并密切关注患者心理状态的变化，情绪稳定者停止评估。

2.心理小组成员的介入及干预

心理小组是为应对临床工作中患者心理高危因素而成立的工作组，所有成员均具备一定的心理学专业知识并取得了心理咨询师资质。对于 DT 评分分值≥4 分的患者，在主管医生、护士对其进行一般性心理干预的基础上，由科室心理小组成员对其采取有针对性的心理干预措施，指导患者在移动护士工作站终端（PDA）上完成"宗氏焦虑自评量表""宗氏抑郁自评量表""症状自评量表"。心理小组成员根据患者的量表结果，对其存在的精神病理现象给予诊断，并对患者采取有针对性的干预措施，对患者进行心理访谈，对其关注的问题予以积极回应，以期能为患者提供一定的帮助。每次评估后将心理状态评估的分值、原因、干预措施及效果等如实记录于"心理状态动态评估表"，直至 DT 评分分值<4 分停止评估。

3.心理专科医生的干预及治疗

若患者心理评分过高，心理痛苦评分为重度，或患者伴随明显的精神或躯体症状时，则需要及时请心理科的精神卫生专业人员介入治疗，对其进行精神病例现象的专业诊断，并对其进行专业的心理干预及精神科干预，以期能为患者提供心理支持与关怀，改善患者的精神健康问题，如重度抑郁和焦虑、严重的人际困难、药物滥用等，减少心理不良事件的发生。必要时可安排转诊以帮助患者接受精神科医生和心理治疗师专业的精神治疗或心理干预[15]。

六、常见中医心理疗法

中医心理疏导是指运用中医的情志学说理论和方法治疗心理疾病和心身疾病，以促使患者心身状况向健康方向转化的治疗方法。在中医传统里称中医情志相胜法、以情胜情法等，是祖国医学在心理治疗方面的结晶，具有鲜明的中医特色。早在《黄帝内经》就将七情归纳为喜、怒、忧、思、恐五志，且五志分属五脏，即喜归心而属火，忧（悲）归肺而属金等；并指出：金克木，怒伤肝，悲胜怒；木克土，思伤脾，怒胜思等。情志相胜疗法是根据五行相克的理论，利用一种或多种情绪去调节、控制、克服另一种或多种不良情绪而达到动态平衡的中医心理疗法[16]。

中医心理疏导与中国文化传统一脉相承。《黄帝内经》奠定了中医心理干预治疗的基础,肿瘤康复相关的中医心理疏导主要包括[17]:

1.静心安神法

强调"恬淡虚无,真气从之,精神内守"。通过肿瘤患者静坐或静卧,内忘思虑,外息镜缘,使精神清净宁谧,真气自然从之,病气逐渐衰去的方法,即所谓"静者寿,躁者夭"。常用此法治疗思虑劳神过度所致病变,以及某些慢性久病等。

2.言语开导法

通过言语向患者讲解一定的医学知识,使其详细了解疾病信息,消除其误解、紧张、恐惧及消极心理,增强战胜疾病的信心。善于诱导患者倾吐内心的痛苦郁积和隐私真情,并善于解释,是实施此疗法的关键。常用于肿瘤初发期。

3.移情易性法

通过语言和行为等转移患者对疾病的注意力,从而达到调整逆乱之气机,使精神安定,疾病减轻的目的。琴棋书画、戏剧、舞蹈、音乐、赋诗、旅游、垂钓、养花等都可以增养情趣、陶冶性情,转移情志,调神祛病。

4.顺情从欲法

顺从患者的意志、情绪、满足其身心需要,用以治疗情志不遂的病症。李中梓云:"境缘不偶,莫求未遂,深情牵挂,良药难医。"

5.以情胜情法

中医将怒、喜、思、悲、恐五种心理活动归属于五脏,可以利用五行相克来调节其所胜的情志,《素问·阴阳应象大论篇》云"怒伤肝,悲胜怒""喜伤心,恐胜喜""思伤脾,怒胜思""忧伤肺,喜胜忧""恐伤肾,思胜恐"。后世张子和在《黄帝内经》的基础上予以发挥和完善。《儒门事亲》云:"悲可以治怒,以怆恻苦楚之言感之;喜可治悲,以虚浪戏狎之言娱之;恐可以胜喜,以悲惧死亡之言怖之;怒可以治思,以污辱期罔之事触之;思可以治恐,以虑彼志此之言夺之。凡此五者,必诡诈谲怪、无所不至,然后可以动人耳目,易人视听。"这都是中医心理干预的案例。

以上疗法在具体运用中可选择单法或数法合用,为体现中医"整体观念""辨证论治"的理念,应当综合考虑患者情志状态、躯体症状、体质倾向、性格特征等因素。

(刘绍永、游璐、徐海燕)

参考文献

[1] 段玉裁.说文解字注[M].上海:上海古籍出版社,1988.

[2] 王克勤,王米渠,朱文峰,等.中医心理学[M].武汉:湖北科学技术出版社,1986.

[3] 张伯华.中医心理学[M].北京:科学出版社,1995.

[4] 庄田畋.中医心理学[M].北京:人民卫生出版社,2007.

[5] 彭静山.华佗神医秘传[M].沈阳:辽宁科学技术出版社,1982.

[6] KISSEN DM. Personality characteristics in males conductive to lung cancer[J].British Journal of medicine Psychology,1973,36:27.

[7] WIRSCHING. Psychological identification of breast cancer patients before biopsy[J]. Journal of Psychosomatic Research,1983,26:1.

[8] 唐丽丽,王建平.心理社会肿瘤学[M].北京:北京大学医学出版社,2012.

[9] 张丽辉,黄带发,许凤芝,等.乳腺癌发病与各类生活事件的相关性探讨[J].中国肿瘤临床与康复,2000,7(5):47-48.

[10] 刘娟,董佩霞,陈敦金.癌症患者的心理治疗[J].中外健康文摘,2009,6(23):149-150.

[11] National Breast Cancer Centre and National Cancer Control Initiative.Clinical Practice Guidelines for the Psychosocial Care of Adults with Cancer[M]. Camperdown, NSW: National Breast Cancer Centre,2003.

[12] FRIEDMAN LC,KALIDAS M,ELLEDGE R,et al. Medical and Psychosocial Predictors of Delay in Seeking Medical Consultation for Breast Symptoms in Women in a Public Sector Setting [J].J BehavMed,2006,29(4):327-334.

[13] JANET E, JUDY L, ANDREW W, et al. Predictors of referral for specialized psychosocial oncology care in patients with metastatic cancer:the contributions of age,distress,and marital status[J].Journal of Clinical Oncology,2009,27(5):699-705.

[14] 唐丽丽.肿瘤患者身心重塑与功能锻炼[M].北京:人民卫生出版社,2010.

[15] 中国抗癌协会肿瘤心理学专业委员会.中国肿瘤心理治疗指南[M].北京:人民卫生出版社,2016.

[16] 贺兴波,董湘玉,李东阳.浅谈中医心理治疗的历史源流[J].贵阳中医学院学报,2009,31(2):73-74.

[17] 余桂清.肿瘤患者心理调护五法[M].北京:中国中医药出版社,2003.

第六节　中医运动指导

人体运动是在能量供应下肌肉收缩牵动骨关节的运动。人体运动的本质为动作和能量代谢,动作是人体运动的外在本质,能量代谢为人体运动的内在本质[1]。中医学认为运动具有疏通气血、畅达经络、调和脏腑等作用。通过运动能降低患者危险因素,最大限度调动患者潜能,保持乐观、积极的生活方式。

我国传统的健身术包括气功、五禽戏、太极拳、八段锦、易筋经等。除了这些传统运动项目,现代人也采用散步、慢跑、游泳、舞蹈等运动形式以达到养生保健的目的。肿瘤患者经过手术、放化疗等治疗后,病情得到控制,但肿瘤本身以及治疗过程都可能造成全身或局部组织的损伤,导致功能障碍甚至残疾,因此,进入康复期的肿瘤患者需要通过小强度、短时间、多次重复的耐力运动和健身操、八段锦等运动进行康复治疗。但是活动的强度和时间应循序渐进,以微微出汗而不喘为原则。肿瘤患者适度的运动成为肿瘤康复的重要治疗原则之一[2]。适当的运动对于肿瘤患者具有一定的治疗价值。运动从改变体内激素水平、炎症状态、免疫功能等各个机制影响肿瘤患者的康复,以达到提高生活质量,心肺功能、社会适应力,缓解疲劳、紧张焦虑的状态,以及减轻放化疗副反应的目的。

一、中医运动疗法的特点

中医学把精、气、神视为人体生命的三大要素,中医运动疗法把精、气、神融入其中,通过动形体以蓄精,理呼吸以练气,调意识以养神,使人体意气相随,形神兼备。但就总体而言,在形体动作等方面有以下共同的特点。

(1)舒缓柔和:形体动作舒展大方,和缓自然,不拘不僵,轻松自如。

(2)圆活连贯:动作形态如太极图形,动作线路多走弧线,一招一式衔接流畅,如行云流水。

(3)松紧结合:心静体松,松而不懈,适度用力,缓慢进行,动静相兼,阴阳平衡。

(4)内外兼修:通过合理的形式动作,以带动内脏的自我按摩,外可舒筋健骨,内可使脏腑调和。

练习时应遵循传统运动疗法的应用原则及注意事项,以防止出现偏差和身体的不适。

二、中医运动疗法的应用原则

《黄帝内经》为我国现存最早的医学典籍之一，构建了中医学理论体系，并始终指导着中医临床实践。书中与运动相关的内容记载虽较为零散，但对运动的原则、治疗原理与应用却有提纲挈领的作用，为中医运动养生体系奠定了坚实的理论基础。2010年，美国运动医学会年会的大会报告曾提出，中国的《黄帝内经》是"运动是良医"的起源之一，也是其早期表现形式之一。中医"六位一体"整合模式中的中医运动疗法的应用原则也是来源于《黄帝内经》，具体如下[3]。

1.法于阴阳

《素问·上古天真论》曰："上古之人，其知道者，法于阴阳，和于术数……不妄作劳，故能形与神俱。"指出人要顺应四时阴阳，以保养阳气，运动亦然。《素问·四气调神大论》曰："春三月，夜卧早起，广步于庭……养生之道也。"春季乃自然界中阳气升发的季节，此时人们应当在庭院中散步，以养人的生气。"治病必求于本"，本于阴阳，是中医诊治的基础，通过各种途径调和阴阳以达到"阴平阳秘，精神乃治"的状态。

2.精气神与形体统一

中医学重视精、气、神，《素问·上古天真论》曰："真人者……呼吸精气，独立守神，肌肉若一，故能寿敝天地，无有终时，此其道生。"呼吸精气即为调息，独立守神则为调整精神、意念，肌肉若一则为调整身体姿态的调身，通过精神调整，结合呼吸和运动，有利于延长寿命。《黄帝内经》多次提及"治未病"，防病于未然的思想萌芽，对防治肿瘤有一定指导意义。

3.骨正筋柔

《素问·生气通天论》曰："谨和五味，骨正筋柔，气血以流，腠理以密，如是则骨气以精。"骨正筋柔，强调了身体姿势要端正，要柔韧灵活。除了调和饮食，在运动过程中练习的动作准确，能有效调节相应的肌肉筋骨，使在其间的气血能顺利运行，起到内濡外固的作用。

4.形劳而不倦

《黄帝内经》中提到养生要点之一为"形劳而不倦"，以保养精气神，过劳则易伤。《素问·宣明五气》和《灵枢·九针论》中均提到五劳所伤:"久视伤血,久卧伤气,久坐伤肉,久立伤骨,久行伤筋"为"五久劳所病"。参照现代医学可理解为:久卧、久坐等静坐少动行为,长时间用眼,长时间站立、行走等过多运动,均有害健康。

三、常见运动功法

(一)八段锦

八段锦因其由八种不同动作组成而得名,其中"锦"为精美华贵之意,体现了此套功法如丝锦那样珍贵,是一套形体活动与呼吸运动相结合的养生保健功法,对人体全身各部位都进行了锻炼,达到了全面调养的功效,既能健身又能祛病。

八段锦常见的体式有两种,即坐式八段锦(又称"文八锦")和站式八段锦(又称"武八段")。其中坐式八段锦适合于在起床之前或睡觉之前练习,并且在练习时要求练功者只穿内衣进行锻炼。八段锦的动作舒展优美,编排精致,尤其适合中老年人、肿瘤患者身体虚弱者以及慢性病患者进行健身保健之用。目前临床上最常用的是站式八段锦,其动作口诀及作用如下:

1.两手托天理三焦

作用:调理人体全身气血的运行,控制稳定情绪。此招式不仅有利于练习者双肺的扩张,增强呼吸的运动,调理三焦的运行,而且有助于矫正双肩内收、圆背等不良姿势,对于治疗和预防肩与脊柱的疾病具有较好的疗效。

2.左右开弓似射雕

作用:可以减轻胸闷、肩颈酸痛等症状。此招式不仅可以增强练习者肩部和胸胁部肌肉力量,而且有助于加强腿部肌肉的力量,提高肩关节的灵活性以及身体各部位的协调度,从而加强呼吸运动和血液循环。

3.调理脾胃须单举

作用:可以增强脾胃功能,抑制胃酸过多的分泌,改善四肢末端的血液循环,减轻手脚冰冷或四肢酸痛的症状。此招式不仅可以促进胃肠道的蠕动、帮助食物的消化,而且可以预防消化系统方面慢性疾病的发生,使练习者拥有一个稳定良好的消化吸收内部环境。

4.五劳七伤往后瞧

作用:增强颈部肌肉的力量,加强颈椎活动的灵活性,促进头部的血液循环,达到缓解肩颈僵硬、减轻落枕等症状,提高视力,预防眼部疾病。此招式不仅可以调节五脏六腑的气血流通,而且可以减轻劳损、消除疲劳、改善高血压和动脉硬化患者的平衡能力。

5.摇头摆尾去心火

作用:清心降火,减少痤疮、情绪暴躁等情况的发生,加强对"五劳""七伤"的防治。此招式采用大马步桩的功架,同时配合呼吸动作,可以消除非正常神经传导引起的紧张,舒缓练习者的心情。

6.两手攀足固肾腰

作用:此招式不仅可以促进练习者的腰部各组织、各器官、肌肉的功能加强,尤其是肾脏、肾上腺的功能增强,从而达到防治腰肌劳损、慢性腰腿痛、腰椎间盘突出症等疾病的目的,而且可以提高生殖系统的功能。

7.攒拳怒目增气力

作用:此招式不仅可以增加练习者的气力,激发大脑皮质和自主神经兴奋,而且可以促进气血在全身的循环运行,加强肌肉的收缩与舒张运动,使练习者的精力旺盛。另外,怒目的练习有助于增强练习者攒拳的气力。

8.背后七颠百病消

作用:醒脑提神,缓解膀胱无力、减轻痔疮的症状。此招式不仅可以使全身各器官系统起到放松与调整的作用,同时结合按摩导引、吐纳导引等术式可以吸进大量的氧气,更有利于消除疲劳,改善机体的新陈代谢。

肿瘤患者练习八段锦不仅能改善机体的新陈代谢,提高整个机体的抵抗能力,减少癌细胞的病变;又可以增进食欲,改善消化功能;更使人心境开朗,增进心理健康。可以让患者循序渐进地做些适合于自己体力和耐力的活动。目前,已有研究显示八段锦有如下功效:

(1)对肿瘤患者运动系统的影响:八段锦能明显提高肿瘤患者上肢和下肢的力量素质,提高肿瘤患者关节活动的灵活性,控制身体的平衡能力以及神经系统调控组织器官的灵敏性。

(2)对肿瘤患者心血管系统的影响:八段锦对肿瘤患者心血管功能有一定的提高作用,可以显著降低冠心病稳定型劳累性心绞痛患者心绞痛发作次数,减少心绞痛发作的持续时间,从而减轻患者的临床症状;改善冠心病稳定型劳累性心绞痛患者焦虑、抑郁的不良心理状态。

（3）对肿瘤患者消化系统的影响：八段锦可以对肿瘤患者的肠道菌群的生长、繁殖产生积极的影响，改善肠道微生态平衡，增强对抗外源性病原菌在体内定植的能力，抑制机体内部条件性致病菌过度生长的能力，提高胃肠道生理功能，从而起到维护健康的作用。

现代研究表明，八段锦[4]对肠癌术后化疗过程中患者有增进食欲、调理脾胃、改善体质、提高生活质量的积极影响。妇科肿瘤术后应用八段锦[5]能改善患者情绪，增进睡眠，提高依从性及生活质量，可以改善预后、加速康复、促进护患和谐。某某[6]通过患者肺功能、6MWD 等多方面的改善情况，以及评价八段锦运动的安全〇〇〇〇〇胞肺癌术后患者的康复干预的疗效观察，研究显示，八段锦〇〇〇〇功能，提高运动耐量有助于患者身、心状态的改善。此外，李〇〇〇〇对乳腺癌根治术后放疗期患者的情志改善及生活质量的提高〇〇〇疗[8]发现八段锦在一定程度上辅助减轻肿瘤化疗患者癌因性〇〇〇〇疗治疗效果，最终提高患者的生活质量。

气功是一种松弛训练方法，也是一种行之有效的康复锻炼法，通过调身、调息、调心三个过程，使思想集中，排除杂念，达到高度安静的境界，做到身与意合、意与气合、气与力合，从而调控自己的意识、情感、思维和精神状态，然后再调控人体内部的生理功能，恢复气机的升降出入，使人体气血旺盛、畅行无阻，以达康复目的，气功属于行为康复范畴，类似于现代医学的松弛暗示疗法。

气功疗法包括动功和静功，具有调解情志，安定心神，纠正自主神经功能紊乱，提高免疫力，防病治病的作用。大量实践表明，气功能激发人体的潜能，保护和调动机体内在的抗病能力，有扶正固本的作用，它通过意念调整气机，引导内气循经络通达全身，起到疏通经络、通畅气血、化瘀散结等作用。气功能改善患者的不良情绪，树立战胜肿瘤的意念，它使患者的户外活动增加，能吸纳新鲜空气，同时经常进行各种活动，可减轻和延缓部分放射损伤，能增强体质，提高机体免疫功能。气功训练常常是集体式的，患者之间能相互支持、鼓励和帮助，并能互相交流抗癌经验和体会，在一定程度上提高患者的生存质量。气功疗法对肿瘤患者的康复治疗可起到积极的作用[9]。

气功之所以能够达到防病治病、强身健体、延年益寿的功效，这与它所产生的

人体效应密不可分。现代研究发现,气功具有以下几大功效:

(1)气功能够提高机体的免疫功能,调动人体的免疫积极性。经过大量的研究调查发现,肿瘤患者在练习气功后,他们的机体免疫功能有了明显的恢复和提高,肿瘤的发展也得到有效的控制。

(2)气功不仅可以改善肿瘤组织的微循环,而且对于全身微循环也有促进和改善的作用,改变血液黏度,增加血管张力,控制血小板的凝集。

(3)气功止痛之功效应归功于它能够提高人体的痛阈,使人在对于相同疼痛刺激的状态下,更能忍受其疼痛刺激,同时,气功还具有积极的心理暗示和情绪调节作用。

练习气功主要是通过内养功、强壮功等静功锻炼,以增强人体自身的体质,提升正气,调节人体脏腑功能以达到防病防癌的目的。现代研究证明,气功疗法,不论是借助外气还是练习气功,均可以显著提高人体血浆中的 cAMP 的浓度,使已经发生癌变的细胞恢复有节制的生长或者受到抑制,进而控制肿瘤细胞的发生发展。[10]

(三)五禽戏

五禽戏,又称"华佗五禽之戏",包括"虎戏""鹿戏""熊戏""猿戏"和"鸟戏"五种,每种动作都是模仿了其相应的动物动作以锻炼全身不同的部位,每个动作所起的作用也各不相同。五禽戏能增强肌力,使人动作灵敏、协调、平衡,改善关节功能及身体素质,不仅有利于高血压、冠心病、高脂血症等的防治,而且对肿瘤患者的康复也有较好的保健作用。练习五禽戏不仅可以提高患者的自身免疫功能,调动免疫积极性,而且可以促进营养的吸收,改善器官功能的状态。

近年来,康复理念在肿瘤的治疗中日益受到重视。有关临床报道研究表明,五禽戏在结直肠癌的康复治疗中的应用最为广泛[11]。治疗的核心是减少患者的直接与间接创伤和应激造成的损害。结直肠癌患者在进行结直肠手术中,由于手术本身存在并发症,可能出现膈肌的上移,肺顺应性降低;创伤刺激,炎症反应,术后胃肠胀气等现象,尤其是对膈肌、胸腔、肺部影响较大,由于空间结构的变化,容易使呼吸功能出现暂时性受损;术后由于肺容积减小导致限制性通气功能障碍;膈肌功能的变化使患者呼吸方式发生改变,潮气量明显下降,从而出现浅快呼吸。

研究结果表明,指导结直肠癌手术患者进行五禽戏功法锻炼,在意念的导引下,患者进行深吸气,缓慢吐气的过程中可以感受到随着呼吸运动的产生,气体和血液向身体四周缓慢扩散,这种协调式、控制性呼吸有利于减轻术后因胃肠胀气等原因导致的膈肌向上移动、肺顺应性降低等情况,减轻因呼吸功能暂时性受损而给患者带来的不适。

(四)太极拳

太极拳是中国传统辨证的理论思维与武术、艺术、导引术、中医等的完美结合,基于太极阴阳之理念,用意念统领全身,通过入静放松、以意导气、以气催形的反复练习,以进入妙手一运一太极,太极一运化乌有的境界,达到修身养性、陶冶情操、强身健体、益寿延年的目的[12]。

太极拳锻炼并不是针对某些疾病、为某个局部起作用的特异性疗法,而是改善人体整体功能状态、以提高人体素质为目标的锻炼方法,作为一种疗法,其作用机制是复杂而又全面的。太极拳疗法是通过全身运动、修复阴阳平衡来发挥作用的。太极拳动作柔和,非常适合肿瘤患者,锻炼后患者劳而不累,不仅利于肢体关节保健,还对胃肠道、肌肉神经以及大脑有保健作用。长期打太极拳可提高肿瘤患者机体免疫力,降低肿瘤复发风险。肿瘤患者的康复需要良好的体质和心态,而打太极拳不仅锻炼了身体,还陶冶了性情,使身心得到极大放松,强化了自身免疫力,进而阻止和延缓病程进展。

(五)六字诀

六字诀,即六字诀养生法,是我国古代流传下来的一种养生方法,为吐纳法。通过"呬、呵、呼、嘘、吹、嘻"六个字的不同发音口型,唇齿喉舌的用力不同,以牵动不同的脏腑经络气血的运行。它的最大特点是:强化人体内部的组织机能,通过呼吸导引,充分诱发和调动脏腑的潜在能力,从而抵抗疾病的侵袭,防止随着年龄的增长而出现的过早衰老。

(1)嘘字诀功平肝气:嘘字诀可以治疗肿瘤患者因肝经病变而见目疾、肝肿大、胸胁胀闷、食欲不振、两目干涩、头目眩晕等症状。

(2)呵字诀功补心气:呵字诀以治疗肿瘤患者因心经病变而见心悸、心绞痛、失眠、健忘、盗汗、口舌糜烂、舌强语言塞等症状。

(3)呼字诀功培脾气:呼字诀以治疗肿瘤患者因脾经病变而见腹胀、腹泻、四肢疲乏、食欲不振、肌肉萎缩、皮肤水肿等症状。

(4)呬字诀功补肺气:呬字诀以治疗肿瘤患者因肺经病变而见咳嗽、痰涎上涌、背痛怕冷、呼吸急促而气短等症状。

(5)吹字诀功补肾气:吹字诀以治疗肿瘤患者因肾经病变而见腰膝酸软、盗汗遗精、阳痿、早泄、子宫虚寒等症状。

(6)嘻字诀功理三焦:嘻字诀以治疗肿瘤患者因三焦不畅而引起的眩晕、耳鸣、喉痛、胸腹胀闷、小便不利等症状。

(六)易筋经

易筋经是一种养生祛病、延年益寿的养生保健方法,它不仅能够活动肌肉、灵活筋骨关节,使全身气血调和,经络通畅,而且也是一种运动养生的功法。"易"取其改变之意;"筋"则取其中医的人身之经络骨节,皮肤肌肉,四肢百骸之间,皆是筋络,内达五脏六腑,外达周身肌肤,通行一身血液而为精神之辅;"经"则是经典的意思。

在我国传统医学中,易筋经是"内练精气神"和"外练筋骨皮"的结合。该功法不仅能够改善肿瘤患者的筋、骨、皮的生理机能,疏通经络,运行气血,培补元气,还具有健脾益胃、补肾强骨的功效,促进机体各组织器官生理活动的发展,提高人体生命活动的质量,促使身体"内壮"和"外强",以达到强身健体、防治疾病、养生保健、益寿延年的功效。

现代研究中,冯毅翀等人[13]从免疫功能视角出发,将156名无运动习惯的老年人随机分为不运动组和易筋经组两组,每组78名,易筋经组经24周锻炼后,进行免疫功能比较。研究显示,易筋经组免疫学指标(CD4+、CD8+和NK细胞百分比,CD4+/CD8+比值,IL-2、IL-6和IFN-γ)水平均显著升高,表明易筋经能提高老年人的免疫功能。由于肿瘤多发于中老年群体,因此,对于肿瘤患者康复期而言,这一临床发现也是有着积极意义的。

(七)八卦掌

八卦掌又称游身八卦掌、八卦连环掌,在我国流传广泛,且知名度高,它集健身、防身、养生于一体。八卦掌是一种以掌法变换和行步走转为主的拳术,与其他功法不同之处在于,它以"走圈"为其特色,即两足围绕着小树或者一中心沿圈走转,在走转的过程中有序地进行掌法变换,动以养形,静以养气,使得气血调和,脏腑强壮,经络通达。通过练习八卦掌,可以有效地增加身体各部位肌肉的力量和韧性,提高运动系统各方面的功能,提高人体抗病能力,增加耐力,提高心理健康度,继而增加自身免疫功能,从而达到身心健康、远离疾病的目的。

现代研究表明,练习八卦掌对肿瘤患者的运动系统、心血管系统、神经系统、消化系统具有以下作用[14]:

(1)八卦掌在行功过程中,可以加强肌肉组织的协调锻炼。练习时肌肉松而不懈,保持张力,肌肉内的毛细血管开张,肌肉组织的循环得到改善。步法练习使静脉回流改善,对下肢腰腿有很好的养生防病作用,从而使运动系统得到有效的锻炼。

(2)八卦掌不仅对内脏来说是一种合理的按摩,使内脏的循环得到改善,而且可以使全身肌肉关节得到活动,有效地防止血管壁出现粥样硬化物,从而减少了脑卒中、动脉硬化、冠心病等的发病率。

(3)八卦掌可以改善头部脑组织及脊髓的血液循环,使脑组织供氧充沛,提高大脑的有氧代谢,进而使思维敏捷,记忆力提高,小脑的代谢改善,促进了平衡感的发育。另外,八卦掌还可以使处于浅睡眠期的大脑的脑电图发生改变,让神经系统得到一定的休息和整合。

(4)八卦掌不仅可以通过促进膈肌的运动,对胃肠道、肝、胆、胰腺等器官产生物理按摩作用,而且可以通过对大脑及脊髓的供氧调节,加强机体内脏的自律神经的作用,使胃肠道平滑肌运动更加节律化,保持胃肠道消化液正常分泌,维护和加强人体消化系统。

(八)其他类型运动疗法

除了以上七种中国传统的运动疗法,适当进行散步、跑步、登山、游泳等户外运动,也可以促进人体气血的流通、经脉的舒畅,改善体内新陈代谢水平,促进氧气的供应与流通,提高免疫系统的防御能力,进而达到防病、治病、延年益寿的功效。

四、运动贴士

每个人的身体素质不同,健康人与患者的锻炼强度更是有着明显的区别。运动的强度及时间要根据个人的体能慢慢地增加,千万不要为了追求所谓的运动,急功近利,运动量过大。

1.运动前

锻炼者运动时宜穿宽大舒展的运动服装,选择一双合适的运动鞋,鞋底以富有弹性而不滑为佳。选择平整且阴凉的运动场地。吃饭前后一小时内不宜运动。不空腹不饱食，排出二便。做好热身运动，如慢跑、压腿、弯腰等小幅度动作，使各关节、肌肉处于兴奋状态。

2.运动中

运动前或运动中若出现头晕、胸痛、心悸、脸色苍白、大汗淋漓等情形时，应立即停止运动。运动者需凝神静气，形神合一，呼吸自然。心理活动逐步趋于简单，排除杂念，放松心情，调匀呼吸，呼吸不快不慢，自然均匀。

3.运动后

运动后注意保暖，忌汗出当风。活动量较大或出汗较多时，切忌暴饮暴食。对肿瘤患者见骨转移者，应积极预防病理性骨折。

4.劳逸结合，充足睡眠

运动和休息要合理安排，不能超限度运动，要根据自身情况选择合适的运动项目。充足睡眠有助于解除疲劳，振奋精神。

另外，运动讲究的是持之以恒。每周的运动次数至少维持 3~5 次，每次 20~30 分钟。运动前要有 5~10 分钟的热身运动，运动后也要有数分钟的缓和运动。

值得注意的是，伴有高血压、心脏病、糖尿病、关节置换、腰肩颈酸痛、手脚关节急性扭伤、骨转移等病的患者，必要时应先去医院请专业医师予以诊查，并由物理治疗师指导合适的运动方法。

（刘绍永、曾琳、张玉笛）

参考文献

[1] 黎涌明,纪晓楠,资薇.人体运动的本质[J].体育科学,2014,34(2):11-17.

[2] 陈永,李朝龙,文卫锋,等.运动原则指导肿瘤患者康复的价值[J].临床肿瘤学杂志,2014,19(8):763-767.

[3] 贾冕,王正珍,李博文.中医运动处方的起源与发展[J].体育科学,2017,37(10):65-71,89.

[4] 吴仲华,林静,江火玉.八段锦对肠癌术后化疗过程中患者食欲及睡眠质量的影响[J].世界睡眠医学杂志,2018,5(2):214-217.

[5] 邱红海.八段锦对妇科肿瘤术后快速康复的应用研究[J].中国继续医学教育,2018,

10(19):165-167.

[6] 韩睿.传统中医运动八段锦对非小细胞肺癌术后患者干预的疗效观察[D].北京:北京中医药大学,2015.

[7] 李群,王丽芳,张昕.八段锦对乳腺癌根治术后放疗期病人情绪与生存质量的影响评价[J].全科护理,2017,15(18):2257-2259.

[8] 修闽宁.八段锦对肿瘤化疗病人癌因性疲乏的影响[J].全科护理,2015,13(30):3012-3014.

[9] 杨云利,朱小东.鼻咽癌放射治疗后患者生存质量的研究[J].肿瘤研究与临床,2005(5):351-353.

[10] 郑荣容,王正昌,陆锦萍,等.气功对人体血浆 cAMP、cGMP 的调整作用[J].核技术,1984(2):63-64.

[11] 杜永红,卞玉花,金黑鹰,等.五禽戏之鹤戏在结直肠肿瘤快速康复手术前期应用研究[J].内蒙古中药,2013,32(31):4-5.

[12] 王莎莎.函谷关老子文化园雕塑创作研究[D].西安:西安建筑科技大学,2014.

[13] 冯毅翀,钟国林,邱文梅,等.健身气功易筋经对老年人免疫功能的影响[J].吉林体育学院学报,2013,29(5):68-70.

[14] 李杰.浅谈八卦掌的健身功效[J].武术研究,2013(5):51-53.

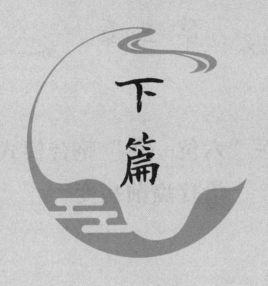

下篇

第三章

中医"六位一体"整合模式
治疗癌前病变

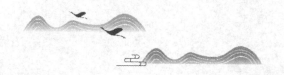

癌前病变是指人体器官和组织发生癌变之前的组织学变化,是人体正常组织到发生癌变的中间过渡阶段,临床上,如果对癌前病变不加以干预,往往会进一步发展为肿瘤。中医认为肿瘤的形成大都与气血阴阳失调有关,中医"六位一体"整合模式在"以人为本""整体观念"的前提下,将中医辨证施药、中医针灸理疗、中医辨证施膳、中医辨证施乐、中医心理疏导、中医运动指导等传统疗法充分结合,最大限度地帮助患者恢复生理和心理健康。在临床中,运用中医"六位一体"整合模式可以从根本上改善癌前病变患者的体质,恢复人体脏腑功能,使机体气血阴阳调和,达到"阴平阳秘"的状态,最大限度地使癌前病变得到逆转,有效控制病情的进展,减少恶性肿瘤的发生。临床实践发现,中医"六位一体"整合模式对于治疗肠上皮化生和乳腺纤维腺瘤有较好的临床疗效。

第一节　肠上皮化生

胃癌是我国最常见的恶性肿瘤之一,其发生是一个多因素、多阶段的过程,即正常胃黏膜→急性胃炎→慢性浅表性胃炎→慢性萎缩性胃炎→肠上皮化生→异型增生→胃癌。自 1883 年 Kappffer[1] 在胃黏膜内发现和肠上皮相似的结构后,引起了医学界的广泛关注,一百多年来,科学家们从不同的角度和层次深入探讨,对肠上皮化生的认识日趋完善。由于现代人生活方式的改变及工作压力的增大,肠上皮化生比较多发。国内有研究资料显示,在慢性萎缩性胃炎中,约有 89% 发展为肠上皮化生,10% 发展为胃癌;在浅表性胃炎中,约有 36% 发展为肠上皮化生,1% 发展为胃癌[2]。由此可见,肠上皮化生为重要的胃癌前病变,与胃癌的发病呈正相关。因此,早期诊断及治疗肠上皮化生,使化生的肠上皮得到逆转,长期随访,定期复查,是预防胃癌的重要措施之一。

一、西医对肠上皮化生的诊治

1.西医认识

肠上皮化生又称肠化,是由于胃的长期慢性炎症导致胃黏膜上皮细胞和腺上皮细胞被肠型上皮细胞所代替,也就是胃黏膜中出现了类似于大肠或小肠黏膜的上皮细胞。肠化常发生在慢性萎缩性胃炎之上,为胃黏膜常见的病变,是机体对内外环境各种有害因子刺激的适应性应答反应,其分布的范围越广,发生胃癌的危险性越高。

2.临床表现

肠上皮化生本身不引起症状,因常伴有慢性胃炎,可表现为不同程度的上腹部胀满、疼痛、反酸、胃灼热、嗳气或食欲下降、食后满闷、消化功能降低等症状。

3.西医检查

(1)胃镜检查:在胃镜下可观察到以下不同的形态特征:①淡黄色结节型:单发或多发的2~3 mm大小淡黄色结节,略呈扁平状,突出于胃黏膜,表面呈绒毛状或细颗粒状;②瓷白色小结节型:孤立或多发的瓷白色细小结节,呈半透明状,表面光滑、柔软,镜下反光较正常胃黏膜强;③鱼鳞型:胃小区呈条状扩大,排列呈鱼鳞状,一般呈条片状或弥漫性分布;④弥漫型:黏膜弥漫不规则性、颗粒状不平,略呈灰白色。

(2)组织学病理检查:在病灶处的不同部位取胃黏膜3~6块组织进行黏液组化染色,可观察到以杯状细胞为特征的肠腺替代了胃固有腺体。孙宇[3]等通过组织病理学检查,将肠上皮化生分为完全小肠型、不完全小肠型、完全大肠型和不完全大肠型4个亚型。

4.西医诊断

西医诊断主要依赖于内镜下胃黏膜组织检查,组织病理学是诊断肠上皮化生的金标准。

5.鉴别诊断

(1)假幽门腺化生:是胃体和胃底部腺体的壁细胞和主细胞消失,泌酸腺的颈黏液细胞增生,形成类似幽门腺的黏液分泌细胞,它与幽门腺在组织学上一般难以区别,根据活检部位可鉴别。

(2)异型增生:又称不典型增生,是上皮细胞的过度增生和分化缺失,增生的上皮细胞大小不一,有拥挤、分层现象,核大深染,核质比例增大,核形不规则,有丝分裂象增多,腺体结构紊乱。

6.西医治疗

(1)对症治疗:服用保护胃黏膜的药物,如生胃酮等,可改善临床症状。

(2)抗幽门螺旋杆菌(Hp)联合叶酸口服治疗:1种PPI+1种抗生素,或1种铋剂+2种抗生素,治疗周期为7~14天,可使腺体萎缩发展减慢或停止;刘庭玉[4]等发现联合叶酸口服治疗可以减轻胃黏膜炎性水平。

(3)口服选择性COX-2抑制剂:塞来昔布对胃黏膜肠化的逆转有一定益处。

(4)内镜治疗:根据患者的不同情况,可选择内镜下黏膜切除术、内镜下黏膜剥离术、内镜下高频电切治疗、内镜下激光治疗等。

二、中医对肠上皮化生的诊治

1.中医认识

中医学并无与此对应的疾病名称,历史上最早记载"胃脘痛"症状的《素问·五常政大论》云:"少阳司天,火气下临……心痛,胃脘痛。"并明确指出胃脘痛可出现胃腑病变[5]。《伤寒论》曰"满而不痛者,此为痞",是说心下痞塞满闷,按之濡软不痛,是为痞满。《医学正传》言:"夫嘈杂之为证也,似饥不饥,似痛不痛,而有懊不自宁之状者是也。其证或兼嗳气,或兼痞满,或兼恶心,渐至胃脘作痛。"[6]根据其以胃脘部胀满痞闷不舒、触之无形或疼痛为主症的临床表现来看,大多属于"胃脘痛""痞满""嘈杂"等病证的范畴。

2.中医病因病机

中医认为该病常与禀赋不足、饮食不节、情志失调、劳倦内伤或感受外来邪毒等有关。本病病机复杂,多为本虚标实,以脾胃虚弱为本,气滞、血瘀、湿阻、热毒蕴胃为标,且多呈兼夹之势,病程漫长,所谓"初病在气,久病在血",若病情迁延、反复难愈、久病入络,络伤则血瘀,络道阻塞而成瘀。

中医认为幽门螺杆菌(Hp)当属中医学"邪气"的范畴,与胃癌的发生有十分密切的关系。Hp致病多表现为"热""毒"的性质,脾气虚弱,热毒内侵,湿浊不去,积聚成痰,瘀血内蕴,痰瘀胶结,渐至有形,故热毒血瘀是本病最终发展的病机。

3.中医治疗

中医药对肠上皮化生具有干预作用,但肠上皮化生的病因病机复杂,其病程中辨证分型的分布具有较大的差异,目前尚缺乏规范化的辨证论治依据。在临床实践中,采用中医"六位一体"整合模式治疗本病,总体治疗以清热解毒、行气化瘀为主,同时虚实兼顾,整体与局部兼治,扶正祛邪,调节机体阴阳平衡,以求能使肠化的黏膜修复,最大限度地控制病情的进展,降低其恶变的概率。

【病案一】 中医"六位一体"整合模式治疗肠上皮化生

一、病案摘要

患者李某,女,67岁。2016年6月23日患者以"上腹部胀痛10余年,加重1年余,发现'肠上皮化生'1周"为主诉到院就诊。追问其病史,患者诉自55岁始出现腹胀不适,呈间歇性发作,多于饮食不慎或情绪波动时腹胀症状加重,患者自以为因消化不好引起,自行服用"健胃消食片"或揪痧后腹胀症状可缓解,未予重视,亦未完善相关检查。1年余前(2015年5月),患者因突发牙痛影响咀嚼功能,就诊于当地医院口腔科,诊断为急性牙龈炎,予以口服"人工牛黄甲硝唑胶囊"治疗。1周后,患者牙痛症状缓解,但出现上腹部胀痛不适,患者自行服用"元胡止痛片""陈香露白露片"等药后胀痛可略缓解,但上腹部胀痛症状易反复发作。1周前,患者就诊于某区中心医院,胃镜提示:①慢性萎缩性胃炎;②胃角黏膜异常。病理活检提示:(胃角)黏膜慢性萎缩性炎,伴中度肠上皮化生。接诊医师告知其为癌前病变,患者为行进一步治疗,到院就诊。患者诉上腹部胀痛不适,轻微压痛,进食不易消化食物后及情绪波动时症状较明显,无明显恶心、呕吐不适,食欲略差,喜进食冷食,不喜热饮,大便干稀不调,伴眼睛干涩,视物模糊,口干口苦,患者因担心其为肿瘤,焦虑症状明显,影响睡眠,小便量可,色略黄。舌质黯红,苔白略腻,舌下络脉粗乱紫黯。左手寸关脉弦滑,右手寸脉滑,关脉沉细,两尺脉沉。

西医诊断:慢性萎缩性胃炎伴肠上皮化生。

中医诊断:胃脘痛。

中医辨证:肝胃不和,瘀血阻络,虚实错杂证。

二、治疗经过

(一)2016 年 6 月 23 日首诊

1.中医辨证施药

(1)治则:疏肝和胃,寒热平调。

(2)方药:半夏泻心汤加减。中药处方:

柴胡 15 g	黄芩 15 g	黄连 3 g	白芍 30 g
党参 15 g	白术 30 g	茯苓 20 g	炙甘草 20 g
陈皮 12 g	法夏 10 g	玄胡 30 g	蒲公英 30 g
神曲 30 g	当归 20 g	合欢皮 30 g	夜交藤 30 g

*7 剂,每日 1 剂,水煎服,饭后温服。

2.中医针灸理疗

(1)体针:中脘、内关、足三里、公孙、梁门、天枢、阴陵泉、气海、血海、神门、照海、安眠、太阳、阳陵泉、太冲等。加用电针,每日 1 次,每次留针 30 分钟,7 天 1 个疗程。

(2)耳穴压豆:肝、胃、交感、皮质下、神门、耳中、肺、脾、内分泌、胰胆、心、耳尖、枕、垂前。每日至少按压 3 次,每次总按压 5 分钟,7 天 1 个疗程。

(3)穴位注射:肝俞、胃俞、脾俞、足三里、中脘、内关、膈俞。注射药物为维生素 B_{12} 注射液 5 mL。每日治疗 1 次,每次 4 穴交替取,7 天 1 个疗程。

3.中医辨证施膳

(1)饮食禁忌:避免吃烟熏、油炸、烘烤食物和腌制食物;减少进食粗糙、不易消化的食物;不吃过烫食物;禁止饮酒。

(2)饮食建议:改善饮食习惯和方式,吃饭要细嚼慢咽,规律进食,适当控制肉食的摄入,多吃新鲜蔬菜。

(3)推荐食谱:山药鸡内金粥,生山药 30 g,鸡内金 15 g,用清水将鸡内金漂净至无异味,将两者与适量粳米同煮,至米熟即可,可加适量白糖调味,嘱其可作为日常早餐食用。

4.中医辨证施乐

嘱患者聆听《春江花月夜》《平湖秋月》等乐曲,每次约30分钟,每日2次。

5.中医心理疏导

为消除患者关于"肠上皮化生"就是恶性肿瘤的疑虑,充分讲解"癌前病变"的概念,告知患者"癌前病变"不是癌症,通过饮食习惯的改变、药物的干预、规律的随访,完全可以控制病情进展,并通过肠上皮化生成功逆转的病例,帮助患者摆脱心理压力,建立生活和治疗信心。

6.中医运动指导

嘱患者学习健身气功八段锦,在家可跟随光盘练习,每日早晚各1次,坚持练习。如时间及体力允许,可加强练习"双手托天理三焦"及"调理脾胃须单举"两节。

(二)2016年6月30日二诊

患者诉腹痛、腹胀较前缓解,口干、口苦症状较前好转,情绪及睡眠均较前明显好转,食欲好转,进食量较前增加,偶有胃中嘈杂,喜冷食,大便仍时干时稀,小便色黄。舌淡黯,苔薄白略腻,舌下络脉紫黯,左脉缓滑,右脉沉滑,两尺脉沉。中药处方:

柴胡 15 g	黄芩 15 g	黄连 5 g	白芍 30 g
党参 20 g	白术 30 g	茯苓 20 g	炙甘草 15 g
陈皮 12 g	蒲公英 30 g	枳壳 20 g	延胡索 30 g
神曲 30 g	半枝莲 30 g	栀子 15 g	白花蛇舌草 30 g
麦冬 20 g			
			*14剂,每日1剂,水煎服,饭后温服。

(三)2016年7月14日三诊

患者诉腹痛症状未再发作,偶有轻微腹胀不适,伴胃中嘈杂不适,多于夜间一两点发作,精神饮食可,轻微口干口苦,大便略稀,睡眠可。舌黯红,苔淡黄微腻,左脉缓滑,右寸缓滑,两尺脉略沉。中药处方:

柴胡 15 g	黄芩 10 g	赤芍 15 g	白芍 15 g

党参 20 g	白术 20 g	茯苓 20 g	炙甘草 10 g
鸡内金 30 g	当归 15 g	枳壳 20 g	三七粉 6 g (冲服)
半枝莲 50 g	麦冬 20 g	山甲 6 g	白花蛇舌草 30 g

*14 剂,2 日 1 剂,水煎服,饭后温服。

(四)2016 年 8 月 11 日四诊

患者诉上腹部胀痛症状消失,精神饮食可,晨起自觉轻微口干苦不适,较前明显好转,情绪好,睡眠可。大便较前略成形,小便调。舌淡黯,苔薄白略腻,舌下静脉紫黯,左脉滑,右脉缓,两尺脉略沉。

中药处方:同三诊。

此方继续服用 1 个月后,因患者在外地,电话询问病情后将三诊处方打粉做成水丸,每次 10 g,每日 3 次,饭后口服。坚持服用水丸半年后复查胃镜提示:慢性非萎缩性胃炎。

三、病案分析

患者老年女性,病程长,由于患者既往未对其临床症状予以足够重视,仅在症状加重时自行服药对症治疗,未规范诊治,最终导致病情持续进展而发病。患者就诊时以胃脘部胀痛为主要临床症状,辅助检查提示肠上皮化生,但西医尚无特效治疗手段,只有定期复查,发现癌变后早期切除。相较于这种被动等待,中医可通过"六位一体"整合模式进行系统治疗,整合运用中医辨证施药、中医针灸理疗、中医辨证施膳、中医辨证施乐、中医心理疏导、中医运动指导等手段纠正患者机体内环境,使机体恢复"阴平阳秘"的状态,达到逆转其癌前病变的目的。

患者以胃脘胀痛为主要临床症状,多于进食不慎或情绪波动较大时加重,伴随口干口苦、心烦失眠等症状,患者大便干稀不调,其肝胃不和之证明矣。患者伴随胃中嘈杂不适,多于夜间一两点时发作,右手关脉沉细,可知其脾胃气虚为本。患者喜食冷食,不喜热饮,又伴随口干、口苦等症状,左脉弦滑,为中焦气虚,运化不足,郁而化热为表,虚实夹杂。"初病在气,久病在血",患者久病入络,络伤则血痹,络道阻塞而成瘀,如叶天士所言"胃痛久而屡发,必有凝痰聚瘀",患者舌质黯红,舌下络脉粗乱紫黯,可知瘀血阻络是最终发展的病机。

患者的病机为寒热虚实错杂,故以半夏泻心汤为底方加减以疏肝和胃止痛以治其标，补中益气恢复中焦运化以治其本，攻补兼施，寒热同调。方中柴胡、黄芩以疏肝；党参、白术、茯苓、炙甘草共为四君子汤以健脾益气；黄芩、黄连清胃中郁热；白芍、炙甘草共为芍药甘草汤以缓急止痛；陈皮、法夏化痰除湿；延胡索、当归活血化瘀止痛；蒲公英甘平无毒，入胃经、肝经，《本草新编》谓其"至贱而有大功"，能清肝胃之热，现代药理学研究其能修复胃黏膜，有一定的抗肿瘤作用；合欢皮、夜交藤是助眠安神常用的药对。在治疗的前期，以缓解患者临床症状为主，待患者临床症状好转后，可将治疗重心转移到纠正肠上皮化生上，由于中医认为其核心病机为瘀血阻络，故治疗上在健脾补中益气的基础上加用山甲、三七粉、当归、赤芍等药以活血化瘀通络，以鸡内金为引经药以引诸药达经。经云"汤者荡也，丸者缓也"。在本病的初期，以汤剂为主，但在治疗的后期，将汤剂改为丸剂，取其缓图之功，既能节约药材及费用，也能增加患者的依从性。

人体的经络"内属于府藏，外络于支节"，针灸治病是通过经穴配伍及针刺手法，调节阴阳的偏盛偏衰，使人体机能转归于阴平阳秘，恢复其正常的生理功能，从而达到治愈疾病的目的。药物治疗也是以经络为渠道，针药并用，药到病所，发挥其治疗作用。

患者诊断为胃脘痛，辨证为肝胃不和，瘀血阻络，虚实错杂证。治疗当以疏肝健脾、和胃止痛为主。患者脾胃气虚为本，选取脾俞健运中州，益气升清；病位在胃，运用俞募配穴法，近取中脘、胃俞以调和阴阳；"胃病者，腹䐜胀，胃脘当心而痛，上支两胁，膈咽不通，食饮不下，取之三里也。"（《灵枢·邪气脏腑病形》）远取胃之下合穴足三里，"合治内腑"，与中脘相配，可理气和胃止痛；内关穴为八脉交会穴，与中脘、足三里合称"胃三针"，可宽胸解郁，行气止痛，调畅三焦气机；脾与胃表里相合，升降相因，胃虚不能正常消纳水谷，势必影响及脾，公孙乃脾经络穴，别走胃经，通于冲脉，与内关相配，有宣通三焦之功；肝俞、太冲、阳陵泉疏肝解郁；血会膈俞，取其与血海、梁门相配可活血化瘀；神门、安眠、照海可宁心安神；天枢、阴陵泉健脾化湿。疼痛发作时可取远端穴进行强刺激，每穴持续刺激1~3分钟，再针刺局部穴。诸穴合用，配合穴位注射以及针刺手法，标本兼顾，可共达疏肝和胃、化瘀止痛之功。

耳穴治疗中，胃属于相应部位取穴，可以和胃解痉止痛，并促进局部的血液循环；肝属木，胃属土，两者合用可疏肝和胃止痛；交感可以调节自主神经功能，解痉止痛；皮质下能调节皮质功能，消除大脑皮层的病理兴奋灶；神门能镇静止痛；脾穴有健脾益气的功能,内分泌和胰胆可以消除胃表浅炎症,帮助恢复消化功能;肺主皮毛,能促进胃黏膜的修复;耳中又叫膈,可以活血化瘀;配以心、耳尖、枕、垂前等可调和阴阳,镇静安神。诸穴合用可以取得较好的效果。

患者当地喜欢食用香肠、腊肉、榨菜等食物,据现代研究表明,食品中亚硝酸盐、真菌毒素、多环芳烃化合物等致癌物或前致癌物与肠上皮化生有一定的关系。因此,在患者的治疗方案中,及时减少不良因素的刺激至关重要,整个治疗过程中嘱患者尽量减少食用对胃黏膜刺激较大的食物,并多食新鲜蔬菜,有助于胃肠道蠕动。有研究表明,充分咀嚼能有效减轻胃肠道负担,有利于吸收,减少胃肠道病变的发生。山药鸡内金粥用山药、粳米益气和胃,鸡内金含有胃激素、角蛋白、胃蛋白酶及多种微量元素,既能健运脾胃,又能促进胃黏膜恢复,并有一定抗肿瘤的作用,长期食用可促进食欲,有效改善临床症状。

患者病变部位主要在脾胃系统,同时也存在肝气不舒、心气烦乱等病机存在,故患者出现心烦失眠、口干口苦、食欲不振等症状。以《春江花月夜》《平湖秋月》为代表的宫调式乐曲对中医"脾胃"系统有较好的干预作用,既能宁心调神,稳定心理,又能促进全身气机的稳定,调节脾胃之气的升降,具有养脾健胃、旺盛食欲、滋补气血的功效。

患者在就诊时由于自身医学知识的局限,误以为"癌前病变"就是"癌",心理负担较大,中医理论认为,忧思过度可损伤脾胃,故患者病程中出现不思饮食、心烦失眠等症状。《灵枢·师传》云:"告之以其败,语之以其善,导之以其所便,开之以其所苦,虽有无道之人,恶有不听者乎?"因此,在治疗过程中,充分对患者进行言语开导,通过提高患者的认知,告知其"癌前病变"不是"癌",打消患者的疑虑,通过心理疏导以后,患者的心结打开了,没有了思想负担,心情、饮食和睡眠都有了很大的改善。

八段锦将形体活动与呼吸运动相结合,对人体全身各部位都进行了锻炼,达到了全面调养的功效,既能健身又能祛病。其中"两手托天理三焦"一节能调理人体全身气血的运行,控制稳定情绪。"调理脾胃须单举"一节可以增强脾胃功能,抑制胃酸过多分泌,促进胃肠道蠕动,帮助食物消化,提高胃肠道生理功能。通过长期的锻炼,能有效改善患者的精神状态,食欲及排便也较前有明显的好转。

本案中肠上皮化生属于胃癌的癌前病变,如果不及时干预,任由其发展,很有可能发展成胃癌,西医对于肠上皮化生目前尚无特效的治疗手段,以抗 HP、抑酸护胃、保护胃黏膜为主要治疗手段,提倡定期复查,发现癌变后手术治疗。"不治已病治未病"是中医的特点,本案通过运用中医"六位一体"整合模式,本着"整体观念"的思想,从药物、饮食、心理等多个方面进行治疗,使患者的心理得以解脱,饮食得以恢复,睡眠得以安稳,病变得以逆转,有效阻止了病情进展,最终取得了显著的临床疗效,可为临床上类似病例的治疗提供参考。

(刘绍永、黄星)

参考文献

[1] Andrean J.Challengas in chnical traumatology[J].Endo Dent Trauma-tol,1985:45-55.

[2] 危北海.中医和中西医结合治疗慢性胃炎的现状和展望[J].中华消化杂志,2000,20(5).

[3] 孙宇,金晓明,刘彦铖,等.胃黏膜肠上皮化生类型与胃癌发生的关系[J].哈尔滨医科大学学报,2000,18(2):116-117.

[4] 刘庭玉,庄雅,党旖旎,等.根除幽门螺杆菌联合叶酸口服3个月治疗慢性萎缩性胃炎长期随访研究[J].中华消化杂志,2016,36(11):734-739.

[5] 吴彼,傅海燕.中医文献关于胃脘痛病名及病因考释[J].实用中医内科杂志,2008,22(4):19-20.

[6] 虞抟.医学正传[M].北京:人民卫生出版社,1981.

第二节　乳腺纤维腺瘤

乳腺纤维腺瘤是女性乳腺病变中常见的良性肿瘤,被视为乳腺癌常见的癌前病变,其发病率仅次于乳腺增生病,单纯的乳腺纤维腺瘤癌变风险与普通人群无异,但当其合并有乳腺癌家族史或者病理检查提示有上皮增生时,患癌风险将明显增加。

一、西医对乳腺纤维腺瘤的诊治

1.西医认识

乳腺纤维腺瘤是发生于乳腺小叶内的纤维组织和腺上皮的混合性瘤,好发于乳房外上象限,多数为单发病灶,少数为多发病灶。可发生于青春期后的任何年龄,以20~25岁青年女性多见,其次为15~20岁和25~35岁。多数乳腺多发性纤维腺瘤的患者都有家族史,其发生与局部的乳腺组织对雌激素作用的反应过高有关。

2.临床表现

多数情况下乳房肿块为本病的唯一症状,常在无意中发现,肿块增大缓慢,质坚韧,边界清,表面光滑,活动度好,易于推动,有的可伴随乳房轻微胀痛或胸闷等症状,月经周期对肿块大小无影响。

3.西医检查

(1)细针穿刺细胞学检查:涂片中可见成堆导管上皮细胞,散在或成群的成纤维细胞,背景见黏液,假阳性率低,诊断符合率可达90%以上。

(2)组织病理学检查:肿瘤切面呈灰白色,质地均匀,略向外翻,并可见漩涡状的结缔组织,有时可见有裂隙状或囊肿形成。显微镜下可见上皮下的纤维组织或弹力层外的纤维组织有增生,同时伴有腺上皮细胞增生,无明显的小叶结构存在。

(3)钼靶X线片:X线影像表现为圆形、椭圆形边缘光滑的肿块,其密度高于乳腺腺体,阴影四周透亮,有时反见部分边缘。少数患者可见钙化,多为颗粒柱状、树枝状、细砂状。如果为大颗粒状或大块状钙化,则具有诊断意义。

(4)B超检查:声像提示肿瘤为圆形、椭圆形,实质性,边界清楚,内部为均质的弱光点,后壁线完整,有侧壁声影,后方回声增强。

(5)液晶热图:肿瘤为低温图像或正常热图像,皮肤血管无异常。

(6)红外线透照:肿瘤与周围正常乳腺组织透光度基本一致,瘤体较大,边界清晰,周围没有血管改变的暗影。

4.西医诊断

结合病史、临床表现及体格检查,依据组织病理学检查可确诊。

5.西医鉴别诊断

(1)乳管内乳头状瘤:肿瘤小,质软,可推动,主要表现为乳头溢液,可为血性液体,影像学可见乳管扩张,乳腺管造影可见充盈缺损。

(2)乳腺癌:乳腺癌是发生在乳腺组织细胞的一种恶性肿瘤,常见于女性患者,可见乳房皮肤橘皮样改变,伴有乳头溢液、乳头及乳晕异常,乳腺肿块质地坚硬,高低不平,边界欠清,活动度差,常与皮肤粘连,伴见腋窝淋巴结肿大等,主要通过病理检查来鉴别。

(3)乳腺增生:乳腺增生是女性最常见的一种乳房疾病,主要多发于中青年女性,以乳房部肿块并伴有经期前后的疼痛为两大主症。

6.西医治疗

西医上首选手术治疗。乳腺纤维腺瘤属于肿瘤性乳房疾病,尤其是绝经后或妊娠前发现肿块者,应首选手术切除。手术主要有传统的切开法肿瘤切除术以及较新的真空辅助空心针微创旋切术,注意需严格掌握手术时机及手术适应证,术后应行进一步的病理检查或者冰冻切片检查。

二、中医对乳腺纤维腺瘤的诊治

1.中医认识

中医对该病的认识较早,并有精辟的阐述。过去将其与乳腺增生症归属"乳癖"范畴,而后为了避免两者命名上的混乱,将乳腺纤维腺瘤定名为"乳核"[1],指常在无意间发现的乳中结块状肿物,或伴胸闷不舒、善太息,或伴胸胁牵痛、烦闷急躁,或伴月经不调、痛经等症状。《外科大成》指出,乳中结核"如梅如李,虽患日浅,亦乳岩之渐也"[2],可见古人已认识到若乳核年深日久不愈,则可能会恶变为乳岩,此时预后差。

2.中医病因病机

中医认为本病与体质、情志、饮食、邪毒等因素有关,其发生与肝、脾、冲脉、任脉关系最为密切。本病病机复杂,多为本虚标实,本虚以肝、脾、肾为主,标实多为气滞、血瘀、痰浊、热毒等。女子乳头属肝,乳房属胃,且为胃经营运之处,也是冲、任循胸而行,气血渗灌濡养之所,女性乳腺疾病的发生离不开"郁"。所以肝气郁结、血瘀痰凝为本病的主要病机,但与冲任失调又有直接关系。《外科正宗》云:"忧郁伤肝,思虑伤脾,积想在心,所愿不得志者,致经络痞涩,聚结成核。"[3]是说若平素情志不遂,忧思郁闷,日久可致肝脾郁结,气机阻滞,冲任失调,血流不畅,痰气郁结于乳络,气滞痰凝,血阻为瘀,演变为核。

3.中医治疗

(1)中药内治法:

肝气郁结证:乳房肿块较小,推之可移,发展缓慢,无红、肿、热、痛;或伴胸闷不舒、善太息等。舌质淡红,苔薄白,脉弦。

治法:疏肝解郁,理气散结。

方剂:逍遥散加减。

血瘀痰凝证:乳房肿块较大,坚硬木实,经前常感重坠不适;或伴胸胁牵痛、烦闷急躁;或伴月经不调、痛经等。舌质黯红,或舌边尖有瘀点,苔薄腻,脉弦滑或弦细。

治法:疏肝活血,化痰散结。

方剂:逍遥散合桃红四物汤加减。

(2)中药外治法:阳和解凝膏配合黑退消外用,每7日换药1次。

【病案二】 中医"六位一体"整合模式治疗乳腺纤维腺瘤

一、病案摘要

患者余某,女,25岁,未婚未育。2017年5月18日患者以"发现右乳纤维腺瘤

4 月"为主诉到院就诊。追问其病史，自诉于 2016 年 8 月 25 日自检发现右乳肿块，位于乳房外上象限，大小约 1 cm×2 cm，自觉质地硬，边界欠清，活动度好，无局部疼痛，无溢液，无发热、乏力，无骨痛、胸痛、咳嗽、头痛、头晕等不适，患者自以为是乳腺增生，自行在药店购买"逍遥丸""乳癖消"口服治疗，未见明显效果，并逐渐出现右乳肿块增大，伴经前双侧乳房胀痛。于 2017 年 1 月 20 日在某医院体检中心体检时行乳腺超声提示：①双乳腺体增生；②右乳腺体层内见多回声结节，BI-RADS 3 类，纤维腺瘤。医生告知患者此为乳腺癌前病变，建议手术治疗，患者由于自身原因拒绝手术，未行任何治疗。同时害怕自身病情进展，在当地诊所口服中药治疗，肿块无明显变化，症状无明显缓解。于 2017 年 4 月 30 日在某医院复查乳腺彩超：①右乳低回声结节 BI-RADS 3 类，考虑纤维腺瘤；②双侧乳腺小叶增生。现为求进一步诊治，遂于 2017 年 5 月 18 日到院就诊，门诊以"右乳纤维腺瘤"收入。

患者精神状态一般，诉乳房轻微胀痛不适，伴胸闷、善太息，伴经前乳房胀痛，无发热、乏力，无骨痛、胸痛、咳嗽、头痛、头晕等不适症状，睡眠一般，食欲一般，大便稀溏，小便正常，自发病以来体重无明显变化。舌黯红，边有齿痕，苔薄白微腻，脉弦细。

查体：双乳发育良好对称，右乳外上象限可扪及一 2 cm×3 cm 大小肿块，距乳头约 5 cm，质坚韧，边界清楚，表面光滑，触诊有滑脱感，轻压痛，活动度尚可，与皮肤和周围组织无粘连，局部皮肤无波动感，无橘皮样变、皮肤红肿、破溃、乳头凹陷、乳头溢液等。

西医诊断：①右乳纤维腺瘤；②双侧乳腺小叶增生。

中医诊断：乳核。

中医辨证：肝郁气滞，血瘀痰凝证。

二、治疗经过

（一）2017 年 5 月 18 日首诊

1.中医辨证施药

（1）治则：疏肝理气，化痰散瘀。

（2）方药：疏肝散结方加减。中药处方：

夏枯草 30 g	川芎 15 g	橘核 15 g	荔枝核 15 g
佛手 15 g	竹节参 3 g	通关藤 5 g	王不留行 15 g
法罗海 30 g	柿蒂 15 g	体外培育牛黄 300 mg^(另服)	

*7 剂,每日 1 剂,水煎服,饭后温服。

2.中医针灸理疗

(1)体针:膻中、乳根、肩井、期门、天宗、天枢、气海、关元、血海、太冲、足三里、阴陵泉、三阴交、屋翳。每日 1 次,每次留针 30 分钟,7 天 1 个疗程。

(2)皮内针法:肝俞、胃俞、脾俞。每日 2 穴交替取穴,7 天 1 个疗程。

(3)耳穴压豆:乳腺、胸、耳中、内分泌、垂体、卵巢、肝、胃。每日至少按压 3 次,每次按压 5 分钟,7 天 1 个疗程。

3.中医辨证施乐

嘱患者可听《春之声圆舞曲》《克莱德曼》《春风得意》《江南好》等乐曲,每次30 分钟,每日 2 次。

4.中医心理疏导

嘱患者平时注意调整情绪,避免情志郁怒,告知其目前病情属于癌前病变阶段,通过药物及针灸的治疗、保持良好的心态、健康规律的生活节奏、定期随访等手段,可以有效控制病情的进展。帮助患者通过倾诉等方式摆脱心理压力,建立生活和治疗信心。

5.中医运动指导

嘱患者适当加强运动,建议坚持快走或慢跑,并跟随医护人员学习八段锦,每日早晚各练习 1 次。如时间及体力允许,可加强练习"攒拳怒目增气力""调理脾胃须单举"两节。

(二)2017 年 5 月 27 日二诊

患者精神可,诉乳房轻微胀痛不适,伴胸闷、善太息较前好转,无胸痛、咳嗽、头痛、头晕等不适,睡眠、食欲可,大便略成形,小便正常,舌淡黯,边有齿痕,苔薄白微腻,脉弦细。中药处方:

夏枯草 30 g	川芎 15 g	橘核 15 g	荔枝核 15 g
佛手 15 g	竹节参 2 g	金荞麦 8 g	王不留行 15 g
法罗海 30 g	柿蒂 15 g	青皮 10 g	体外培育牛黄 300 mg^(另服)

*7 剂,每日 1 剂,水煎服,饭后温服。

(三)2017 年 6 月 6 日三诊

患者自述精神状态较前明显好转,自觉乳房肿块较前略有缩小,乳房胀痛较前明显缓解,偶伴有胸闷、善太息的症状,睡眠、食欲可,大便成形,小便正常,舌淡红,边有齿痕,苔薄白微腻,脉细。中药处方:

夏枯草 30 g	川芎 15 g	橘核 15 g	穿山甲 3 g^(冲服)
佛手 15 g	竹节参 2 g	荔枝核 15 g	王不留行 15 g
法罗海 30 g	青皮 10 g	陈皮 10 g	体外培育牛黄 300mg^(另服)

*7 剂,每日 1 剂,水煎服,饭后温服。

(四)2017 年 6 月 15 日四诊

患者精神食欲可,月经前轻微乳房胀痛不适,其余时间无明显乳房胀痛症状,胸闷、乏力症状基本消失,善太息症状较前明显好转,睡眠、食欲好,大小便未见明显异常,舌淡红,苔薄白,脉细。予继续口服中药治疗。中药处方:

夏枯草 30 g	川芎 15 g	橘核 15 g	荔枝核 15 g
佛手 15 g	竹节参 2 g	郁金 10 g	王不留行 15 g
玫瑰花 10 g	红景天 6 g	陈皮 10 g	体外培育牛黄 300 mg^(另服)

*7 剂,每日 1 剂,水煎服,饭后温服。

此后,患者坚持接受中医"六位一体"整合模式治疗半年余,自查未触及包块,2017 年 12 月 6 日复查彩超提示:双侧乳腺小叶增生。遂停药。

三、病案分析

患者为青年未婚女性,父母没有固定收入来源,平素工作压力大,又操持家中琐事,情志抑郁,忧思过重,日久而发为本病,其对自身疾病未予重视,仅在肿块长大时自行服药对症治疗,未规范诊治,最终导致病情持续进展。患者就诊时以右乳肿块为主要临床症状,伴有轻微乳房胀痛,辅助检查提示右乳纤维腺瘤、双乳腺小叶增生。目前现代医学对于乳腺纤维腺瘤主要通过手术治疗,虽然现有报道对传统的切口方式做了改进,让切口尽可能小且隐蔽,但术后疤痕仍会对女性的外形和心理造成较大的影响。手术治疗虽能切除肿块,但存在复发可能。患者未婚未育,由于对手术创伤及术后复发可能的顾忌而拒绝手术,转而寻求中医治疗。中医"六位一体"整合模式通过整合药物、针灸、音乐、心理、饮食、运动治疗手段以纠正患者的机体内环境,使机体恢复"阴平阳秘"的状态,通过抑瘤→消瘤→控制再发、多发,达到逆转癌前病变的目的。

患者以乳房肿块为主要症状,伴有乳房轻微胀痛,多在情绪波动时加重,与月经周期无关,伴有胸闷、善太息等症状,诊断为乳核,辨证为肝气郁结,血瘀痰凝证。同时还有大便稀溏、舌边有齿痕的问题存在,乃为肝气乘脾之证。治宜疏肝解郁,软坚散结,同时佐以健脾益气之品。《神农本草经》云"夏枯草主寒热、瘰疬、鼠瘘、头疮、破癥、散瘿结气,脚肿,湿痹",可见夏枯草能散痰瘀结块、消瘿瘕,其辛以散结,苦以泄热,主入肝经,可清肝散结;川芎为"血中气药",可通达气血,中开郁结;荔枝核善走肝经血分,功善行气;橘核沉降,功专行气散结,二药合参,专入肝经,行气散结消肿之功益彰;《本草从新》言佛手"理上焦之气而止呕,进中州之食而健脾",可疏肝健脾,理气止痛;王不留行活血通经;竹节参散瘀消肿;通关藤通经活血;法罗海、柿蒂擅于理气。现代药理研究显示,牛黄具有抗炎、抗氧化、保肝、抗肿瘤的作用[4],体外培育牛黄药效与之相似。诸药合用,共达疏肝解郁、软坚散结之功。

肿瘤的发病原因多与气滞和血瘀相关。气机不畅则津、液、血运行障碍,积而成块而生肿瘤。足阳明经为多气多血之经,经脉循行过乳房,故取乳根可宽胸理气;屋翳及足三里可调和气血,通络散结;期门擅于疏肝理气,化滞散结;天宗位于背部,前应乳房,可点刺出血,有助于化瘀散结;肝俞、脾俞、胃俞可疏肝健脾和胃,理气散结;膻中属任脉穴,为气会,可宽胸理气解郁;肝藏血,肝俞为其背俞穴,冲脉为血海，因此，两穴又可调冲任，行气血；肩井邻近乳房，为治疗乳疾的经验效穴；天枢、阴陵泉可健脾；气海、关元益气固本；三阴交调和气血；太冲疏肝解郁。

耳穴中乳腺、胸为相应部位取穴；内分泌可以疏肝理气，调节激素内分泌功能；卵巢可以扶阳益精，调精和血，调整卵巢功能；肝、胃、脾穴为脏腑辨证取穴，肝穴可疏肝理气，胃穴又为经络循行部位取穴，可循灌全身气血；耳中又名膈，可活血化瘀。诸穴合用，可取得较好的效果。

角调式音乐有调神、振奋情绪的作用，对中医"肝"系统的作用比较明显，可调和肝胆的疏泄，促进体内气机的上升、宣发和展放，能疏肝解郁，补心健脾。结合患者症状，中医辨证为肝气郁结证，根据"角动肝"的原则，可选用角调式乐曲如《江南好》《春风得意》等，以鼓动肝气，疏肝理气。

患者素来情志抑郁，心理压力较大，中医理论认为，郁怒伤肝，忧思伤脾，久则肝脾受损，病程中出现肿块逐渐增大、胸闷、善太息、大便稀溏等症状。在治疗过程中，充分对患者进行言语开导，给患者建立生活和治疗信心，嘱其平时注意调整情绪，避免情志郁怒，尤以清心涤虑以静养至关重要。患者情绪得到安抚，心理压力得到释放，临床症状明显改善。

八段锦将形体活动与呼吸运动相结合，对人体全身各部位都进行了锻炼，达到了全面调养的功效，既能健身又能祛病。其中"攒拳怒目增气力"一节能使肝血充盈、疏肝理气、强筋健骨，对情志抑郁、气血郁滞之人尤为适宜。"调理脾胃须单举"一节可以增强脾胃功能。通过长时间的锻炼，能有效改善患者的心理、精神状态，排便也有明显好转。

（黄星、刘绍永）

参考文献

［1］陆德铭.中医外科学［M］.上海：上海科学技大出版社，1997.

［2］吴谦.外科心法要诀［M］.北京：中国医药科技出版社，2012.

［3］何威华.《外科正宗》中乳痈乳岩医案分析［J］.中医药导报，2018，24（4）：99-100.

［4］吴涛，张程亮，蔡红娇，等.牛黄及体外培育牛黄的药理作用研究进展［J］.中国药师，2014，17（8）：1396-1399.

第四章

中医"六位一体"整合模式
治疗恶性肿瘤

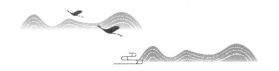

【病案一】　中医"六位一体"整合模式治疗食管癌

一、病案摘要

患者郑某,男,65岁,退休职工。2002年12月无明显诱因出现进食梗阻,伴反酸、呃逆、胃灼热,无胸痛、胸闷、腹痛、黑便、呕吐、头晕、气促、发热等不适。就诊于某中心医院,诊断为"反流性食管炎、慢性浅表性胃炎",给予"奥美拉唑、硫糖铝"治疗后胃灼热、反酸症状好转,但进食梗阻症状仍存在,后患者间断对症治疗,未行规范检查及治疗。2006年3月,患者进食梗阻症状加重,伴中上腹疼痛,呈阵发性隐痛,多于饭后及夜间疼痛加重,伴反酸、呃逆、胃灼热,无胸痛、胸闷、黑便、呕吐、心慌、头晕、发热等症状。遂到某中心医院就诊,胃镜提示:①慢性胆汁反流性胃炎;②糜烂性食管炎;③食管癌? 病检提示:(食管)鳞状上皮中到重度不典型增生。随后转诊于某医院,完善检查后于2006年4月20日在全麻下行食管癌切除+胃食管左胸吻合术,手术过程顺利。术后病理:食管鳞状细胞癌1级。术后诊断为食管鳞状细胞癌 T1N0M0 Ⅰ期,术后恢复良好,患者未遵医嘱返院行术后化疗。其后,患者不定期复查提示病情稳定。2015年1月20日首诊,患者诉纳差,嗳气,反酸,脐周隐痛,烦躁易怒,耳鸣,大便黄,小便利,舌苔薄白,脉沉细。

西医诊断:食管鳞状细胞癌 T1N0M0 Ⅰ期。

中医诊断:噎嗝。

中医辨证:肝气郁结,脾失健运证。

二、治疗经过

（一）2015年1月20日首诊

1.中医辨证施药

（1）治则:疏肝健脾,理气散结。

（2）方药:柴胡疏肝散加减。中药处方:

陈皮 15 g	柴胡 12 g	川芎 15 g	香附 10 g

枳壳 15 g	白芍 20 g	党参 30 g	白术 15 g
木香 15 g	砂仁^(后下) 15 g	建曲 15 g	麦芽 15 g
茯苓 15 g	刺五加 20 g	炙甘草 6 g	

*7剂,每日1剂,水煎服,饭后温服。

2.中医针灸理疗

(1)体针:神阙、巨阙、上脘、中脘、下脘、天鼎、内关、足三里、厥阴俞、膈俞、脾俞。加用电针,每日1次,每次留针30分钟,7天1个疗程。

(2)耳穴压豆:食管、肝、胃、交感、皮质下、神门、肺、脾、耳中、内分泌、胰胆、心、耳尖、枕、垂前。每日至少按压3次,每次总按压5分钟,7天1个疗程。

(3)穴位注射:脾俞、胃俞、足三里、中脘、膈俞、肝俞、肺俞。注射药物为维生素 B$_{12}$ 注射液 5 mL。

3.中医辨证施膳

(1)饮食建议:建议患者进食易消化软食,少食多餐,定时定量。主食应选择易于消化的面、米制品。肉食应选择新鲜、高蛋白的,如鲫鱼、鲤鱼、鸡肉、乌龟、海参、瘦猪肉、乌骨鸡、青蛙等。蔬菜应选择新鲜和富含维生素、微量元素的,如芦笋、黄瓜、菠菜、香菇、胡萝卜、藕、韭菜等。水果应选择新鲜、富含维生素 C 的,如梨、荔枝、甘蔗、猕猴桃、苹果、桃子、桑葚等。

(2)饮食禁忌:避免进食高盐、过硬、过烫、酸辣的食物,避免暴饮暴食。

(3)推荐食谱:薏莲山药粥,薏苡仁 150 g,莲肉 100 g,山药 100 g,芡实 100 g,安桂 6 g,大枣 10 枚,旱米 50 g,同熬成粥,可每日服用。

4.中医辨证施乐

患者可聆听《春江花月夜》《二泉映月》《江南好》等乐曲,每次 30 分钟,每日2次。

5.中医心理疏导

患者自家中发生变故后心理压力大,脾气暴躁,每日饮酒 100 mL 左右,生病后情绪更加焦虑,以致难以入睡,由于患者术后心理压力大,过于敏感,对出现的临床症状过度关注,担心肿瘤复发进展。可通过心理三级预防机制,对患者进行心理疏导,加强心理健康宣教,通过成功的案例举例以增加患者的治疗信心,使患者的心理得到一定的寄托及安慰。

6.中医运动指导

嘱患者可跟随医护人员学习八段锦,可在家里跟随光盘练习,每日早晚各 1 次,若体力允许可每次练习两遍,同时每日早晚各慢走半小时。

(二)2016 年 1 月 27 日二诊

患者纳差、嗳气、反酸稍有缓解,夜间睡眠 4 小时左右,午睡困难,仍有脐周隐痛、烦躁易怒、耳鸣症状较前缓解,大便黄,小便频,舌苔薄白,脉沉细。中药处方:

陈皮 15 g	柴胡 12 g	川芎 15 g	香附 10 g
枳壳 15 g	白芍 20 g	党参 30 g	白术 15 g
木香 15 g	砂仁(后下) 15 g	建曲 15 g	麦芽 15 g
茯苓 15 g	刺五加 20 g	炙甘草 6 g	酸枣仁 15 g
首乌藤 30 g	远志 12 g		
		*3 剂,每日 1 剂,水煎服,饭后温服。	

嘱患者每日午睡时聆听《二泉映月》以辅助睡眠。

(三)2016 年 2 月 2 日三诊

患者诉睡眠较前稍好转,但夜尿频,双下肢乏力,大便黄,小便利,舌苔薄白,脉沉细。中药处方:

陈皮 15 g	柴胡 12 g	川芎 15 g	香附 10 g
枳壳 15 g	白芍 20 g	党参 30 g	白术 15 g
木香 15 g	砂仁(后下) 15 g	建曲 15 g	麦芽 15 g
乌药 20 g	益智仁 10 g	肉豆蔻 10 g	山茱萸 15 g
补骨脂 15 g	炙甘草 6 g		
		*5 剂,每日 1 剂,水煎服,饭后温服。	

(四)2016 年 2 月 10 日四诊

患者以上症状都得到一定的缓解,心情也得到了一定的释放,对治疗充满了信心,建议其长期行中医"六位一体"整合模式治疗以预防肿瘤复发、转移。中药处方同三诊。

其后,患者长期行中医"六位一体"整合模式治疗,定期复查提示病情平稳,未见明显复发、转移。目前患者精神矍铄,身体无明显不适,饮食良好,成为家庭生活的主力。

三、病案分析

患者为老年男性,起病隐匿,以进食梗阻起病,既往已行手术治疗,患者因个人原因未遵医嘱进行术后化疗,存在复发转移风险。患者规范行中医"六位一体"整合模式治疗,通过药物、针灸、饮食、音乐、心理、运动等方法,成功地预防了肿瘤的复发转移。

据相关研究显示,食管癌的发病率在全世界所有肿瘤中排在第 9 位[1],在所有肿瘤中的死亡率位居第 6 名,近年来全球食管癌的发病率呈上升趋势,其 5 年生存率小于 10%,为预后最差的消化道肿瘤[2]。食管癌的发病有明显的区域性,我国为食管癌的高发区域,其发病率、病死率高的特点对人们的健康造成了极大的威胁。目前,早期食管癌的临床症状不明显,筛查诊出率较低,多数患者就诊时已到中晚期。中晚期食管癌的治疗以放化疗为主,对正常细胞的杀伤很大程度上降低了患者的生活质量。手术及放化疗作为食管癌的首选治疗方式,能够使食管癌的预后得到一定程度的改善,但这些治疗手段也会出现一些副反应,而中医治疗不仅可以提高食管癌治疗效果[3],还可以有效改善患者的生活质量[4]。

食管癌在中医学中属"噎膈"范畴,《素问·至真要大论》中"饮食不下,鬲咽不通,食则呕"是对食管癌的阐述,即以吞咽困难、饮食不下为主症,其病位在食管,属胃气所主,又与肝、脾、肾密切相关。隋朝巢元方所著《诸病源候论》中首次提出"五噎"(气噎、忧噎、食噎、劳噎、思噎)及"五膈"(忧膈、恚膈、气膈、寒膈、热膈),初步对噎膈的证型进行分类。中医认为食管癌主要归因于气、瘀、虚、热、郁,辨证分型主要分为痰气互阻型、血瘀痰滞型、阴虚热毒型、气虚阳微型四型。①痰气互阻型食管癌:症状为食入不畅,吞咽不顺,时有嗳气不舒,胸膈痞闷伴有隐痛,口干,脉细弦,舌质淡红,舌苔薄白,治疗以疏肝理气、化痰润燥为主,方可用逍遥散合四逆散加减。②血瘀痰滞型食管癌:症状以吞咽困难,胸背疼痛,甚则饮水难下,食后即吐,吐物如豆汁,大便燥结,小便黄赤,形体消瘦,肌肤甲错,舌质黯红少津或有瘀斑瘀点,黄白苔,脉细涩,或细滑,治疗以化痰祛瘀为主,方可用二陈汤合血府逐瘀汤加减。③阴虚热毒型食管癌:症状为进食哽咽不下,潮热盗汗,五心烦热,或见口腔黏膜水肿,口舌生疮、溃疡,大便秘结,舌干红少苔,或舌有裂纹,脉细而数,治疗以养阴生津、清热散结为主,方可用沙参麦冬汤加减。④气虚阳微型食管癌:患者多为晚期食管癌,主要症状为饮食不下,泛吐清水或泡沫,形体消瘦,乏力气短,面色苍白,形寒肢冷,面足浮肿,舌质淡,脉虚细无力,治疗以健脾温肾、回阳益气为主,方可用桂枝人参汤合当归补血汤加减。

患者术后诊断为食管鳞状细胞癌 T1N0M0 I 期,术后分期较早,医生建议行术后辅助化疗预防复发,但患者自觉身体弱,未返院行化疗,而是长期进行中医"六位一体"整合模式防止肿瘤的复发转移。初诊时患者纳差、嗳气、反酸、脐周隐痛、烦躁易怒、耳鸣、大便黄、小便利,舌苔薄白,脉沉细,中医辨证为肝气郁结,脾失健运证,予以疏肝理气、健脾养胃治疗。方用柴胡疏肝散加减。方中柴胡、陈皮、川芎、香附、枳壳、砂仁、木香疏肝和胃,行气散结;党参、白术、茯苓、建曲、麦芽、炙甘草益气健脾。二诊时患者打嗝、反酸、小便频等症状好转,诉夜间睡眠差,加用酸枣仁、首乌藤、远志宁心安神。三诊时患者上述症状均好转,但出现小便频,原方联合缩泉丸加减,以温肾暖脾。四诊时患者上述症状均明显好转。

奇经八脉具有沟通十二经脉,蓄积、渗灌气血的作用。食管癌患者往往表现为正经与奇经多条经络的病变,因此取穴时多选用奇经穴位、八脉交会穴,并从奇经上引气导气以调整气血阴阳,使之复归于权衡。任脉为"阴脉之海",《素问·骨空论》曰:"任脉为病,男子内结七疝,女子带下瘕聚。"根据胸腹部肿瘤属任脉理论,多选用任脉上的穴位,如巨阙、上脘、中脘、下脘。上、中、下脘三穴,不仅可以调治任脉,亦主三焦。止呕穴属经外奇穴,天鼎穴属手阳明大肠经,《针灸甲乙经》谓主"饮食不下",两穴同用,可引气下行,化痰,缓解食管癌患者进食困难、恶心呕吐等症状。"肚腹三里留""内关心胸胃",故采用胸腹疾病特效穴内关及强壮要穴足三里,同时配合背部俞穴调理脾胃气血。

《灵枢·口问》中提出"耳者,宗脉之所聚也",十二经脉都有分支或通过其表里经与耳相联系[5],通过经络的传导作用,使耳与脏腑有着密切的联系,当脏腑发生病变时,可以在身体体表许多部位不同程度地反映出来,其中就有在耳郭上的反映。通过观察耳郭的变化就能了解脏腑的情况,如《证治准绳》中:"凡耳轮红润者生;或黄或黑或青而枯燥者死;薄而白,薄而黑者皆为肾败。"食管癌属于"噎膈"范畴,其基本病变与发病机理总属气、痰、瘀交结,阻隔于食管、胃脘而致[6]。食管、肝、胃等诸穴相配可改善患者临床症状。

中医辨证施乐是根据中医基础理论,用语音、乐音、歌曲和乐曲等方法调整人体脏腑经络气血和情志以达到防治疾病的目的。此患者中医辨证为肝气郁结,脾失健运证,通过中医辨证施乐,为该患者选择《春江花月夜》《二泉映月》《江南好》。现代医学认为音乐治疗是通过优美动听、符合人体生理节律性的音乐,经感觉传导通路入脑后作用于大脑系统,调节全身细胞的兴奋性,从而通过神经及体液调节,起到恢复体内平衡状态的作用。人们对音乐的感受和体验,不仅是生理过程,也是心理过程。音乐通过使患者的生理、心理、情绪方面达到协调而产生作用。该患者通过聆听为其选择的乐曲后,睡眠得到了明显的改善。

八段锦动作缓慢,注重呼吸调整和调神,强调动作的小、安全和刚柔结合[7]。每段均有锻炼重点,对相应的内脏、气血、经络起着调理和保健作用。八段锦可以促进全身的血液加速循环,从而增强了心脏机能和内脏功能,提高人体的抗病能力及承受能力,能放松肌肉,缓解疲劳,使人体感觉精力充沛,心情愉悦。

此患者术后出现诸多不适症状,甚至排斥与家属及朋友沟通,此时应重点关注患者的心理状态,提供心理支持,提供同伴支持,帮助患者重返社会,通过与患者交流,让患者得到更多更有效的应对疾病的方法,为患者树立信心和希望。鼓励患者参与社会活动,逐渐回归到原有的社会关系网,最终帮助患者重返社会,恢复社会功能。

（张仲妍）

【病案二】 中医"六位一体"整合模式治疗盆腔恶性肿瘤

一、病案摘要

患者杨某,女,76 岁,退休职工。2016 年 8 月 16 日因"下腹部胀痛伴胃部饱胀不适"到院就诊,完善相关检查,肿瘤标志物提示:CA125：1742.60 U/mL,HE4 4 532.10 pmol/L。盆腹腔 MRI 提示:①盆腔内双侧附件区、子宫直肠陷凹多发多个结节、肿块,考虑恶性肿瘤可能,附件来源?（卵巢癌?）其他? ②腹膜广泛不规则增厚,其内多发结节和肿块,考虑转移;③腹腔内大量积液;④子宫体后壁肌层肿块,子宫肌瘤合并囊变、出血? 腹水液基细胞学(1608456):(腹水)腺癌,结合细胞免疫组化考虑卵巢来源。于 2016 年 8 月 16—17 日行 TC 方案化疗 1 周期,后因无法耐受化疗而放弃继续化疗,遂行中医"六位一体"整合模式治疗。患者于 2016 年 9 月 5 日首诊,查体见:全身浅表淋巴结未触及肿大,胸廓对称,无压痛,无胸膜摩擦音,双肺呼吸音清,未闻及明显干湿啰音,心率 68 次/分,律齐,各瓣膜未闻及病理性杂音;腹部膨隆,中下腹部轻压痛,无反跳痛及肌紧张,移动性浊音阳性;双下肢轻度水肿;生理反射存在,病理反射未引出。问诊:患者诉下腹部胀痛,胃脘饱胀不适,伴乏力、纳差、心悸、头晕目眩,偶有咳嗽,咳白色泡沫样痰,无恶心、呕吐,无胸闷、气促,睡眠欠佳,大小便基本正常,舌质淡红,苔薄白,脉细弱。

西医诊断:盆腔恶性肿瘤。

中医诊断:癥瘕。

中医辨证:气血两虚证。

二、治疗经过

(一)2016 年 9 月 5 日首诊

1.中医辨证施药

(1)中药内治法:

①治则:益气补血。

②方药:八珍汤加减。中药处方:

白术 15 g	党参 15 g	黄芪 30 g	当归 10 g
熟地 15 g	白芍 30 g	大枣 15 g	阿胶 6 g(烊化)
狗脊 15 g	红景天 12 g	建曲 30 g	花生红衣 5 g
茯苓 5 g	泽泻 10 g	炮山甲 3 g	五指毛桃 10 g
甘草 5 g			

*7 剂,水煎服,每日 1 剂,每日 3 次。

(2)中药外治法:结合患者盆腔 MRI 结果,针对患者腹部多发结节,予以攻癌散结方外敷腹部以攻癌散结,每日 1 次,每次 8 小时,10 天 1 个疗程。针对患者盆腔内大量积液,予以攻癌利水散外敷小腹部以攻癌利水,每日 1 次,每次 8 小时,10 天 1 个疗程。

2.中医针灸理疗

(1)体针:取穴脾俞、肾俞、足三里、三阴交、血海、中脘、内关、关元等穴位,加用电针,每日 1 次,每次留针 30 分钟,7 天 1 个疗程。

(2)穴位注射:取穴脾俞、肾俞。注射药物为维生素 B_{12} 注射液 5 mL。

(3)耳针穴位:脾、胃、肾、三焦、神门。每日至少按压 3 次,每次总按压 5 分钟,7 天 1 个疗程。

3.中医辨证施膳

(1)饮食建议:主食选择易于消化的米饭、面、小米等。肉食应选择富含蛋白质的,如鲫鱼、鲤鱼、鸡蛋、乌鸡、甲鱼、牡蛎、乌龟、海参、瘦猪肉、海马、鳖、鳗鱼、文蛤、针鱼等。蔬菜应选择新鲜和富含维生素、微量元素的,如麒麟菜、芹菜、油菜、香椿、香菇、银耳、胡萝卜、海带、紫菜等。水果应选择新鲜、富含维生素的,如石榴、罗汉果、桂圆、桑椹、猕猴桃、苹果、无花果、橘子等。

(2)饮食禁忌:①忌油腻、油炸、高盐、高糖、霉变、腌制、生冷的食品,避免暴饮暴食;②少食螃蟹、绿豆等寒凉性食物和羊肉、狗肉、韭菜等温热性食物;③忌公鸡、魔芋、母猪肉等发物;④忌食葱、大蒜、姜、辣椒、花椒等辛辣刺激性调料;⑤少喝碳酸饮料、浓茶、咖啡等饮料;⑥忌烟、酒。

(3)推荐食谱:参芪健脾汤。

原料组成:高丽参 10 g,黄芪 20 g,党参 20 g,山药 30 g,枸杞子 15 g,当归 20 g,陈皮 5 g,桂圆肉 15 g,猪排骨 500 g 或整鸡 1 只,清水适量。

做法:高丽参、黄芪等中药洗净后放入布袋中扎口,和排骨或鸡一起加水炖。先武火后文火,炖 2～3 小时。捞出布袋,加入盐、胡椒等调味品即可。吃肉喝汤。

4.中医辨证施乐

指导患者聆听《月儿高》《春江花月夜》《平湖秋月》《塞上曲》《满江红》《新紫竹调》《梁祝》等宫调、羽调乐曲,每日各 1 曲,早晚听 1 次,每次 30 分钟。

5.中医心理疏导

患者晚期盆腔恶性肿瘤诊断明确,失去手术机会,化疗 1 疗程后因不耐受化疗未继续化疗,因而采取中医"六位一体"整合模式治疗。但患者害怕病情继续恶化、进展,所以对病情比较担忧。入院后应及时对患者进行心理疏导及安慰,举例多名肿瘤患者在配合治疗的情况下,生存期延长,生活质量得以改善,患者在心理上得到一定的安慰,并对后续治疗充满信心和期望。

6.中医运动指导

嘱患者可学习八段锦,每日练习1次。同时每日早晚慢走半小时,每周1次太极拳。

（二）2016年9月19日二诊

患者心悸、头晕目眩等症状好转,诉乏力,纳差,腹胀,进食后明显,偶有咳嗽,无咳痰,无恶心、呕吐,无胸闷,睡眠尚可,二便正常,舌质淡红,苔薄白,脉细弱。中药处方：

白术 15 g	党参 15 g	黄芪 30 g	当归 10 g
熟地 15 g	白芍 30 g	大腹皮 5 g	枳实 10 g
厚朴 15 g	隔山撬 15 g	建曲 30 g	大枣 15 g
茯苓 15 g	泽泻 10 g	延胡索 15 g	甘草 5 g
			*7剂,水煎服,每日1剂,每日3次。

中药外治:继续予以攻癌利水方中药外敷腹部,每日1次,每次8小时,10天1个疗程。

（三）2016年9月30日三诊

患者腹胀、纳差、乏力等症状好转,恶心,偶有呕吐,无咳嗽、咳痰,无胸闷,睡眠差,二便正常,舌质淡红,苔薄白,脉细弱。中药处方：

白术 15 g	党参 15 g	黄芪 30 g	当归 10 g
熟地 15 g	白芍 30 g	建曲 30 g	大枣 15 g
茯苓 15 g	泽泻 10 g	延胡索 15 g	姜半夏 15 g
柿蒂 10 g	酸枣仁 15 g	远志 15 g	旋覆花 10 g[布包]
甘草 5 g	合欢皮 20 g		
			*7剂,水煎服,每日1剂,每日3次。

患者睡眠差,嘱患者继续聆听《梁祝》《二泉映月》等乐曲以辅助睡眠,每次30分钟,每日2次,坚持2周。

(四)2016年10月9日四诊

患者自觉乏力,其余无明显不适症状,食欲一般,睡眠可,二便正常,舌质淡红,苔薄白,脉细弱。患者多数症状得到明显缓解,对治疗充满了信心。中药处方:

白术15 g	人参15 g	黄芪30 g	当归10 g
熟地15 g	白芍30 g	建曲30 g	大枣15 g
茯苓15 g	枣仁15 g	龙眼肉15 g	红景天15 g
鹿茸10 g	肉桂10 g	甘草5 g	

*7剂,水煎服,每日1剂,每日3次。

此后,患者长期行中医"六位一体"整合模式治疗,定期复查病情稳定,病情未出现进展。目前患者精神良好,身体无特殊不适,食欲、睡眠可,二便调,生活质量提高,对疾病的治疗充满了信心。

三、病案分析

患者为老年女性,以下腹部胀痛伴胃部饱胀不适起病,在诊断盆腔恶性肿瘤后虽积极配合化疗,但1疗程化疗后患者因高龄不耐受化疗的副反应而放弃继续化疗,因其个人经济条件的限制未行靶向及生物免疫治疗,患者选择中医"六位一体"整合模式治疗。通过中医辨证施药、中医针灸理疗、中医辨证施膳、中医辨证施乐、中医心理疏导、中医运动指导的整合治疗,成功地缓解了患者的临床症状,目前病情稳定,生活质量得以提高,生存期获得延长。

从解剖学上分析,盆部由盆腔腹膜包绕部分和盆腔腹膜外部分构成。盆部原发性肿瘤具有明显的隐匿性特点,患者早期症状不典型,治疗效果及预后差。本案中,患者多次盆腔MRI提示:盆腔内双侧附件区、子宫直肠陷凹多发多个结节、肿块,考虑恶性肿瘤可能,附件来源?(卵巢癌?)腹水液基细胞学提示:(腹水)腺癌,结合细胞免疫组化考虑卵巢来源,故该盆腔恶性肿瘤考虑卵巢癌可能性极大。卵巢癌是女性生殖系统常见的恶性肿瘤之一,发病率仅次于宫颈癌、子宫内膜癌,占女性生殖系统恶性肿瘤的20%左右,其病死率却居妇科恶性肿瘤之首[8]。确诊为

FIGO Ⅰ期的卵巢癌仅占19%,卵巢癌 FIGO Ⅰ期—Ⅱ期(早期)和 FIGO Ⅲ期—Ⅳ期(晚期)的5年生存率存在很大的差异,早期卵巢癌患者的5年生存率约为93%,而晚期卵巢癌患者的5年生存率只有约31%[9]。

中医学并没有盆腔恶性肿瘤的病名,根据其临床症状特点,可将卵巢癌归属于中医学"癥瘕""积聚""腹痛"等疾病范畴。《素问·骨空论》中指出"任脉为病,女子带下癥聚",这是有关"癥聚"的最早记载;《说文解字》曰"瘕,女病也"。癥者,有形可征,固定不移,痛有定处;瘕者,假聚成形,聚散无常,推之可移,痛无定处;癥属血病,瘕属气病[10]。

卵巢癌的发生是由于机体正气虚弱,以致风、寒、湿、热之邪侵袭,或情志不畅、抑郁,或烦怒伤肝,或思虑过度,或房事所伤,或饮食失宜,导致脏腑功能失常,气机阻滞,气血运行不畅,瘀血、痰饮、湿浊等有形之邪凝结不散,停聚、瘀积于胞宫,日积月累,渐成此疾。由于发病日久,正气亏虚,气、血、痰、湿相互影响,互相兼夹为病。

临床中,根据患者发病的病因病机及本身体质的不同,常将卵巢癌中医辨证分型为5型,分别为湿热郁毒型、痰湿凝聚型、气虚血瘀型、气血两虚型和气阴两虚型。①湿热郁毒型的主症:腹部肿块,胀痛,或伴有不规则阴道出血、腹水,口干口苦,大便干结,尿色黄,舌质黯,苔黄厚腻,脉弦滑或滑数。治疗宜清热利湿,解毒散结,方药以复方附苓丸合小柴胡汤加减。②痰湿凝聚型的主症:腹部、腹股沟肿块,脘腹胀满,时有恶心,面目浮肿,身倦乏力,舌质润,苔白腻,脉滑数。治疗宜健脾利湿,化痰软坚,方药以苍附导痰丸加减。③气虚血瘀型的主症:腹部包块坚硬固定,腹胀痛,多呈刺痛,夜间加重,面色晦暗无华,形体消瘦,神疲乏力,二便不畅,舌黯紫或有瘀斑,苔薄黄,脉细涩。治疗宜行气活血,软坚消积,方药以少腹逐瘀汤加减。④气血两虚型的主症:腹部肿块伴腹胀或腹水,少气懒言,呼吸短促微弱,疲乏无力,心悸失眠,肌肤干燥,爪甲不华,大便难解,舌质淡,苔薄白,脉细弱。治疗宜益气补血,方药以八珍汤加减。⑤气阴两虚型的主症:腹部肿块,腹胀,伴消瘦,疲倦乏力,口干,失眠,盗汗,舌质红,苔少,脉细;治疗宜益气养阴,方药以沙参麦冬汤加减。

总之,中医学理论认为,卵巢癌的演变是一个正虚邪实的过程,因此在临床上治疗多以扶正培本、祛邪攻毒为主[11]。临证中新病多为实证,宜攻宜破;久病或术后则以益气补血为主,以恢复机体之正气,从而扶正培本。本病案中患者为卵巢癌晚期,病程日久,导致全身正气损耗,气血亏虚。首诊时,患者乏力,纳差,心悸,头晕目眩,腹胀,偶有咳嗽、咳白色泡沫样痰,睡眠欠佳,大小便基本正常,舌质淡红,苔薄白,脉细弱。中医诊断为癥瘕,辨证为气血两虚证,治疗宜益气补血,故予以八珍汤加减。方中白术、党参、黄芪、红景天、五指毛桃健脾益气,当归、熟地、花生红衣、阿胶、大枣补血养血,建曲消食和胃,狗脊补益肝肾,炮山甲活血消瘀,茯苓、泽泻利水渗湿,甘草起调和作用,全方补中有泄,滋而不腻,诸药合用,共凑益气补血之功。二诊时,患者诉腹胀明显,仍乏力,纳差,但心悸、头晕目眩等症状好转,睡眠尚可,二便基本正常,舌质淡红,苔薄白,脉细弱。治疗上继续原方加减,原方去花生红衣、阿胶、狗脊、红景天、炮山甲、五指毛桃,加枳实、厚朴、大腹皮、隔山撬、延胡索以活血行气消胀。三诊时,患者诉恶心,偶有呕吐,睡眠差,腹胀、纳差、乏力等症状较前好转,二便基本正常,舌质淡红,苔薄白,脉细弱。治疗上原方去大腹皮、枳实、厚朴、隔山撬,加姜半夏、柿蒂、旋覆花降逆止呕,酸枣仁、远志、合欢皮养心安神。四诊时,患者自觉乏力,其余无明显不适症状,食欲一般,睡眠可,二便正常,舌质淡红,苔薄白,脉细弱。患者多数症状得到明显的缓解,对治疗充满了信心,治疗上继续以原方加减。

中药外治法是治疗肿瘤常见并发症的一大特色,临床应用中取得了满意疗效。患者盆腹腔 MRI 提示腹部多发结节及盆腔大量积液,针对患者腹部多发结节,予以攻癌散结方外敷腹部,其具有解毒散结的功效;针对患者盆腔内大量积液,予以攻癌利水散外敷小腹部,其具有温阳利水、攻逐水饮的功效,临床常用于治疗肿瘤恶性胸水、腹水及心包积液。

针灸是中医学治疗疾病的一大特色,具有疏通经络、调和阴阳、扶正祛邪等功效。患者中医辨证为气血两虚证,有明显纳差、乏力症状,故选择脾俞、肾俞、足三里、三阴交、血海、中脘、内关、关元等穴位,选取脾俞、肾俞、关元以固先天之本,足三里、三阴交、血海益气养血,中脘、内关调理脾胃,诸穴合用,达到健脾和胃、补益气血之功效。穴位注射是将药物注射和中医针灸穴位相结合的一种中医现代化治疗方法,其适应范围广,凡是针灸治疗的适应证大部分可采用本法。该患者气血两虚,故选脾俞、肾俞穴位注射以补肾健脾,补益气血。中医认为,耳与脏腑有着密切的联系,当脏腑发生病变时,可以在耳郭上不同程度地反映出来。患者气血两虚,乏力,纳差,睡眠欠佳,故选取脾、胃、肾、三焦、神门等耳针穴位,按压耳穴肾、脾、胃,可补肾、健脾、和胃,按压耳穴三焦、神门,可安神助眠,从而改善患者症状。

在饮食指导方面,根据患者的中医辨证及体质情况,给出了合理的饮食建议和饮食禁忌。患者为卵巢癌晚期,病程日久,损伤正气,导致气血亏虚,故推荐参芪健脾汤作为膳食调养,其具有健脾和胃、益气补血之功效。长期适度食用参芪健脾汤可益气扶正,能提高人体免疫功能,提高人体抗病能力。

在辨证施乐方面,患者辨证为气血两虚证,肾为先天之本,脾为后天之本,两者对机体气血的生成起主导作用,根据五行"宫动脾、羽动肾"的原则,故聆听宫调、羽调乐曲,如《月儿高》《春江花月夜》《平湖秋月》《塞上曲》《满江红》《新紫竹调》《梁祝》等。患者坚持2周后,其乏力、纳差、腹胀、心悸、失眠等症状较前有所改善。

在心理疏导方面,患者害怕病情继续恶化、进展,所以对病情比较担忧;入院后重点关注患者的心理状态,提供心理支持,进行心理疏导及安慰,帮助患者重返社会,通过与患者交流,让患者得到更多更有效的应对疾病的方法,为患者树立治疗疾病的信心和希望。鼓励患者参与社会活动,最终帮助患者重返社会,恢复社会功能。

(曹杰)

【病案三】 中医"六位一体"整合模式治疗淋巴瘤

一、病案摘要

患者袁某,男,73岁,退休教师。2014年8月因"反复腹胀、腹痛半月"就诊于某医院,完善相关检查,腹部CT提示:肝门、腹膜后、肠系膜淋巴结肿大融合,脾大,左肾囊肿;血常规:PLT $68×10^9/L$。患者脾大且血小板低无法手术,中药治疗1个月后患者转诊,查体见:双腹股沟可扪及肿大淋巴结,最大约黄豆大小。并于2014年8月11日行左腹股沟肿物穿刺活检术,术后病理提示:(左腹股沟)恶性非霍奇金淋巴瘤,符合套细胞淋巴瘤。后患者到院就诊,进一步完善相关检查,明确诊断为:(左侧腹股沟)非霍奇金淋巴瘤 套细胞型 ⅢA期 高危;排除化疗禁忌后于2014年8月23日、2014年9月16日、2014年10月10日、2014年11月24日行CHOP方案化疗4程,化疗后肿大脾脏较前缩小,疗效评价PR,未出现明显副反应。于 2014 年 12 月 18 日、2015 年 1 月 28 日继续行 CHOP 方案第 5、6 程化疗,化疗后出现Ⅲ度骨髓抑制。2015 年 4 月 10 日复查提示病情稳定,建议患者继续化疗,患者拒绝化疗,要求出院。2015 年 12 月 14 日,患者复查提示腹膜后多枚肿大淋巴结较前稍增大且 LDH 较前升高,考虑疾病进展,患者拒绝继续化疗。2016 年 1 月 5 日,患者于中医肿瘤科首诊,拟行中医"六位一体"整合模式治疗。入院查体:双肺呼吸运动正常,呼吸音清;心脏听诊无异常;腹软,左肋下约 4 cm 处可触及脾脏,质软,无压痛,肝肋下未触及;左下腹轻压痛,无反跳痛;双侧腹股沟可扪及数枚肿大淋巴结;双下肢无水肿;生理反射存在,病理反射未引出。问诊:患者乏力,纳差,腹胀,偶有左下腹隐痛,睡眠欠佳,性急易怒,小便色黄,大便不成形,舌淡红,苔薄黄,脉弦细。

西医诊断:(左侧腹股沟)非霍奇金淋巴瘤　套细胞型　ⅢA 期　高危。

中医诊断:恶核。

中医辨证:脾肾不足,痰凝气滞证。

二、治疗经过

(一)2016 年 1 月 5 日首诊

1.中医辨证施药

(1)中药内治:

治则:健脾益肾,理气散结。

方药:香砂六君子汤合柴胡疏肝散加减。中药处方:

木香 15 g	砂仁(后下)12 g	党参 30 g	黄芪 90 g
茯苓 15 g	建曲 15 g	大枣 30 g	陈皮 12 g
枳壳 10 g	佛手 15 g	柴胡 12 g	香附 15 g
厚朴 15 g	大腹皮 12 g	柿蒂 12 g	炮山甲 1 g(冲服)
刺五加 30 g	法罗海 30 g	甘草 6 g	鳖甲胶 5 g(烊化)
			*7 剂,水煎服,每日 1 剂,每日 3 次。

(2)中药外治法:患者复查腹部 CT 提示腹腔及腹膜后多枚肿大淋巴结,最大者大小约 2 cm×3 cm,部分结节较前明显增大。予以中药攻癌散结方外敷下腹部,

每日 1 次,每次 8 小时,10 天 1 个疗程,连续应用 3~4 疗程。

2.中医针灸理疗

患者纳差、乏力,血常规提示红细胞、白细胞、血小板减少,选取艾灸足三里、三阴交、脾俞、肾俞、关元、气海以补中益气,健脾益肾。每日 1 次,7 天 1 个疗程。

3.中医辨证施膳

(1)饮食建议:主食选择易于消化的米饭、面、小米等。肉食应选择富含优质蛋白的,如鲫鱼、鲤鱼、鸡蛋、乌鸡、甲鱼、乌龟、海参、瘦猪肉、牛蹄筋、田鸡等。蔬菜应选择新鲜、富含维生素及微量元素的,如芦笋、莴笋、白薯、菠菜、香菇、银耳、胡萝卜、大豆、板栗等。水果应选择新鲜、富含维生素 C 的,如桂圆、鸭梨、荔枝、甘蔗、桑葚、猕猴桃、苹果、无花果、橘子等。

(2)饮食禁忌:①忌油腻、油炸、高盐、高糖、霉变、腌制、生冷的食品,避免暴饮暴食;②少食螃蟹、绿豆等寒凉性食物和羊肉、狗肉、韭菜等温热性食物;③忌食公鸡、魔芋、猪头肉等发物;④忌食葱、大蒜、姜、辣椒、花椒等辛辣刺激性调料;⑤少喝碳酸饮料、浓茶、咖啡等饮料。

(3)推荐食谱:甲鱼汤。做法:甲鱼 1 只,宰杀后去内脏洗净,切成块,入开水锅煮净血水,除净黄油,洗去血沫,捞出后放入汤锅内,倒入清水,加入黄酒、葱结、姜片等调料,用小火炖 2~3 小时,加盐调味即可。

4.中医辨证施乐

患者可聆听《月儿高》《春江花月夜》《平湖秋月》《塞上曲》《满江红》《新紫竹调》等宫调乐曲,每次 30 分钟,每日 2 次。

5.中医心理疏导

患者化疗后出现骨髓抑制等副反应,对化疗比较担忧,后因拒绝继续化疗,延误治疗时机而导致病情进展。患者在病情进展后更是情绪焦虑,左思右想,难以入睡,甚至整夜难眠。医生对患者进行心理安慰及开导,并举例多名肿瘤患者在配合治疗的情况下生存期有效延长,使患者的焦虑情绪得到了一定的缓解,逐渐树立了治疗信心。

6.中医运动指导

嘱患者在医院学习八段锦、太极拳等,也可在家里跟随光盘学习,每日早晚各 1 次,若患者体力允许,每次可练习两遍。同时嘱其每日早、晚散步半小时左右。

(二)2016 年 1 月 18 日二诊

患者腹胀较前明显好转,仍诉乏力,纳差,睡眠欠佳,多梦,左下腹偶有隐痛,性情急躁,小便色黄,大便不成形稍好转,舌淡红,苔薄白,脉细。中药处方:

木香 15 g	砂仁(后下)12 g	党参 30 g	黄芪 90 g
茯苓 15 g	建曲 15 g	大枣 30 g	陈皮 12 g
枳壳 10 g	佛手 15 g	柴胡 12 g	香附 15 g
鸡内金 30 g	山楂 15 g	炒白术 10 g	当归 15 g
合欢皮 30 g	远志 15 g	石菖蒲 15 g	甘草 6 g

*7 剂,水煎服,每日 1 剂,饭后温服。

中药外治:继续予以攻癌散结方中药外敷下腹部,每日 1 次,每次 8 小时,10 天 1 个疗程。

患者性情急躁,嘱其继续每日聆听《春江花月夜》《平湖秋月》《满江红》《新紫竹调》等宫调乐曲,早晚各听 1 次,每次 30 分钟,坚持 1 个月。

(三)2016 年 1 月 29 日三诊

患者纳差,乏力,睡眠均较前好转,但大便不成形,时有便溏,左下腹偶有隐痛,无腹胀,性急较前好转,小便正常,舌淡红,苔薄白,脉细。中药处方:

木香 15 g	砂仁(后下)12 g	人参 30 g	黄芪 90 g
茯苓 15 g	建曲 15 g	大枣 30 g	陈皮 12 g
枳壳 10 g	佛手 15 g	柴胡 12 g	香附 15 g
炒白术 15 g	当归 15 g	合欢皮 30 g	远志 15 g
五味子 15 g	补骨脂 15 g	肉豆蔻 10 g	甘草 6 g

*7 剂,水煎服,每日 1 剂,饭后温服。

(四)2016 年 2 月 16 日四诊

患者纳差、乏力、腹胀、睡眠欠佳、大便不成形、性急等症状均得到一定缓解,患者对中医"六位一体"整合模式的治疗充满了信心,建议患者进行长期的中医治疗,预防肿瘤的恶化、进展。

此后,患者长期行中医"六位一体"整合模式治疗,定期复查病情稳定,病情未出现进展。2016 年 9 月 14 日,患者复查腹部增强 CT 提示:结合本院 2016 年 7 月 5 日 CT 片,①平扫示双锁骨上、双侧腋窝、双肺门及纵隔内多发淋巴结显示,部分肿大,较前变化不大;②右肺上叶尖段陈旧病灶基本同前;③双肺散在少许结节,考虑炎症? 较前变化不大;④腹腔及腹膜后多枚肿大淋巴结,较前变化不明显;⑤脾大,较前变化不大;⑥双肾小囊肿,较前变化不大;⑦双侧多根肋骨、多根椎体及附件结节高密度影,较前变化不大;请结合临床随访。目前患者精神良好,身体无特殊不适,食欲、睡眠可,二便调,生活质量提高,对疾病的治疗充满了信心。

三、病案分析

患者为老年男性,起病隐匿,以腹胀、腹痛发病,在明确诊断后积极配合化疗,因化疗后出现严重骨髓抑制等副反应而拒绝继续化疗,在病情进展后就诊。通过中医"六位一体"整合模式治疗成功地控制了肿瘤继续进展,目前患者病情稳定,生活质量得以提高,生存期获得延长。

淋巴瘤是我国最常见的恶性肿瘤之一,占所有恶性肿瘤的 3%左右;有关数据显示[12][13],随着社会经济的发展和生活水平的不断提高,淋巴瘤的发病趋势在逐渐上升。国家癌症中心公布的数据显示,2014 年我国确诊的淋巴瘤发病率约为 5.94/100 000 人,2015 年的预计发病率约为 6.89/10 000 人。当前我国的淋巴瘤发病特点[14]:HL 与 NHL 的发病比值约为 1:5;HL 发病与日本相似,呈单峰状,高峰在 40 岁左右;而 NHL 中弥漫型较多,其次是 T 细胞淋巴瘤,滤泡型较少。目前,恶性淋巴瘤的早期临床表现不明显,筛查诊出率较低,多数患者就诊时已到中晚期。淋巴瘤临床主要表现为局部肿块,不痛不痒。恶性淋巴瘤的治疗以综合治疗为主,早期患者以放化疗为首要治疗手段,中晚期患者可行靶向治疗、生物免疫治疗、姑息治疗等。套细胞型淋巴瘤,有惰性和侵袭性 NHL 的双重不良预后因素,常规化疗治疗效果不佳,总生存期时间短。如条件允许,初次治疗缓解的患者应该进行造血干细胞移植,可以提高持续缓解率。患者既往化疗后无法耐受,因个人经济原因无法行干细胞移植、靶向及免疫治疗。

中医古籍中并没有与淋巴瘤相对应的病名,但根据其疾病的临床表现、发展转归等特点,可将淋巴瘤归属于中医"恶核""石疽""痰核""失荣"等疾病范畴。虽然历代医家对淋巴瘤的病因病机认知及辨证论治分型各异,但根据其典型临床表现,常将其分为以下五型:①寒痰凝滞证:主要临床表现为耳下、颈项、腋下几处或多处淋巴结肿大,肿核坚硬如石,皮色正常,无痛,不痒,不伴发热,但难消难溃,可伴有面色少华,形寒怕冷,脘腹胀满,舌淡,苔白腻,脉沉细。治宜温阳化痰,软坚散结,方药以阳和汤合消瘰丸加减。②气滞痰凝证:主要临床表现为颈、腋及腹股沟等处肿核累累,胸膈闷满,胁肋胀痛,形体消瘦,疲乏,舌质红或淡红,有瘀点,苔白腻,脉沉滑。治宜疏肝解郁,化痰散结,方药以疏肝溃坚汤加减。③痰瘀互结证:主要临床表现为颈项、腋窝、腹股沟等处肿核硬实累累,推之不移,隐隐作痛,或见胸胁胀满,发热恶寒,口干、口苦、大便干结,形体消瘦,乏力等,舌绛苔黄,舌下可见青筋,脉滑数。治宜消痰散结,解毒祛瘀,方药以海藻玉壶汤合西黄丸加减。④毒瘀互结证:主要临床表现为颈项、腋窝、腹股沟等处肿核硬实累累,推之不移,质硬,形体消瘦,面色黯黑,舌质黯红,苔多厚腻乏津,脉弦涩,或舌质紫黯或有瘀斑,苔黄,脉弦数。治宜化痰解毒,祛瘀散结,方药以和营软坚丸或解毒化痰方加减。⑤肝肾阴虚证:主要临床表现为颈项、腋窝、腹股沟等处肿核,质地坚硬,或腹内结块,形体消瘦,头晕目眩,耳鸣,五心烦热,心烦易怒,口咽干燥,两胁疼痛,腰胁酸软,遗精失眠,夜寐盗汗,舌红或绛,苔薄或少苔,脉细数。治宜滋补肝肾,解毒散结,方药以和荣散坚丸加减。现代医家刘嘉湘教授[15]认为,淋巴瘤多以脾肾亏虚为本,痰毒瘀结为标,故治则多以健脾温肾,化痰解毒。王沛教授[16]认为,本病需分证型、分期论治,不离"阴""阳",气滞痰凝是本病的基本病机,故大都以行气化痰、疏肝解郁为其基本治则。

本病案中,患者明确诊断为:(左侧腹股沟)非霍奇金淋巴瘤 套细胞型 ⅢA期高危,化疗是首选治疗手段,患者化疗6程后病情稳定,但出现重度骨髓抑制,患者因畏惧化疗副反应而拒绝继续化疗,故行中医"六位一体"整合模式治疗。首诊时,患者诉乏力,纳差,腹胀,偶有左下腹隐痛,睡眠欠佳,性急易怒,小便色黄,大便不成形,舌淡红,苔薄黄,脉弦细,中医诊断为恶核,辨证为脾肾不足,痰凝气滞证,治疗宜健脾益肾,理气散结,予以香砂六君子汤合柴胡疏肝散加减。方中木香、砂仁、茯苓、枳壳、陈皮、佛手化湿祛痰,行气和胃,党参、黄芪益气健脾,建曲、大枣消食和胃,柴胡、香附疏肝解郁,厚朴、大腹皮行气消胀,法罗海、柿蒂降逆顺气,五加皮、炮山甲、鳖甲胶活血消瘀,甘草调和诸药。二诊时,患者腹胀较前明显好转,仍诉乏力,纳差,睡眠欠佳,多梦,舌淡红,苔薄白,脉细,原方去厚朴、大腹皮、法罗海、柿蒂、刺五加、炮山甲、鳖甲胶,加鸡内金、炒山楂消食和胃,炒白术、当归益气补血,合欢皮、远志、石菖蒲宁心安神。三诊时,患者纳差、乏力、睡眠均较前好转,但大便不成形,时有便溏,舌淡红,苔薄白,脉细,故以原方合四神丸加减,去鸡内金、炒山楂、石菖蒲,加五味子、补骨脂、肉豆蔻温阳益肾。四诊时,患者纳差、乏力、腹胀、睡眠差、大便溏等症状均明显好转,继续原方加减治疗。

患者查体见双侧腹股沟可扪及数枚肿大淋巴结,予以攻癌散结方中药外敷以攻癌散结治疗,连续应用4个疗程后,患者肿大淋巴结未继续增大,后复查腹部CT提示病情稳定。攻癌散结方具有解毒散结的功效,治疗多部位肿瘤,特别是对体表肿块疗效好。

艾灸是通过艾灸材料产生的热量刺激体表穴位去激发经气的活动,调整人体紊乱的生理功能,从而达到防病治病的目的。艾灸具有调和阴阳、温通经络、驱散寒邪、行气活血、消瘀散结、温阳补虚、补中益气、回阳救逆等多种功效。现代研究认为,艾燃烧生成的物质主要为甲醇提取物,具有清除自由基的作用,并且比未燃烧的艾的甲醇提取物作用更强。艾的燃烧不仅没有破坏其有效药物成分,反而使之药效增强。艾燃烧生成物中的抗氧化物质,附着在特定穴位处皮肤上,通过灸热渗透进入体内而发挥作用。本案例中患者纳差,乏力,大便不成形,血常规提示三系减低,故艾灸时选穴脾俞、肾俞、足三里、三阴交以健脾益肾,气海、关元以补中益气,从而达到补益气血、增强免疫力的作用。

在饮食指导上,根据患者的中医辨证及体质情况,给出合理的饮食建议和饮食禁忌。患者既往化疗后出现骨髓抑制,红细胞、白细胞、血小板减低,故推荐甲鱼汤作为膳食调养。长期适度食用甲鱼汤可升高白细胞,增强患者免疫功能,提高抗病能力。

本案中患者中医辨证为脾肾不足,痰凝气滞证,宫调式音乐以宫音为主音,为长夏音,属土,入脾,主化,五志中属思,根据五行"宫动脾"的原则,可聆听宫调乐曲,如《月儿高》《春江花月夜》《平湖秋月》《塞上曲》《满江红》《新紫竹调》等,可达到调神、稳定心理的良好作用,促进全身气机的稳定,调节脾胃之气的升降。现代医学研究证实,聆听音乐可以调节全身细胞的兴奋性,从而通过神经及体液调节,起到恢复体内平衡状态的作用。该患者通过聆听宫调乐曲后睡眠质量、情绪得到了一定程度的改善。

在中医心理疏导方面,该患者在病情进展后情绪焦虑,出现入睡困难等症状,此时重点关注患者的心理状态,提供心理支持,通过与患者交流,让患者得到更多更有效的应对疾病的方法,为患者树立信心和希望。鼓励患者参与社会活动,最终帮助患者重返社会,恢复社会功能。

在运动指导方面,该患者学习了八段锦、太极拳等。八段锦可以促进全身的血液循环,增强心脏机能和内脏功能,提高人体的抗病能力及承受能力;能放松肌肉、缓解疲劳,使人体感觉精力充沛、心情愉悦。太极拳是一种身心兼修的健身运动方式,练拳时注重意气运动,以心行气,疏通经络,平衡阴阳气血,提高阴阳自和能力,达到维持健康、提高生活质量的目的。

(曹杰)

【病案四】 中医"六位一体"整合模式治疗直肠癌

一、病案摘要

患者廖某,女,66 岁,退休。2017 年 3 月,患者无明显诱因出现便秘,大便八九日一行,无肛门坠胀,无便血,无恶心、呕吐,无腹胀、腹痛等症状,患者口服药物治疗,上述症状有缓解,但仍反复便秘。患者未引起重视,未到医院就诊。患者自述近 1 个月来出现便血,量少,红色,伴有肛门坠胀,大便变细,大便 3~4 次/天,无尿血,无里急后重,无发热、畏寒。遂于 2017 年 6 月 12 日于胃肠外科住院,行胸腹部增强 CT 提示:①直肠下段和肛管壁不规则增厚,考虑恶性肿瘤,与双侧肛提肌、肛管内括约肌分界不清;②直肠系膜、左侧髂内血管旁、腹膜后腹主动脉旁多个淋巴结;③肝脏多个小片状低密度影,囊性病变? 请随访;④脾脏无强化小结节,囊性病变? ⑤脾脏内两枚强化结节,血管瘤? ⑥双肾多个小囊性病变;⑦右肺下叶近肺底结节,请随访;⑧双肺散在慢性炎症。肠镜提示直肠癌,病检提示直肠腺癌。诊断为直肠腺癌 cT4NxM0 Ⅲ期。评估肿瘤病期较晚,侵犯盆底,暂无手术根治可能,遂行同步放化疗。从 2017 年 6 月 24 日至 7 月 4 日,针对直肠癌病灶及淋巴结引流区放疗,1.8Gy/28F,总共 50.4Gy。2017 年 8 月 2 日开始行 3 周期 XELOX 方案化疗,具体用药:奥沙利铂 210 mg d1,卡培他滨 1 500 mg bid d1-14,21 天 1 周期。末次化疗时间为 2017 年 9 月 13 日。2017 年 10 月 8 日复查胸腹部增强 CT 提示:对比

2017年6月14日旧片较前变化不大。肠镜提示:直肠恶性肿瘤。盆腔MRI提示:对比2017年6月13日片,直肠中段肠壁稍增厚,范围较前缩小,请结合临床及相关检查。评估肿瘤缩小较明显,淋巴结减小,但肿瘤仍与盆壁较为固定,手术可能无法实现R0切除。结合患者年龄、身体状况、家庭经济等,同意出院口服化疗药治疗。患者出院后口服卡培他滨1.5 g bid联合阿帕替尼靶向治疗,于2017年11月1日后自行停药。于2017年11月25日复查盆腔MRI回报提示肿瘤较前增大,考虑进展。直肠癌专家联合会诊,会诊意见:①胃肠外科会诊能否手术;②若无手术指征,可请放疗科会诊能否加量放疗;③若无手术、放疗指征,可原方案化疗。已向患方交代会诊意见,胃肠外科及放疗科会诊,暂无手术、放疗指征,故行原方案化疗,无明显化疗禁忌,于2017年11月28日、2017年12月19日分别行第4、5次XELOX方案化疗,具体用药:奥沙利铂210 mg d1,卡培他滨1 500 mg bid d1-14,21天1周期。过程顺利,化疗后恶心、呕吐1次,予以昂丹司琼片止吐对症处理后好转。2周期后(2018年1月3日)复查盆腔MRI检查提示:对比2017年11月25日片,直肠下段增厚,较前变化不大;余直肠及部分乙状结肠肠壁水肿,同前。骶管多发囊肿,同前。盆腔少量积液,盆壁软组织水肿。患者因自身原因,拒绝手术及放化疗,后定期每月行中医"六位一体"整合模式治疗。2018年1月2日患者首诊,症状主要表现为大便带血,色鲜红,里急后重,肛门灼热,伴腹痛,呈间断性胀痛,口苦口干,喜冷饮,纳差,情绪焦虑,睡眠欠佳,舌淡,苔黄腻,脉细数。

西医诊断:直肠腺癌cT4NxM0 Ⅲ期。

中医诊断:肠覃。

中医辨证:湿热下注证。

二、治疗经过

1.中医辨证施药

(1)治则:清热利湿。

(2)方药:槐角地榆汤加减。中药处方:

槐角20 g	地榆炭15 g	防风15 g	当归15 g
大芄15 g	枳壳12 g	山栀15 g	生地15 g
黄芩12 g	黄柏15 g	黄连6 g	熟大黄10 g

蜈蚣 1 条	通关藤 5 g	三棱 15 g	莪术 15 g
川楝子 12 g	郁金 15 g	合欢皮 20 g	香附 15 g
草豆蔻 12 g	薏苡仁 30 g	牡蛎 30 g	阿胶 9 g^(烊化)
蓖麻 10 g	炙甘草 6 g		

* 每日 1 剂,水煎服,饭后温服。

2.中医针灸理疗

(1)体针:会阳、下廉、长强、大肠俞、复溜、太冲、太白、内关、足三里、神门、照海、安眠等。加用电针,每日 1 次,每次留针 30 分钟,7 天 1 个疗程。

(2)耳穴压豆:大肠、交感、皮质下、神门、肺、脾、耳中、内分泌、心、耳尖、枕、垂前。每日至少按压 3 次,每次总按压 5 分钟,7 天 1 个疗程。

3.中医辨证施膳

(1)饮食禁忌:少吃辛辣、油炸、烘烤和腌制食物;避免进食牛羊肉等辛燥之品;不吃过烫的食物;禁止饮酒。

(2)饮食建议:少食多餐,进食易消化食物,适当摄入高蛋白食物,多吃新鲜蔬菜。

(3)推荐食谱:蘑菇粥,鲜蘑菇 30 g(或干品 9 g),红糯米 30 g,加盐油味精适量。空腹顿服。

4.中医辨证施乐

嘱患者听徵调式乐曲,如《紫竹调》《喜洋洋》《步步高》《喜相逢》《金色狂舞曲》《解放军进行曲》,每日 1 次,每次 30 分钟。

5.中医心理疏导

为了让患者积极配合治疗,科室心理医师常对其进行心理疏导。

6.中医运动指导

避免剧烈运动,建议可每日慢走 1 小时。

患者经过 3 个月的中医"六位一体"整合模式治疗后,便血症状明显好转,仍便秘和腹泻交替,无里急后重,偶有肛门灼热,腹痛频率较前减少,口干口苦好转,情绪较前有所改善,更愿意积极配合治疗。

2018 年 6 月 23 日复查肠镜提示病灶较前未见明显变化,肿瘤标志物 CA724 从 25 ng/mL 升至 39 ng/mL。治疗 6 个月后患者未再出现便血,里急后重减轻,大便偏干燥，无腹泻，腹痛较前好转，无恶心、呕吐，未诉口干、口苦，舌淡，苔薄白，脉细。中药处方去黄芩、黄柏、黄连、熟大黄苦寒泄下之品，加用黄芪、红景天、党参、白术、茯苓扶正固本为主。其余治疗同前，继续中医"六位一体"整合模式治疗。

2018 年 8 月 16 日复查肠镜仍提示较前变化不大，肿瘤标志物 CEA 从 3 ng/mL 升至 18 ng/mL，CA724 35 ng/mL。经扶正固本为主中药处方治疗 4 个月，每个月根据患者的症状适当调整用药，至 2018 年 12 月 19 日复查提示患者病情稳定，肿瘤标志物未见明显变化，未出现远处转移。

三、病案分析

患者诊断为直肠腺癌，主要临床表现为大便习惯改变，便血，有手术适应证者以外科手术为首选治疗方式。但患者发现肿瘤时已是晚期，无法行手术治疗，为延长生存期，提高生活质量，治疗上以同步放化疗为主。既往针对直肠癌病灶及淋巴结引流区放疗，放疗后行 3 周期 XELOX 化疗，化疗后复查胸腹部增强 CT、肠镜、盆腔 MRI 评估肿瘤缩小较明显，淋巴结减小；但肿瘤仍与盆壁较为固定，手术可能无法实现 R0 切除。结合患者年龄、身体状况、家庭经济等，患者出院后口服卡培他滨联合阿帕替尼靶向治疗，但 1 个月后自行停药。2017 年 11 月 25 日复查提示病情进展，又予以 2 周期 XELOX 方案化疗，化疗后复查未见明显好转，患者因自身原因拒绝继续行放化疗治疗。从 2018 年 1 月 2 日开始行中医"六位一体"整合模式治疗至今，通过中医辨证施药、针灸理疗、辨证施膳、辨证施乐、心理疏导、运动指导整合治疗，患者临床症状较前明显好转，目前一般情况可，生活质量较高。

中医认为肠癌总属本虚标实之候，病程中每见虚实夹杂之证，如脾虚兼湿热者有之，血瘀兼气血亏虚者亦有之。贾英杰教授等[17]将直肠癌分为六型：湿热下注证、瘀毒内阻证、脾虚气滞证、脾肾两虚证、肝肾阴虚证及气血两虚证。治疗上提倡在扶正健脾的基础上，权衡攻补，辨证论治。患者初诊，诉大便带血，颜色鲜红，里急后重，肛门灼热，伴腹痛，呈间断性胀痛，口苦口干，喜冷饮，饮食差，情绪焦虑，睡眠欠佳，舌淡，苔黄腻，脉细数。结合症状及舌脉，中医辨证为湿热下注证，治以槐角地榆汤加减。方中槐角、地榆炭清热解毒，凉血止血为君药。黄芩清热燥湿解毒，大黄泻火凉血，具祛瘀生新、导滞通便、增君药凉血之功，用为臣药。蜈蚣、通关藤、三棱、莪术攻癌散结。患者焦虑，加用郁金、合欢皮疏肝理气解郁。患者腹部胀痛,考虑气滞不通则痛,予以川楝子、香附、草蔻理气除滞止痛。甘草调和诸药为使药。

针灸主要选用会阳、下廉、长强、大肠俞调摄肛肠,以达到止血的作用;足三里增强免疫力,内关、神门、照海、安眠调理心神,以帮助患者睡眠。患者腹痛,大便便血,选大肠、肺、脾、耳中、内分泌、耳尖调理脾胃;失眠、多梦,选以交感、皮质下、神门、心、枕、睡前调理心神,安眠镇静。

患者老年女性,嗜食火锅等辛辣滚烫之品,饮水少,很少吃水果蔬菜,嗜饮酒,运动少。有研究表明,辛辣刺激性食物对肛门有刺激作用,易加重病情[18]。长期反复的不良生活习惯为致癌因素,这些致癌因素持续作用于机体超过30年而引起机体癌变。所以,过早接触致癌因素的刺激可导致肿瘤发病年轻化。对于肠癌患者,饮食习惯改变是关键。嘱患者严格按照以上饮食处方进行调理,建议摄入含粗纤维较多的食品,并细致加工,避免过分粗糙的食物刺激肿瘤部位;因为含纤维素丰富的食品,既可以预防便秘,又可在一定程度上防止腹泻,并能保证每日的规律排便。患者在坚持了上述饮食建议后,腹部胀痛不适较前缓解,每日排便通畅。

《黄帝内经》指出,心经五行属火,疏导小肠经,丝弦音可调理神志,疏导血脉,平稳血压,疏通小肠。聆听五行属火的音乐可以使心、小肠处在沉稳和谐的生理状态之中,故嘱其每日聆听30分钟,推荐徵调式乐曲如《紫竹调》《喜洋洋》《步步高》《喜相逢》《金色狂舞曲》《解放军进行曲》,可多曲循环聆听。通过心理与音乐疗法,患者自觉失眠较前好转,容易入睡,心理负担较前减轻,心态更平和。刘涛等[19]研究表明,音乐疗法可有效提高抑郁症患者的睡眠质量,缓解患者的消极情绪,提高患者的生活质量。

有研究表明,肿瘤患者常表现为抑郁、焦虑、疲乏三类负性情绪[20]。患者老年女性,长期工作压力大,性格好强,急躁易怒,容易生气;初次患癌,一时接受不了得了肿瘤的事实,情绪消极,表现出焦虑不安,精神紧张,睡眠质量差,容易醒,多梦,对放化疗治疗存在恐惧心理。为了让患者积极配合治疗,科室常对其进行心理疏导,同时配以"疏肝解郁胶囊、阿普唑仑"药物对症治疗,逐渐帮助患者建立治疗信心,消除患者的恐惧心理。

患者便血,不宜做剧烈运动,嘱以适量轻松的运动,并保持肛门清洁干燥,避免潮湿、感染。

综上可看出,中医"六位一体"整合模式可适当延长患者无进展生存期,同时避免放化疗引起的严重不良反应,有效提高患者的生存质量。

(黄颖)

【病案五】　中医"六位一体"整合模式治疗结肠癌

一、病案摘要

刘某,女,69岁。2016年3月患者因"黑色干结大便"就诊某医院,完善肠镜检查:进镜至距肛门70 cm见黏膜肿块,表面结节影不平,覆脓苔,所见结直肠散在多枚0.3~0.5 cm大小息肉。活检结果:(结肠)黏膜组织慢性炎伴局部高级别上皮内瘤变。考虑患者结肠瘤癌变可能,于2016年4月10日在全麻下行腹腔镜下升结肠肿瘤根治术。术后病检结果提示:(右半结肠)中分化腺癌侵及浆膜层,并伴肠系膜淋巴结转移1/13,(手术标本近、远切缘及小肠残端)未见癌组织,慢性阑尾炎。明确诊断为升结肠癌 pT4N1M0 Ⅲ期。住院期间予以纠正贫血、抑酸、护胃等对症治疗后好转出院。术后从2016年5月15日开始口服卡培他滨片单药化疗6周期,具体用药:卡培他滨片1 500 mg bid d1-14,21天1周期。末次化疗时间为2016年9月18日。6周期化疗后定期复查未出现肿瘤复发、转移。2017年11月12日复查CEA 102 ng/mL,其余肿瘤标志物正常;肠镜未提示异常,胸部CT提示右上肺见一结节,直径约0.7 cm,考虑转移瘤可能,提示病情进展。修正诊断为升结肠癌术后 rT4N1M1 Ⅳ期(肺)。提交院专家联合会诊,建议可更改方案化疗及请放疗科、胸外科会诊。患者及家属协商后同意换FOLFOX6方案化疗,拒绝请放疗及胸外科会诊。无明显化疗禁忌,于2017年11月19日行FOLFOX6方案化疗2周期,具体用药:奥沙利铂130 mg,静滴,d1;亚叶酸钙500 mg,在氟尿嘧啶前2小时静滴,d1;氟尿嘧啶500 mg,静滴,d1;氟尿嘧啶3 000 mg,46小时持续泵入,d1、d2;21天1周期。末次化疗时间为2017年12月10日,化疗后患者出现Ⅱ度骨髓抑制,伴恶心、呕吐、乏力不适。2周期化疗后复查胸部CT提示病情稳定,CEA 112 ng/mL,肠镜未提示明显异常。患者拒绝行下周期化疗,要求采用中医"六位一体"

整合模式治疗。2018 年 1 月 11 日初次就诊,患者体型偏胖,疲乏,易出汗,间断咳嗽、咳痰,痰为白色黏痰,伴胸闷、气促,活动后加重,偶有头昏、头痛,饮食差,夜寐差,大便稀溏,小便正常,舌淡,苔厚腻,脉弦滑。血常规提示白细胞及血小板降低。后定期每 2 个月行 1 次中医"六位一体"整合模式治疗,共 6 个疗程。

西医诊断:升结肠癌术后 rT4N1M1 Ⅳ期(肺)。

中医诊断:肠覃。

中医辨证:脾气亏虚,痰湿内蕴证。

二、治疗经过

1.中医辨证施药

(1)治则:益气健脾,化湿祛痰。

(2)方药:参苓白术散合二陈汤加减。中药处方:

党参 30 g	茯苓 30 g	山药 15 g	白术 15 g(炒)
桔梗 15 g	莲米 10 g	薏苡仁 10 g	砂仁 15 g(后下)
陈皮 15 g	半夏 12 g	龙葵 15 g	白扁豆 15 g(炒)
白英 15 g	木香 15 g	金荞麦 8 g	半枝莲 15 g
甘草 3 g	白花蛇舌草 15 g		

*7 剂,每日 1 剂,水煎服,饭后温服。

同时配以中成药"鸦胆子注射液"治疗。

2.中医针灸理疗

患者脾虚湿盛,电针取双侧足三里、丰隆、委中、商丘等健脾祛湿,配以神门、内关、安眠调理心神,每日 1 次,7 天 1 个疗程。

患者化疗后出现 Ⅱ 度骨髓抑制,以白细胞及血小板降低为主,可予以"太乙神针"艾灸治疗。取穴:中脘、气海、关元、足三里、胃俞、脾俞、膈俞,每日 1 次,7 天 1 个疗程。

3.中医辨证施膳

患者体质属于痰湿体质,整体应以清淡为原则,少吃肥甘厚味及甜、黏、油腻的食物,少吃多餐。具体建议患者可选择以下食谱进行交替食用,见表4-1。

表 4-1　推荐食谱

早　晨	四仁扁豆粥,菊花薏仁粥,黄芪山药薏苡仁粥
中　午	荷叶莲藕炒豆芽,白术陈皮猪肚汤,赤豆鲤鱼汤,珍珠薏米丸
晚　上	胡萝卜芫荽汤,冬瓜排骨汤,清炒白果芹菜

4.中医辨证施乐

选用商调式乐曲,如《第三交响曲》《嘎达梅林》《春节序曲》《阳春白雪》,建议每日 15—19 时聆听,每次持续 30 分钟。

5.中医心理疏导

科室心理医师多次与患者沟通,让其认识到带瘤生存亦是一种生存方式,在稳定的情况下可选择不根治肿瘤。

6.中医运动指导

推荐患者可以每日晨起行八段锦或五禽戏锻炼,每次持续 30 分钟。

经过 2 疗程中医"六位一体"整合模式治疗后,患者胸闷、气促较前缓解,睡眠有所改善,仍有间断咳嗽、咳痰,咳白色黏痰,体力较前提高。2018 年 4 月 13 日复查,胸部 CT 提示肺内结节较前变化不大;CEA 85 ng/mL,其余肿瘤标志物正常;白细胞和血小板恢复正常,未查肠镜。

经过 6 疗程中医"六位一体"整合模式治疗后,患者间断咳嗽,少痰,频率较前明显减少,胸闷、气促症状消失,可正常入睡,自行干一些力所能及的事。交谈中,能感受到患者整体精力较前充沛,心情愉悦,对未来的生活充满了信心,更愿意回归社会参加一些集体活动。2018 年 11 月 14 日复查,胸部 CT 提示肺内结节较前变化不大,CEA 12 ng/mL,其余肿瘤标志物正常,肠镜未提示肿瘤复发转移。患者坚持行中医"六位一体"整合模式治疗,目前一般情况可,生命体征平稳,多次复查提示病情稳定。

三、病案分析

患者诊断为右半结肠癌,西医认为其发病主要与生活方式、社会环境、遗传因素有关。陈锐深教授[21]认为,本病属于中医"肠蕈""积聚""脏毒""锁肛痔"等范畴,其病因主要有内外两方面因素:素体虚弱,脾肾不足是内因;饮食不节,情志不畅,起居不慎,感受外邪是外因。脾虚湿毒瘀阻为大肠癌的最主要发病机理。患者高龄,体型肥胖,嗜食肥甘厚腻,既往有结直肠息肉病史,这些都是结肠癌发病的高危因素。

结合患者的临床症状及舌脉,中医辨证为脾气亏虚、痰湿内蕴证,予以参苓白术散加减。在调理脾胃时,还应兼以宣通肺气。因脾主运化水谷,化谷如沤,肺主布散精微,输布如雾,脾需肺之协助,才能完成水谷精微的布散。肺主宣发肃降,脾胃主升清降浊,同司气机升降。由此,治脾莫忘理肺,治肺必究其脾,临床用药应于健脾和胃之品中酌加宣肺解郁之品。方中将人参换成党参,功能基本相似,均可补脾肺之气,益气生津,但更经济实惠;白术、茯苓、甘草补气健脾,山药、扁豆、莲肉补脾渗湿;砂仁醒脾,桔梗升清,宣肺利气,用以载药上行;陈皮、半夏祛湿化痰,诸药合用,共成健脾益气、化湿祛痰之功。同时,配以白花蛇舌草及半枝莲清热解毒抗肿瘤,有现代研究表明,两者联合可改善肿瘤相关症状、抑制癌细胞增殖和延长患者生存期的作用。白玉茹等[22]研究表明参苓白术散还可减轻结肠癌患者术后化疗的毒副反应,提高机体免疫力。

通过辨病论治,患者住院期间予以静脉滴注"鸦胆子注射液",其主要治疗肺癌及消化道肿瘤,有抗肿瘤,抑制癌细胞生长的作用,可加强中药抗肿瘤的效果。

中医针灸理疗主要以辨证取穴为主,患者辨证为肺脾气虚、痰湿内阻证,电针取穴双侧足三里、丰隆、委中健脾利水渗湿,商丘有健脾化湿、清心宁神的功效,配以神门、内关和安眠穴调理心神。患者辅助检查提示骨髓抑制,气海为"生气之海",关元穴为元阴元阳之气闭藏之门户,是统摄元气之所,两者合用补气又补血,主诸虚百损。足三里、中脘、胃俞、脾俞健脾和胃,脾胃为气血生化之源,通过艾灸治疗以益气生血、提高免疫功能,治疗2周期后白细胞和血小板恢复正常。

患者体质属于痰湿体质,给患者主要推荐健脾利湿化痰的膳食,其中薏苡仁、黄芪、山药、白术、陈皮等皆为健脾祛湿的一些药食同源的中药。患者按以上原则长期食用1疗程后,自觉疲乏、咳嗽较前好转,痰较前减少。

患者原发病位在大肠,后出现肺内转移,呼吸困难,睡眠差,我们选用商调式乐曲,其入肺经、大肠经,主调肺、肠的健康,可荡涤心肺。建议 15—19 时听,因为此时太阳开始西下,归于西方金气最重的地方,在这个时段体内的肺气活跃。经过半个月的坚持,患者感觉整个人比之前舒展,呼吸较前顺畅,睡眠质量较前改善,可以深睡,不容易醒。

中医运动指导方面,建议患者行八段锦或五禽戏锻炼,每次持续 30 分钟。其中,可以加强鸟戏锻炼,经常练习能调和呼吸,疏通经络,增强肺的呼吸功能,有效缓解呼吸困难、胸闷气短等症状。经过锻炼后,患者自觉体力较前有所提高,行走没有以前那么费力,同时还可锻炼呼吸肌,呼吸较前通畅。

除了以上疗法,科室还很注重患者的心理变化。当患者发现自己化疗后再次出现复发,心理负担重,总觉得病情没有好转,常常失眠、多梦,通过心理医师多次与之沟通交流后,患者慢慢接受病情的发生、发展,愿意积极配合治疗,以达到更好的治疗效果。

综上可看出,中医"六位一体"整合模式使患者肿瘤病情整体得以控制,同时提高了患者的生活质量,引导患者回归社会,对之后的治疗和生活都有所帮助。

(黄颖)

【病案六】 中医"六位一体"整合模式治疗卵巢癌

一、病案摘要

患者倪某,女,54 岁。2017 年 4 月 17 日以"确诊卵巢癌 4 年余"为主诉就诊于中医科门诊。追问其病史,患者于 2012 年 8 月 30 日在某区人民医院因卵巢癌行剖腹探查+盆腔粘连松解术+子宫次广泛切除术+卵巢癌减灭术。术中情况及术后病检不详,术后诊断:卵巢浆液性囊腺癌Ⅲb 期。术于 2012 年 9 月 7 日行 TP 方案(Tax 210 mg 静脉+DDP 130 mg 腹腔)化疗 1 程。于 2012 年 9 月 27 日到院就诊(妇瘤科),辅助检查提示:CA125 405.25 kU/L,CA153 86.10 kU/L。外院病理切片会诊(H12-647)提示:(卵巢)浆液乳头状腺癌Ⅱ级。先后于 2012 年 9 月 29—30日、2012 年 10 月 23—24 日、2012 年 11 月 18—19 日、2012 年 12 月 12—13 日、2013

年1月15—16日行TC方案(紫杉醇+卡铂)静脉化疗5程,化疗过程顺利。总量:Tax 1 260 mg,CBP2 150 mg。2013年1月22日复查:CA125 24.90 U/mL。之后未遵医嘱继续来院治疗。2年余前,患者自觉乏力不适,于2013年6月13日复查CA125 33.20 U/mL,其余各项检查未提示异常。患者选择继续院外随访。2014年2月25日,患者再次出现下腹隐痛,程度轻,可忍受。入院查CA125 54.30 U/mL,人附睾蛋白4 118.40 pmol/L,盆腔彩超未提示明显包块,全身浅表淋巴结彩超、上腹部彩超、胃镜、胸片、盆腔MRI无明显异常,患者及家属再次选择出院随访。出院随访期间查血CA125逐渐上升,并出现阵发性下腹隐痛,程度轻,可忍受,疼痛程度不随大小便改变。复查CA125:208.60 U/mL,于2014年8月29—30日予以紫杉醇210 mg+卡铂600 mg静脉化疗1程。其后,患者先后于2014年9月24—25日、2014年10月21—22日、2014年11月15—16日、2014年12月16—17日、2015年1月9—10日、2015年2月5—6日行紫杉醇+奈达铂静脉化疗6程,单程用药:紫杉醇210 mg+奈达铂120 mg。化疗6程后CA125降至正常,人附睾蛋白4 160.50 pmol/L,CA153 39.80 U/mL。3个月后随诊复查,MRI检查:诊断卵巢浆液性囊腺癌Ⅲb期术后复发。先后于2015年12月17—18日、2016年1月15—16日、2016年2月12—13日、2016年3月10—11日、2016年4月6—7日、2016年4月29—30日行紫杉醇210 mg+卡铂500 mg化疗6程。主要副反应为骨髓抑制及胃肠道反应,予以升白细胞、升血小板对症治疗后好转。复查提示CA125较前升高,考虑化疗耐药,先后于2016年6月14—15日、2016年7月9—10日、2016年8月4—5日化疗3程(多西他赛270 mg+奥沙利铂570 mg)。2016年8月31日行多西他赛90 mg+奥沙利铂210 mg化疗1程。后定期复查,未行其他治疗。患者为进一步治疗,2017年4月17日首次到院就诊。患者诉目前时有右侧腹部隐痛,腹胀,口干多饮,手足心热,易汗出,失眠多梦,无恶心、呕吐,无阴道流血、排液,大便干,小便正常,舌质红,苔少,脉细。

西医诊断:卵巢浆液性囊腺癌Ⅲb期术后复发。

中医诊断:癥瘕。

中医辨证:阴虚火旺证。

二、治疗经过

(一)2017 年 4 月 17 日首诊

1.中医辨证施药

(1)治则:滋阴降火。

(2)方药:知柏地黄丸加减。中药处方:

知母 15 g	黄柏 15 g	地黄 15 g	山茱萸 10 g
泽泻 10 g	茯苓 30 g	牡丹皮 15 g	墨旱莲 30 g
神曲 12 g	金荞麦 8 g	枳壳 15 g	厚朴 15 g
槟榔 10 g	酸枣仁 30 g	川芎 15 g	苏木 3 g
红景天 6 g	黄芪 30 g	党参 30 g	浮小麦 30 g
竹节参 3 g	甘草 5 g		

＊10 剂,水煎服,每日 1 剂,饭后温服。

2.中医针灸理疗

患者神清,失眠多梦,易醒,腹胀,嗳气,舌淡苔腻,脉细,结合病史及辅助检查,考虑失眠,辨证为阴虚火旺,心肾不交证,予电针、普通针刺、耳穴压豆、艾灸等治疗。

(1)体针:四神聪、百会、角孙、内关、神门、三阴交、太溪、血海、足三里、太冲、期门,其中内关、神门为一组,太溪为一组,三阴交为一组,合计四组。加用电针,每日 1 次,每次留针 30 分钟,7 天 1 个疗程。

(2)耳穴压豆:肾、心、神门、内分泌、胃。每日至少按压 3 次,每次总按压 5 分钟,7 天 1 个疗程。

(3)穴位艾灸:取患者神阙穴、关元穴 2~3 cm 的高度施灸,灸至局部灼热红晕为度。灸程为 5~15 分钟,每天 1 次。

3.中医辨证施膳

(1)饮食禁忌:在烹调中少用油炸、煎、熏等方法,以蒸、炒、炖汤为好,使食物保持清淡可口。

(2)饮食建议:多食高蛋白质、高热量、高维生素又易消化的食物,营养要全面,结构要合理,以增强患者体质,提高免疫功能。多食新鲜的蔬菜,因其含有硒、碘、铁、锌等在内的多种微量元素,均具有防治癌瘤的作用,如胡萝卜、萝卜、西红柿、甘蓝、茄子、芦笋、白菜、黄瓜等。

(3)推荐食谱:青花椰苗精力汤,西兰花苗 15 g,胡萝卜 50 g,菠萝 200 g,苹果 1 个,综合坚果 50 g,冷开水 400 mL。做法:将全部食材一起放入料理机容杯,打约 45 秒即可完成。西兰花苗含有丰富的黑芥子酶,促进抗癌抗炎物质萝卜硫素的形成。胡萝卜中所富含的胡萝卜素能转变成大量的维生素 A,胡萝卜中的木质素也有提高机体抗癌的免疫力的功能。坚果中含有大量蛋白质、矿物质、纤维等营养,并含大量的维生素 E。

4.中医辨证施乐

指导患者聆听《喜洋洋》《步步高》《月夜》《夜曲》《摇篮曲》,每次 30 分钟,每日 2 次。

5.中医心理疏导

患者因失眠多梦、易醒、腹胀、嗳气,心肾不交,难以入睡,续而出现各种不适症状,且担心肿瘤复发进展。医生及时对患者进行心理安慰及开导,举例多名肿瘤患者在积极配合治疗的情况下症状缓解,病情得到控制,让患者的心理得到一定的寄托及安慰。

6.中医运动指导

指导患者学习八段锦,在家里可跟随光盘学习,每日早晚各 1 次,患者若体力允许,可每次练习两遍。

(二)2017 年 5 月 25 日二诊

患者上腹部胀满不适,进食后明显,无恶心、呕吐,无阴道流血、排液等症状,大小便正常,舌质淡红,苔白,脉细。

1.中医辨证施药

中药处方:

知母 15 g	玄参 15 g	地黄 15 g	麦冬 30 g
茯苓 30 g	牡丹皮 15 g	金荞麦 8 g	枳壳 15 g
槟榔 10 g	红花 10 g	桃仁 10 g	瓜蒌仁 15 g
川芎 15 g	红景天 6 g	黄芪 30 g	党参 30 g
半枝莲 15 g	龙葵 30 g	甘草 5 g	白花蛇舌草 30 g

泽泻 10 g　　　苏木 3 g　　　厚朴 15 g　　　竹节参 3 g

焦六神曲 12 g

＊15 剂，每日 1 剂，水煎服，饭后温服。

2.中医针灸理疗

（1）体针：足三里、三阴交、内关、曲池、中脘、天枢、上巨虚、大肠俞，加用电针，每日 1 次，每次留针 30 分钟，7 天 1 个疗程。

（2）穴位艾灸：取患者神阙穴或双天枢穴，在 2~3 cm 的高度处施灸，灸至局部灼热红晕为度；灸程为 5~15 分钟，每天 1 次。

3.中医辨证施乐

指导患者聆听《春江花月夜》《塞上曲》《月光奏鸣曲》《满江红》《小白杨》，每次 30 分钟，每日 2 次。

（三）2017 年 6 月 11 日三诊

患者腹胀、腹痛较前好转，无阴道流血、排液等症状，大便正常，小便正常，舌质淡红，苔白，脉细。

患者以上症状都得到了一定的缓解，心情也得到了一定的释放，对治疗充满了信心。建议其长期进行中医"六位一体"整合模式治疗，预防肿瘤的复发转移。中药处方同二诊。

其后，患者长期行中医"六位一体"整合模式治疗，定期复查病情稳定。目前患者精神状态好，身体无明显不适，饮食良好。

三、病案分析

患者为中年女性，在某院明确诊断后积极配合治疗，对其进行手术治疗，术后患者遵医嘱行多程化疗。化疗结束后患者遵照为她制定的中医"六位一体"整合模式治疗，成功地延缓了肿瘤的复发转移，有效地缓解患者的临床症状。

卵巢癌是女性生殖器官常见肿瘤之一，发病率逐年上升，目前位于妇科肿瘤第 3 位，其 5 年生存率仅为 25%~30%，死亡率居妇科恶性肿瘤的首位。

卵巢癌归属于中医学"癥瘕""肠蕈""积聚""腹痛"等疾病范畴。其病机为肝失疏泄，脾失健运，气郁日久，血失其帅，血淤脉络，气机阻滞，气血运行不畅，瘀血、痰饮、湿浊等有形之邪凝结不散,停聚瘀积于胞宫,日积月累,渐成此疾,故常可见腹胀、腹痛、腹部膨隆等表现。该病例首诊时,诉右侧腹部隐痛,腹胀,口干多饮,手足心热,易汗出,失眠多梦,大便干,舌质红,苔少,脉细,故中医辨证为阴虚火旺证,治疗宜滋阴降火,予以知柏地黄丸加减。方中知母、黄柏滋阴清热,熟地、山茱萸、墨旱莲补益肝肾,牡丹皮清泄虚热,茯苓、泽泻利水渗湿,神曲消食和胃,金荞麦清热解毒,枳壳、厚朴、槟榔理气消胀,川芎、苏木活血行气,酸枣仁宁心安神,竹节参、党参、红景天补中益气,黄芪、浮小麦益气固表止汗,甘草为使药。全方泄中有补,重在滋阴,以治疗阴虚火旺之核心病机;同时,清热解毒、活血化瘀与补气、和胃同施,解毒、化瘀以祛邪,补气、和胃以扶正,使其祛邪而不伤正。

患者腹胀痛症状明显,严重降低了患者的生活质量。中医认为,胀多为气机的异常,气机不畅、气机郁滞则引起胀闷不适症状,腹部气机不畅则可出现腹胀。中医理论认为,肿瘤患者多因经脉受阻,气机壅塞,脏腑之气不通,出现清气不升,浊气不降而致腹胀。治疗首先要以"通"治其标为急,以"补"治其本为缓。根据《黄帝内经》气机升降理论,将"调理气机法"引入治疗,故方中予以川芎、苏木活血行气,枳壳理气宽中,厚朴燥湿行气,槟榔消积下气,以使患者气机通畅,对患者的腹胀痛症状有明显改善作用,生活质量得到了提高。

患者在治疗期间出现了失眠症状,严重影响患者的生活质量。临床研究结果显示,恶性肿瘤患者的失眠发生率约50%,与国内外相关研究报道一致[23]。《辨证录》曰:"人有昼夜不能寐,心甚躁烦,此心肾不相交也……夫心肾之所以不交者,心过于热,而肾于过寒也。"《古今医统》曰:"有因肾水不足,真阴不升,而心火独亢,不得眠者。"心肾不交是失眠的重要原因之一。在临床实践中发现,肿瘤患者出现失眠者以心肾不交证较为常见。本案例患者阴虚火旺,累及心肾,出现失眠多梦等表现,故方中予以熟地、山茱萸、墨旱莲补益肝肾,牡丹皮清泄虚热,茯苓淡渗利湿,酸枣仁养心安神,以改善失眠多梦症状。

临床上,常应用中医针灸理疗联合中医辨证施药治疗,运用针灸理疗对于经络气血的调节作用,加强对于气机的调节作用。这丰富了"调畅气机法"在肿瘤治疗中的应用内涵,能弥补中药在治疗方面的不足,增加有效的治疗途径,在临床中能提高对于症状的治疗效果。

中医认为失眠患者是肝气郁结、肾气亏虚、心火上炎、虚实夹杂等所致,总体而言不外乎"脏腑机能紊乱、气血亏虚、阴阳失调";而肿瘤也会影响脏腑功能,气血亏损，阴阳失调，这是失眠与肿瘤共同的病因。历来诸多医家运用中医方法治疗肿瘤患者失眠，张锋利等[24]运用电针配合中药内服治疗肿瘤伴失眠患者 30 例，总有效率为 96.67%。中医治疗可宁神定志、交通心肾、平衡阴阳，同时对肿瘤患者亦有镇痛作用，因此治疗效果明显。针灸取穴根据肿瘤失眠患者虚实夹杂、阴阳不和、心肾不交、心神不宁的病机，在总结名老中医经验基础上，精选提炼出注重任督脉取穴、针灸并用的穴位处方，以达扶正固本、调和阴阳、交通心神、宁心安神的目的。针对腹部胀痛这一局部症状，针灸更能通过其近治（局部取穴）、远治（远处取穴）特有方法，最大限度地改善患者的腹胀症状。

艾灸属中医外治法，艾叶性温芳香，具有温经散寒、行气活血等作用。脐为经络总枢，通过任脉主六腑传导化物，天枢穴是治腹胀之常穴；神阙穴为任脉之穴，有治气虚腹胀之功。采用艾灸法治疗能疏通脏腑经脉，促进气血运行，明显改善患者的胃肠功能，有效消除腹胀症状。

在中医辨证施乐方面，根据该患者的病情，选用徵调式音乐和宫调式音乐为主音。徵调式音乐旋律热烈欢快、活泼轻松，构成层次分明，情绪欢畅的感染气氛，如火焰跃动，热力四散，具有"火"性上炎之特性，有振作精神、集中注意力的作用。用于情绪悲观时和情绪悲观的人，对中医"心"系统的作用比较明显，可强化心脏的机能，促进全身气机上炎，具有养阳助心、助脾胃、利肺气的作用。宫调式音乐风格悠扬沉静、敦厚庄重，如同大地涵育万物、包容一切，辽阔且温厚，具有"土"之敦厚平稳的特性。正宫调式可达到调神、稳定心理的良好作用，能促进全身气机的稳定，调节脾胃之气的升降，对中医脾胃系统的作用比较明显，具有养脾健胃，兼有保肺气、利肾水的作用，防治气的升降紊乱。适于脾胃系统的各种虚损疾病，有意想不到的疗效，且它又有助脾健运，旺盛食欲、滋补气血等功能。该患者通过聆听此类乐曲后，睡眠和腹胀得到了明显改善。

此患者在治疗肿瘤期间出现诸多不适症状，导致心理负担增加，此时应重点关注患者的心理状态。根据患者的心理评估，进行三级心理干预，为患者提供心理支持，指导家属提供家庭支持系统，鼓励患者参与社会活动，帮助患者重返社会。

八段锦通过调身、调息、调心，在生理上可疏通经络，保证人体气血畅通，在心理上调节改善人的不良心理状态。通过长期练习，可以平衡阴阳、调和气血、疏通经络、培育真气，从而达到扶正祛邪防病治病的作用。其中，"摇头摆尾去心火"这一动作是个全身性动作，对整个身体都有良好的作用，可以消除心烦、失眠多梦等症状。"调理脾胃须单举",脾胃是人体的后天之本,气血生化的源泉。中医认为脾主升发清气、胃主消降浊气,这一动作通过上肢一松一紧的上下对拉,可以牵拉腹腔,对脾胃中焦肝胆起到按摩作用;同时,可以刺激位于腹、胸胁部的相关经络以及背部俞穴等,达到调理脾胃和脏腑经络的作用。

(高瑞、曹杰)

【病案七】 中医"六位一体"整合模式治疗胃癌

一、病案摘要

患者王某,男,61岁。2015年6月患者因"腹痛、黑便"到院就诊,行胃镜检查并活检提示胃腺癌。遂于2015年6月25日在全麻下行远端胃癌廓清术,手术过程顺利,术后病理报告提示:①(胃体)溃疡型腺癌Ⅱ级,肿瘤侵透全层达浆膜外,并伴有癌结节形成,两端切缘净;②淋巴结未见明确癌转移(0/11):胃小弯侧0/1、幽门上0/3、幽门下0/7、胃大弯侧0/0。术后诊断为胃癌pT4bN0M0 Ⅲb期,建议术后补充化疗。患者及家属拒绝术后化疗。2015年12月14日行中医"六位一体"整合模式治疗。患者自觉腹胀,伴胃脘隐痛不适,反酸,呃逆,纳差,四肢酸软乏力,无明显呕吐,无呕血及黑便,大便偏干,小便黄。舌质红,苔黄腻,舌下静脉迂曲,脉滑数。

西医诊断:胃腺癌pT4bN0M0 Ⅲb期。

中医诊断:胃积。

中医辨证:脾胃亏虚,邪毒内结证。

二、治疗经过

(一)2015年12月14日

1.中医辨证施药

(1)治则:健脾和胃,解毒散结。

(2)方药:四君子汤合柴胡疏肝散加减。中药处方:

党参30 g	白术30 g	神曲20 g	麦芽20 g
柴胡12 g	香附15 g	陈皮12 g	法半夏20 g
茯苓30 g	薤白12 g	瓜蒌15 g	葶苈子30 g
大枣30 g	全蝎6 g	蜈蚣6 g	仙鹤草30 g
猫爪草30 g	甘草6 g		

* 15剂,每日1剂,水煎服,饭后温服。

2.中医针灸理疗

患者自觉腹胀,伴胃脘隐痛不适,反酸,呃逆,纳差,四肢酸软乏力,无明显呕吐,无呕血及黑便,大便偏干,小便黄。

(1)体针:足三里、三阴交、内关、曲池、中脘、天枢、上巨虚。加用电针,每日1次,每次留针30分钟,7天1个疗程。

(2)耳穴压豆:肝、胃、交感、皮质下、神门、肺、脾、耳中、内分泌、胰胆、心、耳尖、枕、垂前。每日至少按压3次,每次总按压5分钟,7天1个疗程。

(3)穴位注射:脾俞、胃俞、足三里、中脘、膈俞、肝俞、肺俞。注射药物为维生素 B_{12} 注射液5 mL。

(4)艾灸:取患者神阙穴或双侧天枢穴,在2~3 cm 的高度处施灸,灸至局部灼热红晕为度。每次艾灸5~15分钟,每日1次。

3.中医辨证施膳

(1)饮食禁忌:在烹调食物中尽量不使用油炸、煎、熏等方法,优先以蒸、炒、炖汤为主,使食物保持清淡可口。

(2)饮食建议:多食高热量、高蛋白质、高维生素又易消化的食物,营养要全面,结构要合理,以增强患者体质,提高免疫功能。多食新鲜的蔬菜、水果,因其含有硒、碘、铁、锌等在内的多种微量元素,如洋葱、胡萝卜、猕猴桃、香蕉、无花果、橘子、杏、山楂、白菜、黄瓜等,富含营养又能补充人体所需的各种维生素,而且水果中所含的活性物质可在人体内筑起了防线,具有防治肿瘤的作用。

(3)推荐食谱:葡萄蓝莓精力汤。食材:紫甘蓝苗30 g,蓝莓60 g,苹果1颗,葡萄150 g,综合坚果50 g,冷开水350 mL。做法:将全部食材一起放入料理机容杯,打约 45 秒即可完成。一般水量加到杯中食材的 7~8 分满,可以依口感喜好增减。这组食材多含有花青素,花青素是一种强有力的抗氧化剂,它能够保护人体免受自由基的有害物质的损伤,是抗癌的关键。

4.中医辨证施乐

指导患者聆听《月儿高》《春江花月夜》《月光奏鸣曲》《满江红》《小白杨》《新紫竹调》等乐曲。每次 30 分钟,每日 2 次。

5.中医心理疏导

患者因稍腹胀,感纳差,乏力,肢软,伴胃脘隐痛不适,反酸,呃逆,无明显呕吐胃内容物,无呕血及黑便等不适症状,续而出现焦虑、抑郁等心理问题,且担心肿瘤复发进展。医生对患者进行心理评估后,给予安慰及开导,并举例多名肿瘤患者在积极配合治疗的情况下症状得以缓解,病情得到控制,让患者的焦虑情绪逐步得到缓解。

6.中医运动指导

指导患者学习八段锦,在家里可跟随光盘学习,每日早晚各 1 次;患者若体力允许可每次进行两遍练习,早晚散步 30 分钟,以增强体质。

2015 年 12 月 22 日,患者无恶心、呕吐,无明显上腹疼痛,精神、食欲、睡眠可,大小便正常,查体无特殊。患者病情好转,予以出院,院外继续服用中药,定期门诊随访。

(二)2016 年 10 月 10 日二诊

患者稍腹胀,纳食可,无明显乏力、偶有胃脘不适,无反酸、呃逆,无明显呕吐胃内容物,无呕血及黑便。舌质红,苔黄,舌下静脉迂曲,脉细。

1.中医辨证施药

中药处方:

党参 30 g	全蝎 6 g	薤白 12 g	蜈蚣 6 g
甘草 6 g	香附 15 g	麦芽 20 g	猫爪草 30 g
白术 30 g	神曲 20 g	大枣 30 g	仙鹤草 30 g
瓜蒌 15 g	茯苓 30 g	柴胡 12 g	法半夏 20 g
陈皮 12 g	葶苈子 30 g		

*15 剂,每日 1 剂,水煎服,饭后温服。

2.中医针灸理疗

患者现稍腹胀,纳食可,无明显乏力,偶有胃脘不适。

体针:足三里、三阴交、内关、曲池、中脘、天枢、上巨虚、大肠俞。加用电针,每日1次,每次留针30分钟,7天1个疗程。

3.中医辨证施乐

指导患者聆听《月儿高》《春江花月夜》《小白杨》乐曲,每次30分钟,每日2次。

4.中医运动指导

指导患者学习八段锦,早晚散步30分钟,以增强体质。

2016年10月13日,患者胃癌术后病情一直稳定,无恶心、呕吐,无明显上腹疼痛,精神、食欲、睡眠可,大小便正常,查体无特殊。患者病情好转,予以出院,院外继续服用中药,定期门诊随访。

(三)2017年4月14日三诊

患者胃癌术后无恶心、呕吐,无明显上腹疼痛,精神、食欲、睡眠可,大小便正常,查体无特殊,定期门诊随访,继续服用中药。

1.中医辨证施药

中药处方:

北沙参 30 g	白术 30 g	茯苓 15 g	天葵子 30 g
枳壳 20 g	佩兰 15 g	当归 15 g	白花蛇舌草 30 g
山药 30 g	红芪 20 g	女贞子 10 g	薏苡仁 30 g
金荞麦 16 g	藿香 10 g	升麻 10 g	柴胡 10 g

*15剂,每日1剂,水煎服,饭后温服。

2.中医运动指导

指导患者在家里可跟随光盘练习八段锦,每日早晚各1次,患者若体力允许可每次进行两遍练习,早晚散步30分钟,以增强体质。

(四)2017年9月22日四诊

患者胃癌术后无恶心、呕吐,无明显上腹疼痛,精神、食欲、睡眠可,大小便正常,查体无特殊,定期门诊随访,继续服用中药。

1.中医辨证施药

中药处方:

北沙参30 g	南沙参60 g	白术30 g	茯苓15 g
砂仁8 g	天葵子30 g	枳壳20 g	当归15 g
黄芩15 g	山药30 g	女贞子10 g	墨旱莲10 g
红景天6 g	升麻10 g	柴胡10 g	水红花子10 g
黄芪60 g	蓖麻10 g	白花蛇舌草30 g	

* 15 剂,水煎服,每日 1 剂,饭后温服。

2.中医运动指导

指导患者在家里可跟随光盘练习八段锦,每日早晚各 1 次,患者若体力允许可每次进行两遍练习,早晚散步 30 分钟,以增强体质。

患者五诊时,之前的症状都得到了一定的缓解,心情愉悦,对治疗充满了信心,建议其坚持行中医"六位一体"整合模式治疗,预防肿瘤的复发转移。

其后,患者长期行中医"六位一体"整合模式治疗,定期复查病情稳定,没有进展。目前患者精神状态好,身体无明显不适,饮食良好。

三、病案分析

患者为中年男性,以"腹痛、黑便"起病,行胃镜活检提示胃腺癌。既往行远端胃癌廓清术,手术过程顺利,术后患者因个人原因未遵医嘱进行化疗,术后复发转移的风险极大,但患者坚持行中医"六位一体"整合模式治疗,有效缓解了临床症状,延缓了肿瘤的复发、转移。

胃癌是临床上比较常见的一种恶性肿瘤,在我国发病率前 10 位的肿瘤中,胃癌位居第 2 位,死亡率为第 3 位[25]。早期胃癌缺乏特异性症状,常在体检行胃镜检查时发现。但早期胃癌所占比例不足 10%,大多数胃癌患者在就诊时已处于进展期。胃癌的治疗以早诊断、早治疗为主要原则。对早期癌肿病灶采取手术切除,中晚期胃癌大多已转移或已于术后复发[26],尤其是有淋巴结转移者,局部复发率高达 80%以上,即使是早期胃癌行根治切除术后仍有 50%的概率出现复发、转移。

复发和转移是胃癌治疗失败的主要原因。进展期胃癌的主要治疗手段目前仍是以化疗为主的全身综合性治疗。尽管近年来靶向治疗及免疫疗法应用于胃癌的治疗中，但总体疗效不尽人意，预后较差，5年生存率<10%。积极探索有效的中西医结合治疗方案，对于改善进展期胃癌患者的生存质量和延长生存期具有重要的临床意义。

胃癌属中医"反胃""胃脘痛""积聚"等病证范畴。对于胃癌的成因，目前的认识主要有三个方面：一为正虚致病说，二为热毒致病说，三为痰凝血瘀说。另外，气血瘀结、精神因素、脾胃失调、饮食不节等也是常见的致病因素。

本案例中患者初诊时患者稍腹胀，感纳差，乏力，肢软，伴胃脘隐痛不适，反酸，呃逆，无明显呕吐胃内容物，无呕血及黑便，大便偏干，小便黄。舌质红，苔黄腻，舌下静脉迂曲，脉滑数。中医辨证为脾胃亏虚，邪毒内结证。治疗宜健脾和胃，解毒散结。方中重用党参、白术益气健脾，神曲、麦芽消食和胃，柴胡、香附疏肝行气，陈皮、法半夏燥湿祛痰，葶苈子、大枣泻肺平喘，茯苓利水渗湿，瓜蒌、薤白宽胸行气，全蝎、蜈蚣解毒散结，猫爪草消肿解毒，仙鹤草收敛止血，甘草为使药。全方补中有泻，扶正与祛邪同施，扶正培本，祛邪而不伤正，诸药合用，共凑健脾和胃，解毒散结之功。

中医理论认为"邪之所凑，其气必虚"。胃癌术后患者属"本虚标实"之病机，与脏腑功能阴阳失调有密切关系，调整一身阴阳、扶正祛邪乃是治疗总纲。针灸治疗上选取任脉及督脉，同时配以主治胃肠疾病的足阳明胃经，共同达到疏通局部气血、调和脏腑阴阳、益气扶正、祛邪外出的目的。其中，足三里穴是治疗胃脘痛的经验要穴，属足阳明胃经，是五输穴的合穴。根据经脉所过，主治所及，足阳明胃经与胃肠疾病相关，常选足三里穴治疗胃部疾病。十二经脉都有分支或通过其表里经与耳相联系，通过经络的传导作用，使耳与脏腑有着密切的联系。当脏腑发生病变时，可以在身体体表许多部位不同程度地反映出来，其中就有在耳郭上的反应。本案例其基本病变与发病机理总属气、痰、瘀交结，阻隔于食管、胃脘而致。食管、肝、胃等诸穴相配改善患者症状。

在辨证施乐方面，患者病变在消化系统，故建议听取宫调式音乐。宫调式音乐以宫音为主音，为长夏音，属土，入脾，主化，五志中属思。宫调式音乐风格悠扬沉静、敦厚庄重，如同大地涵育万物、包容一切，辽阔且温厚，具有"土"之敦厚平稳的特性。正宫调式可达到调神、稳定心理的良好作用，能促进全身气机的稳定，调节脾胃之气的升降,对中医脾胃系统的作用比较明显,具有养脾健胃,兼有保肺气、利肾水的作用,防治气的升降紊乱。适于脾胃系统的各种虚损疾病,有意想不到的疗效,且它又有助脾健运、旺盛食欲、滋补气血等功能。

此患者在治疗肿瘤期间出现诸多不适症状,导致心理负担增加,此时应重点关注患者的心理状态。根据患者的心理评估进行三级心理干预,为患者提供心理支持,指导家属提供家庭支持,鼓励患者参与社会活动,帮助患者重返社会。

八段锦可以补益元气、调整脏腑、调和气血、疏通经络、平衡阴阳,通过长期练习,可达治未病的效果。对于身体健康的人,八段锦可以增强体质,防止疾病的发生,即体现"正气存内,邪不可干"的道理;对于患者,八段锦可以治疗疾病或延缓疾病的进展。脾胃为后天之本,八段锦歌诀中"调理脾胃须单举",通过左右上肢一松一紧的上下对拉,可以牵拉腹腔,对中焦脾胃起到按摩的作用;同时,可以刺激胸与肋骨的相关经络以及背部腧穴等,直接体现了调理脾胃的功效。脾在中焦,运化水谷、水液,脾的运化功能以"升清"为主,将水谷精微物质上输头面等部位,再通过心肺参与化生气血,以营养全身。通过这些功法的练习,通畅三焦气机,促进脾胃升降功能,健脾运化水谷功能,从而增强水谷精微的化生,保证气血生化之源,促进机体的平衡协调。

(高瑞、曹杰)

【病案八】 中医"六位一体"整合模式治疗肝癌

一、病案摘要

朱某,男,66岁,退休。患者2018年2月,无明显诱因出现皮肤、巩膜黄染,伴尿黄,就诊于某医院,行上腹部增强CT提示:肝右叶肿块影,原发性肝癌可能性大;肝硬化,门静脉增粗,少许腹腔积液,肝左叶小囊肿可能。诊断为:原发性肝癌cT1N0M0;乙肝后肝硬化失代偿期;门静脉高压症;腹腔积液;慢性乙型病毒性肝炎。予以保肝、抗病毒等对症治疗后,症状缓解出院。当月,患者到院就诊(肝胆外科),行增强CT检查提示:①肝右叶占位性病变,大小约为4.4 cm×3.0 cm,性质待定,考虑新生物,原发性肝癌伴坏死? ②肝左叶小囊肿;③肝硬化,脾大,腹水;④腹腔内及腹膜后多枚淋巴结显示,部分稍肿大;⑤双肾囊肿;⑥右肺中叶钙化灶;⑦双侧少量胸腔积液。患者肝硬化失代偿期,转氨酶、胆红素升高,一般情况差,无手术治疗指征。患者及家属拒绝介入治疗、靶向治疗等,予以保肝、利尿等对症治疗后出院。2018年3月1日患者首次就诊于中医肿瘤科,精神差,焦虑,诉乏力,纳差,腹胀,呃逆,进食后明显,口干苦,尿黄,无恶心、呕吐,无咳嗽、咳痰,无心悸、胸痛,无腹痛、腹泻,无畏寒、发热。查体:皮肤、巩膜黄染,舌质淡,苔白腻,脉弦滑。辅助检查:甲胎蛋白24.73 ng/mL,谷丙转氨酶67 U/L,谷草转氨酶125.4 U/L,总胆红素83.46 μmol/L。

西医诊断:原发性肝癌,乙肝后肝硬化失代偿期,门静脉高压症,腹腔大量积液,慢性乙型病毒性肝炎。

中医诊断:肝积。

中医辨证:阴黄——脾虚毒郁证。

二、治疗经过

1.中医辨证施药

(1)中药内治

①治则:健脾疏肝,解毒化郁。

②方药:参苓白术散合柴胡疏肝散加减。中药处方:

白术15 g	茯苓15 g	建曲15 g	麦芽15 g
木香15 g	厚朴15 g	藿香15 g	柴胡20 g
香附15 g	佛手15 g	荔枝核15 g	橘核15 g
半枝莲15 g	龙葵15 g	白英15 g	白花蛇舌草15 g
通关藤5 g	甘草3 g		

*15剂,每日1剂,水煎服,饭后温服。

(2)中药外治法:患者CT提示肝占位性病变,边界欠清晰,大小4.4 cm×3.0 cm,未行手术、介入等治疗,予以攻癌散结方外敷肝区。

药物组成:熟大黄12 g,芒硝6 g,通关藤5 g,体外培育牛黄120 mg,蜈蚣1条,没药 4 g。

用法:打粉,外敷肝区,每日 1 次,每次 8~12 小时。

彩超提示大量腹水,予以攻癌利水方打粉外敷神阙穴。

药物组成:龙葵 10 g,椒目 6 g,薏苡仁 6 g,瓜蒌皮 6 g,黄芪 18 g,乳香 4 g,没药 4 g,猪苓 6 g,茯苓 6 g,白术 6 g,甘遂 4 g,桃仁 6 g,冰片 2 g,蜈蚣 1 条,水蛭 4 g,生大黄 10 g,延胡索 6 g,体外培育牛黄 120 mg。

用法:打粉,外敷神阙穴,每日 1 次,每次 8~12 小时。

另外,西药采取保肝、利尿等对症治疗。

2.中医针灸理疗

(1)体针:取穴膻中、双内关、双合谷、双足三里、双三阴交、双阴陵泉、双阳陵泉、双血海、双太溪、双太冲,其双足三里、双太冲各为一组,双三阴交、双阴陵泉为一组,双阳陵泉、双太冲为一组,合计六组。加用电针,每日 1 次,每次留针 30 分钟,7 天 1 个疗程。

(2)穴位注射:脾俞、胃俞、肝俞、膈俞、双内关、双足三里、双三阴交。注射药物为维生素 B$_{12}$ 注射液。每日 1 次,每日 4 穴,每 3 日交替取穴,7 天 1 个疗程。

(3)皮内针:双足三里、双三阴交。每日 1 穴,交替取穴,穴位随病症加减,7 天 1 个疗程。

(4)耳针:肾、脾、皮质下、胃。每日 1 次,7 天 1 个疗程。

3.中医辨证施膳

(1)饮食禁忌:避免吃辛辣刺激性食物,避免吃霉变、烟熏、油炸、烘烤食物和腌制食物;避免进食粗糙、不易消化食物;不吃过烫食物;禁止饮酒。

(2)饮食建议:改善饮食习惯和方式,吃饭要细嚼慢咽,规律进食,宜食清淡高热量饮食,多吃新鲜蔬菜。

(3)推荐食谱:黄瓜、萝卜、胡萝卜、冬瓜、苦瓜、番茄、黄豆、绿豆、黑豆、海带、紫菜、鱼类、牛奶、蛋、瘦肉、蘑菇等。推荐小米山药粥、赤小豆鲤鱼汤。

4.中医辨证施乐

指导患者聆听《江南丝竹乐》《江南好》,早晚各 1 次,每次 30 分钟。

5.中医心理疏导

由于患者未进行规范西医治疗,所以比较焦虑,对疾病比较恐惧,应对患者的心理予充分评估,耐心倾听其诉说不适症状,以安慰疏导、分析启发、支持鼓励,使患者从疾病的焦虑中解脱出来。嘱家属给予心理支持,促进其积极配合治疗,并举例说明中医"六位一体"整合模式治疗肝癌的成功案例,增强其战胜疾病的信心。

6.中医运动指导

运动方式采取慢走、八段锦,每日早晚慢走半小时,每周练习八段锦2次。住院期间跟随科室医务人员练习八段锦,在家可跟随视频练习,待体力好转后可增加锻炼次数。

患者1个疗程治疗结束后,纳差、腹胀好转出院。门诊继续予中药口服及外敷治疗,并予饮食指导、音乐治疗、运动指导。每月遵嘱返院行中医"六位一体"整合模式治疗。

2018年5月10日,再次入院行中医"六位一体"整合模式治疗第3疗程。复查CT提示:与2018年2月26日CT片比较,①肝右叶占位性病变,范围较前减小,大小约为2.5 cm×2.2 cm;②肝左叶小囊肿,较前变化不大;③肝硬化,脾大,腹水较前减少;④腹腔内及腹膜后多枚淋巴结显示,部分稍肿大,较前变化不大;⑤双肾囊肿,较前变化不大;⑥右肺中叶钙化灶,较前变化不大;⑦原片双侧少量胸腔积液,本次未见明显显示。甲胎蛋白15 ng/mL,总胆红素28.57 μ mol/L。患者诉精神可,纳可,二便正常,腹胀减轻,情绪睡眠也较前有很大改善。

2018年8月28日再次入院治疗,复查CT提示瘤体未增大,腹水较前减少,未见胸腔积液。谷丙转氨酶21 U/L,谷草转氨酶44 U/L,胆红素15.23 μ mol/L。

患者从首诊至今,坚持接受中医"六位一体"整合模式治疗,瘤体缩小,肝功逐渐恢复,胆红素恢复正常,精神、食欲、睡眠可,胸腔积液消失,腹水减少,腹胀减轻,生活质量有效提高,目前病情稳定。

三、病案分析

我国是原发性肝癌第一大国,其中绝大部分原发性肝癌是由肝炎发展而来的。现代医学对原发性肝癌的治疗主要有手术治疗、经皮肝动脉栓塞化疗、射频消融术、放疗、分子靶向治疗等,治疗效果不理想,中位生存期为3~6个月,肝癌切除后5年复发率高达72.3%[27]。

原发性肝癌属于中医学的"胁痛""黄疸""癥瘕""臌胀"等范畴。本例患者患慢性乙型病毒性肝炎十余年,逐渐演变成肝硬化、肝癌。患者初次就诊入院,辨证为阴黄——脾虚毒郁证。阴黄为湿从寒化,所谓寒为机体功能代谢活动过度减退所造成,使湿盛阳微,寒湿郁滞脾胃,阳气不振,胆液不循常道而外溢,发病慢、病程长。由于经肝脏处理的直接胆红素不能经胆道排入肠腔而返流入血,此时血中以直接胆红素增高为主。直接胆红素易透过毛细血管壁,初期组织黄染较深为"阳黄"。随着病程延长,血中直接胆红素持续增高,黄疸进行性加深,在组织中的胆红素可被氧化成胆绿素,皮肤色泽晦暗,则属于中医学所说的"阴黄"。治疗原则以健脾和胃、温化寒湿为主;若脾虚血亏,则健脾补益气血。主要以湿邪为患,如饮食不节、嗜酒肥甘或外感湿热之邪,导致脾胃功能受损。脾失健运,湿邪壅阻中焦,则脾胃升降失常。中药方采用参苓白术散合柴胡疏肝散加减。白术健脾益气,柴胡疏肝理气,茯苓利水渗湿,白花蛇舌草解毒散结,白英清热解毒、祛风利湿、抗癌等。中药外治方采用五苓散与泽漆汤以除满利水行气,中药成分包括椒目、白术、半夏、沉香、猪苓、茯苓、紫菀、白前、大腹皮、车前子、黄芩、桂枝、泽泻、龙葵、木香等。

患者神清,腹胀,呃逆,少矢气,口干口苦,进食后明显,舌淡,苔白,脉细,腹胀,辨证肝胃不和,予普通电针、针刺、耳针、穴位注射等治疗以理气健脾。

患者食欲差,乏力,饮食推荐小米山药粥。小米味甘、咸,性凉,入脾、胃、肾经,补脾胃,治疗消化不良、肢体乏力等。山药味甘,性温,补而不滞,不热不燥,能健脾益胃、助消化。患者胸腹水,腹胀,推荐赤小豆鲤鱼汤,有健脾益肾、利尿消肿功用。赤小豆性味甘、酸,平,入心、小肠经。功能清热利水,散血消肿,主治水肿,腹部胀满,小便不利。

患者病变部位在肝系统,有乏力、纳差、口干苦、腹胀、呃逆等症状,以《江南丝竹乐》《江南好》为代表的角调式音乐对中医"肝"系统的作用比较明显,可调和肝胆的疏泄,促进体内气机的上升、宣发和展放,能疏肝解郁,补心健脾,泻肾火,兼有助心、健脾、养胃的作用。

八段锦将形体活动与呼吸运动相结合,对人体全身各部位都进行了锻炼,达到了全面调养的功效,前四段可健身,后四段可祛病,长期练习有益身体健康。

经过几个疗程的中医"六位一体"整合模式治疗,患者临床症状缓解,病情控制可,目前仍在定期随访。

(杨双、曹杰)

【病案九】　中医"六位一体"整合模式治疗肺癌

一、病案摘要

患者张某，男，69 岁，退休。2015 年 7 月，患者因"颜面、颈部水肿 20 余天"就诊于当地医院，无咳嗽、咳痰、咯血等不适，行胸部 CT 提示肺部占位（自诉大小约 3.5 cm，未见报告），为进一步诊治转诊某医院。入院后行 EBUS 淋巴结针吸活检提示腺癌，完善全身病情评估后，明确诊断为原发性支气管肺腺癌 T4N3M1 Ⅳ 期（右肺、肾上腺），行 EGFR 基因检测为野生型。患者无化疗禁忌，于 2015 年 8 月 8 日及 2015 年 8 月 29 日先后行"多西他赛 120 mg D1+奈达铂 130 mg D1"化疗 2 周期后，出现 Ⅱ 度骨髓抑制，予以对症治疗后复查白细胞恢复正常。2015 年 9 月 24 日复查胸部 CT 见右肺下叶磨玻璃样小结节影，对比化疗前原片，为新发转移灶，考虑病情进展，先后予以"培美曲塞 0.8 g D1+洛铂 50 mg D1"化疗 4 周期后复评估疗效 SD（患者自述），但颜面及颈部水肿无好转。2015 年 12 月 22 日患者因血小板低下到院就诊，入院后复查胸部 CT 及其他相关检查，化疗疗效评估 SD，经肺癌专家联合会诊后建议行放疗。于 2016 年 1 月 5 日至 2016 年 2 月 13 日行右肺病灶、肺门、纵隔及右锁骨上淋巴结引流区调强放疗，6MV-X 线，DT：50Gy/25F，放疗过程顺利。2016 年 3 月 16 日复查胸部 CT，评估放疗疗效为 SD。经过放疗后，患者颜面、颈部水肿较前好转。后定期复查，病情稳定。2018 年 3 月 15 日复查胸部 CT 提示：与 2017 年 10 月 18 日 CT 比较，①右肺尖结节，较前变化不大；②右肺上叶后段片絮条索影，较前变化不大，左肺上叶结节，较前未见明显变化；③右侧肺门及纵隔淋巴结显示，范围较前增大；④肝囊肿，肝左外叶上段及右前叶下段结节较前变化不大；⑤数个椎体及附件高密度结节，同前；⑥双侧肾上腺结节，转移？其他？较前稍增大，余较前变化不大。本次复查患者右侧肺门及纵隔淋巴结较前增大，考虑病情进展。患者行肺癌 13 驱动基因检测无突变，无靶向治疗指征。患者既往已行姑息性放疗，再次放疗风险大，故建议患者继续化疗。患者既往化疗中出现骨髓抑制及恶心呕吐、食欲减退等消化道副反应，故拒绝再次化疗。患者于 2018 年 3 月 16 日就诊，行中医"六位一体"整合模式治疗，查体见：面部及颈部浮肿，全身浅表淋巴结未触及肿大，胸廓对称，无压痛，无胸膜摩擦音，双肺呼吸音清，未闻及明显干、湿啰音,心率86次/分,律齐,各瓣膜未闻及病理性杂音;腹软,腹部无压痛、反跳痛及肌紧张,移动性浊音(−)性;双上肢轻度水肿,双下肢无水肿;生理反射存在,病理反射未引出。问诊:患者咳嗽,咳白色泡沫痰,右侧胸胁部隐痛,疲倦,乏力,气短,纳差,口干苦,心情烦闷,夜间睡眠差,小便正常,大便秘结。舌质淡红,苔白腻,脉濡细。

西医诊断:①右上肺腺癌 T4N3M1 Ⅳ期(右肺、肾上腺);②上腔静脉阻塞综合征。

中医诊断:肺积。

中医辨证:肺脾气虚,痰湿互结证。

二、治疗经过

(一)2018年3月16日首诊

1.中医辨证施药

(1)中药内治。

①治法:益气健脾,燥湿化痰。

②方药:参苓白术散合二陈汤加减。中药处方:

人参 15 g	炒白术 15 g	黄芪 60 g	茯苓 15 g
砂仁 10 g	山药 30 g	薏苡仁 20 g	木香 15 g
法半夏 15 g	陈皮 15 g	百部 15 g	紫菀 15 g
栀子 15 g	黄连 10 g	黄柏 10 g	炮山甲 3 g(冲服)
半枝莲 20 g	甘草 5 g	白花蛇舌草 20 g	

*7剂,水煎服,每日1剂,每日3次。

住院期间,予以静脉滴注康艾注射液益气扶正抗肿瘤治疗。

(2)中药外治法:患者右侧胸胁部痛,予以攻癌镇痛方外敷疼痛处,每日1次,每次外敷8~12小时,10天1个疗程。

2.中医针灸理疗

(1)体针:选择太渊、肺俞、合谷、列缺、丰隆、足三里、三阴交、太溪等穴位。每日1次,每次留针30分钟,7天1个疗程。

（2）耳针穴位：选穴为肺、脾、胃、三焦。每日至少按压 3 次，每次总按压 5 分钟，7 天 1 个疗程。

3．中医辨证施膳

（1）饮食建议：可摄取牛奶、动物肝脏、鸡蛋、瘦肉、豆制品、胡萝卜、菠菜、南瓜、百合、荸荠、莲藕、莲子、柿子、鸭梨、山药、百合、白木耳等。

（2）饮食禁忌：①忌油腻、油炸、高盐、高糖、霉变、腌制、生冷的食品，避免暴饮暴食；②少食螃蟹、绿豆等寒凉性食物和羊肉、狗肉、韭菜等温热性食物；③忌公鸡、魔芋、母猪肉等发物；④忌食葱、大蒜、姜、辣椒、花椒等辛辣刺激性调料；⑤少喝碳酸饮料、浓茶、咖啡等饮料；⑥忌烟、酒。

（3）推荐食谱：百合肚肺汤。原料组成：百合 100 g，猪肚 100～200 g，猪肺 1 具，火腿 1 根。做法：先将百合掰成瓣，洗净，晾干；猪肚、猪肺处理好，洗净，切条；火腿切片；将猪肚、猪肺、火腿片一同入锅，加适量水共煮至半烂；最后放入百合瓣，再煮至烂即可。功效：润肺止咳，清心安神。

4．中医辨证施乐

指导患者聆听《阳春白雪》《将军令》《黄河》《潇湘水云》《金蛇狂舞》《第三交响曲》《嘎达梅林》《悲怆》《春节序曲》等商调乐曲，早晚各 1 次，每次 30 分钟。

5．中医心理疏导

入院复查病情进展，患者心理难免焦虑担忧，可鼓励患者说出心中的想法，在治疗方式上需充分与患者沟通，共同制订下一步治疗方案。需密切关注患者是否有轻生等不良情绪，及时予以心理干预。患者家庭支持较好，24 小时均有家人陪伴，需及时与其家属沟通，了解患者心理状态。经过观察与交流，患者虽有担忧病情的情绪，但平时乐观积极，无偏激的情绪。

6．中医运动指导

患者精神差，神疲，乏力，运动主要采取坐式八段锦，在病情及精力允许的情况下，每周做 3 次。

（二）2018 年 4 月 9 日二诊

患者诉腹胀、纳差、咳嗽、咳痰、气短等症状较前缓解，仍疲倦、乏力，心情烦闷，夜间睡眠一般，小便正常，大便干，舌质淡红，苔白腻，脉细。中药处方：

人参 15 g	白术 15 g	黄芪 60 g	茯苓 15 g
砂仁 10 g	山药 30 g	薏苡仁 20 g	木香 15 g
法半夏 15 g	陈皮 15 g	百部 15 g	紫菀 15 g
枳实 10 g	厚朴 15 g	大腹皮 10 g	火麻仁 15 g
建曲 15 g	炒麦芽 15 g	半枝莲 20 g	甘草 5 g
白花蛇舌草 20 g			

*7 剂,水煎服,每日 1 剂,每日 3 次。

(三)2018 年 4 月 25 日三诊

患者诉颜面部、颈部及上肢轻度浮肿,感乏力,咳嗽、咳痰、气短、腹胀等症状缓解,食欲一般,心情烦闷好转,睡眠可,二便调,舌质淡红,苔薄白,脉细。中药处方:

人参 15 g	白术 15 g	黄芪 60 g	茯苓皮 15 g
砂仁 10 g	山药 30 g	薏苡仁 20 g	木香 15 g
法半夏 15 g	陈皮 15 g	百部 15 g	紫菀 15 g
泽泻 15 g	车前子 15 g	大腹皮 10 g	桑白皮 15 g
防己 10 g	建曲 15 g	炒麦芽 15 g	白花蛇舌草 20 g
半枝莲 20 g	甘草 5 g		

*7 剂,水煎服,每日 1 剂,每日 3 次。

(四)2018 年 5 月 8 日四诊

患者仍有乏力症状,咳嗽、咳痰、颜面部、颈部及上肢轻度浮肿等症状缓解,食欲可,睡眠一般,二便调,舌质红,苔薄白,脉细。患者多数症状得到明显的缓解,继续原方加减治疗,患者对中医综合治疗充满了信心。

此后,患者长期行中医"六位一体"整合模式治疗,坚持口服中药,在家服药期间按医生指导合理饮食,并坚持音乐治疗,配合适当运动。2018 年 12 月 13 日入院复查,胸部加上腹部增强 CT 提示:结合 2018 年 7 月 23 日及 2018 年 9 月 19 日旧片对比,①右肺尖结节范围较前变化不大,本次未见确切空洞,表现为中央低密度区。②右肺上叶后段片絮条索影,较前变化不大;右肺下叶及左肺上叶斑片条索影;左肺上叶结节;均较前未见明显变化。③右侧肺门及纵隔淋巴结肿大,较前变化不大。④数个椎体及附件高密度结节,同前。⑤肝囊肿;肝左外叶上段及右前叶下段结节,较前变化不大。⑥双侧肾上腺结节,转移? 其他? 较前变化不大。患者定期复查病情稳定,病情未出现进展。目前患者精神良好,身体无特殊不适,食欲、睡眠可,二便调,生活质量提高,生存期得以延长。

三、病案分析

患者老年男性,起病隐匿,以颜面部、颈部水肿发病,在明确诊断后积极配合治疗,遵医嘱先后行放疗、化疗治疗,化疗后出现明显副反应;后患者病情进展,患者拒绝继续化疗,行肺癌驱动基因检测无靶向治疗指征;患者因生物免疫治疗价格昂贵而无法承担其治疗费用,遂寻求中医治疗。予以中医"六位一体"整合模式治疗后,患者症状有所缓解,病情控制良好,生活质量得以提高,生存期获得延长。

早期肺癌缺乏特异性表现,多数早期肺癌患者是在体检时行肺部 CT 发现的。当患者出现明显临床症状时,多数已到中晚期。近年来,随着医学的不断进步,晚期肺癌的生存率和生存期得到了一定程度的改善,但这种改善主要是建立在多学科综合治疗模式上,是综合治疗模式的进步。目前,晚期肺癌仍采用以全身治疗为主的综合治疗。根据患者的病理类型、分子遗传学特征以及患者的机体功能状态制定个体化的治疗策略,以期最大限度地提高生活质量,延缓病情进展,延长患者生存期。

中医学源远流长,但在历代中医古籍中并无"肺癌"这一病名,根据其典型的临床表现,可归属中医学"肺积""息贲""积聚""癌病"等范畴。中医认为,肺癌的病因不外乎内、外二因,内因为正气亏虚、脏腑失调所致,外因为饮食、情志、外邪侵袭所伤。总的来说,肺癌是因虚而病,因虚而致实,为全身属虚、局部属实的疾病。肺癌虚证以气虚、阴虚或气阴两虚为多见,实证则以气滞、血瘀、痰凝、毒聚为多见。肺癌病位在肺,但因肝主疏泄,脾主运化水湿,肾主水之蒸化,故与肝、脾、肾密切相关。机体正气亏损,脏腑失调或邪气袭肺,结于胸中,导致肺失宣降,津液不布,聚而成痰,痰凝而气滞,阻塞肺络,痰与瘀血相互搏结,遂形成肿块,以致成癌。肺癌中医分型受肺癌本身复杂的生物学特性、治疗的多样性及不同地区和医院的研究方法不一致等多种因素的影响。2011 年,国家中医药管理局"十一五"重点专科协作组将肺癌分为肺脾气虚型、肺阴虚型、气滞血瘀型、痰热阻肺型、气阴两虚型五型,一定程度上规范了肺癌的中医辨证分型[28]。晚期肺癌的演变是一个正虚邪实的过程,因此在临床上治疗多以扶正培本为主,辅以祛邪攻毒。

本病例中,患者为肺癌晚期,病程日久,加之放化疗打击,导致全身正气损伤,脏腑亏虚,肺脾气虚,肺失宣发与肃降,脾虚水湿运化失常,久聚成痰,痰湿互结,故可见咳嗽、咳痰、纳差、乏力等症状。首诊时,患者咳嗽,咳白色泡沫痰,右侧胸胁部隐痛,疲倦,乏力,气短,纳差,口干苦,心情烦闷,夜间睡眠差,小便正常,大便秘结,舌质淡红,苔白腻,脉濡细。中医诊断为肺积,中医辨证为肺脾气虚,痰湿互结证,治疗以益气健脾、燥湿化痰为主,故予以参苓白术散合二陈汤加减。方中人参、白术、黄芪、山药益气健脾,茯苓、砂仁、薏苡仁利水渗湿,木香行气止痛,半夏、陈皮燥湿化痰,百部、紫菀润肺止咳,栀子、黄连、黄柏清热利湿,炮山甲活血消瘀,白花蛇舌草、半枝莲清热解毒抗肿瘤,甘草为使药。本方补中有泄,扶正与祛邪同施,诸药合用,共凑益气健脾,燥湿化痰之功。二诊时,患者咳嗽、咳痰、气短等症状较前缓解,诉腹胀、纳差明显,感疲倦乏力,大便干,原方去栀子、黄连、黄柏、炮山甲,加建曲、炒麦芽消食健脾,改善患者食欲;患者腹胀明显,加枳实、厚朴、大腹皮行气消胀;针对患者大便干,加火麻仁润肠通便。嘱其家中继续聆听《阳春白雪》《将军令》《黄河》《潇湘水云》《金蛇狂舞》等商调乐曲,以调节肺气的宣发和肃降。三诊时,患者咳嗽、咳痰、气短、腹胀等症状有所缓解,颜面部、颈部及上肢轻度浮肿,原方去枳实、厚朴、大腹皮、火麻仁,加防己、桑白皮、泽泻、车前子,以行气化湿,利水消肿,改善颜面部及上肢浮肿。四诊时,患者虽有乏力症状,但咳嗽、咳痰、颜面部、颈部及上肢轻度浮肿等大多数症状已缓解,食欲可,睡眠一般,二便调,舌质红,苔薄白,脉细。患者多数症状得到明显的缓解,对中医综合治疗充满了信心。

患者肺癌晚期,病程日久,加之既往有放化疗治疗史,损伤正气,故辨证选用康艾注射液辅助抗肿瘤治疗。康艾注射液主要含有黄芪、人参和苦参素,黄芪人参补中益气以扶正,苦参清热解毒以祛邪,三者共用,祛邪而不伤正,临床常用于肺癌、原发性肝癌、直肠癌、恶性淋巴瘤、妇科恶性肿瘤等疾病的治疗。

中药外治法在治疗肿瘤常见并发症的临床应用中取得了满意疗效。患者右侧胸胁部隐痛,予以"攻癌镇痛散"外敷治疗,其具有活血化瘀,行气止痛功效,广泛用于治疗各种疼痛。患者外敷治疗1疗程后,右侧胸胁部隐痛明显缓解。

中医针灸理疗方面,该患者中医辨证为肺脾气虚,痰湿互结证,有明显咳嗽、咳痰、纳差、乏力症状,故选择太渊、肺俞、合谷、列缺、丰隆、足三里、三阴交、太溪等穴位。太渊为肺之原穴、八会穴之脉会，具有清宣肺气、复脉通络之功；肺俞为肺气所注之处，可调理肺脏气机，使其清肃有权；列缺为肺之络穴，合谷为大肠之原穴，肺与大肠相表里，能宣肺止咳；丰隆为祛痰要穴，能化湿祛痰；足三里、三阴交调理脾胃，改善纳差、乏力症状；太溪为肾之原穴，能补益肾肺。患者肺脾气虚，咳嗽，咳痰，乏力，纳差，睡眠欠佳，故选取肺、脾、胃、三焦等耳针穴位，按压耳穴肺，可补益肺气，止咳祛痰；耳穴脾、胃，可健脾、和胃，改善纳差、乏力症状；按压耳穴三焦，可安神助眠，从而改善患者眠差症状。

在中医辨证施膳方面，根据患者的中医辨证及体质情况，给出了合理的饮食建议和饮食禁忌。患者为肺癌晚期，病程日久，久咳伤肺，耗伤肺阴，故推荐食谱百合肚肺汤作为膳食调养，其具有润肺止咳、清心安神之功效。

在中医辨证施乐方面，本案例中患者辨证为肺脾气虚，痰湿互结证，病位在肺，根据五行"商动肺"的原则，故聆听商调乐曲，如《阳春白雪》《将军令》《黄河》《潇湘水云》《金蛇狂舞》《十五的月亮》《第三交响曲》《嘎达梅林》《悲怆》《春节序曲》等。商调式音乐有宁心静脑的作用，对中医"肺"系统的作用比较明显；能促进全身气机的内收，调节肺气的宣发和肃降，具有养阴保肺、补肾利肝、泻脾胃虚火之功效。其能调理与肺脏等相关呼吸系统的功能，以防治气的耗散，可用于肺气虚衰、肺气不足、气血耗散等病证而见自汗盗汗、咳嗽气喘、形体畏寒、咽部溃疡疼痛、鼻塞、容易感冒、易出汗、心烦易怒、头晕目眩、悲伤不已、精神萎靡等症。患者坚持1月后，其心情烦闷、气短、咳嗽、咳痰等症状较前有所改善。

在中医心理疏导方面，患者病情出现进展，且既往患者放化疗后副反应较重，食欲差，精神、睡眠差，心情烦躁不适，在心理疏导上主要采取耐心倾听，并告知患者有不少患者会出现同样的症状，经过积极治疗后症状缓解明显，给患者渡过难关的信心。使患者在心理上得到一定的寄托，并对后续治疗充满信心和期望。

在中医运动指导方面，根据患者病情及身体状态选择八段锦。八段锦动作缓慢，注重呼吸调整和调神，强调动作的小、安全和刚柔结合，可以促进全身的血液加速循环，增强心脏机能和内脏功能，提高人体的抗病能力及承受能力，还能放松肌肉，缓解疲劳，使人体感觉精力充沛、心情愉悦。

（曹杰、杨双）

【病案十】　　中医"六位一体"整合模式治疗胰腺癌

一、病案摘要

患者侯某,女,69 岁。2009 年,患者因"感冒后腹胀不适"到某医院就诊,B 超发现"胰腺占位",遂到某医院进一步检查,门诊腹部增强 CT 提示:肝左叶内侧段多发类圆形低密度影(最大 4.0 cm×3.6 cm),增强后渐进性强化,肝内外胆管无扩张,胰腺、脾脏大小形态正常,腹膜后肿块(12 cm×5.5 cm×9.4 cm),增强后明显较均匀强化,脾动脉供血,肿块与胰腺体尾部呈宽基底相连,考虑胰腺恶性嗜铬细胞瘤并肝脏转移。初步诊断为胰腺癌 cTxNxM1 Ⅳ期(肝),患者拒绝进一步检查,拒绝手术及化疗,遂行中医"六位一体"整合模式治疗。患者于 2010 年 12 月 16 日首诊,查体见:全身浅表淋巴结未触及肿大,胸廓对称,无压痛,无胸膜摩擦音,双肺呼吸音清,未闻及干、湿啰音,心率 86 次/分,律齐,各瓣膜未闻及病理性杂音;腹软,中下腹部轻压痛,无反跳痛及肌紧张,移动性浊音(-)性;双下肢无水肿;生理反射存在,病理反射未引出。问诊:患者乏力,纳差,食后易腹胀,易疲倦,口干,耳鸣,夜寐欠佳,无头晕、头痛,大便稀溏,1~2 日/次,小便正常,舌体胖,舌质淡红,苔白腻,脉濡细。

西医诊断:胰腺癌 cTxNxM1 Ⅳ期(肝)。

中医诊断:伏梁。

中医辨证:脾虚湿阻证。

二、治疗经过

(一)2010 年 12 月 16 日首诊

1.中医辨证施药

(1)治法:益气健脾,祛湿散结。

(2)方药:参苓白术散加减。中药处方:

太子参 30 g	白术 15 g	蒲公英 30 g	夜交藤 30 g
三叶青 20 g	女贞子 15 g	半枝莲 15 g	瓜蒌根 15 g
鸡内金 15 g	陈皮 12 g	猪苓 12 g	焦六神曲 12 g
茯苓 12 g	肿节风 12 g	麦冬 12 g	炒枳壳 12 g
佛手 12 g	甘草 6 g	白花蛇舌草 15 g	

＊14 剂,水煎服,每日 1 剂,每日 3 次。

2.中医针灸理疗

体针:选择三阴交、阴陵泉、血海、太溪、脾俞、肾俞、中脘等穴位,每日 1 次,每次留针 30 分钟,7 天 1 个疗程。

3.中医辨证施膳

(1)饮食建议:胰腺癌为消化道疾病,宜清淡饮食,每日主食肉类、水果、蔬菜等,需搭配均衡。

(2)饮食禁忌:①忌油腻、油炸、高盐、高糖、霉变、腌制、生冷的食品,避免暴饮暴食;②少食螃蟹、绿豆等寒凉性食物和羊肉、狗肉、韭菜等温热性食物;③忌公鸡、魔芋、母猪肉等发物;④忌食葱、大蒜、姜、辣椒、花椒等辛辣刺激性调料;⑤少喝碳酸饮料、浓茶、咖啡等饮料;⑥忌烟、酒。

(3)推荐食谱:黄芪党参乌鸡汤。原料组成:乌鸡 1 只,党参 50 g,黄芪 50 g,清水适量。做法:①将乌鸡清洗干净,剁成块备用;②将乌鸡块冷水下锅,煮开后捞出洗净;③党参和黄芪浸泡 5~10 分钟后,洗净沥干水分;④将所有材料都放入蒸锅中,加入适量清水,盖上锅盖,中火蒸煮 1 小时;⑤汤煲好后调入盐即可。功效:补气健脾。

4.中医辨证施乐

指导患者聆听《胡笳十八拍》《姑苏行》《鹧鸪飞》《春风得意》《阳关三叠》等乐曲,每日 1 曲,早晚各 1 次,每次 30 分钟。

5.中医心理疏导

患者就诊时整个人比较焦虑,觉得自己是胰腺癌晚期,活不了多久了,我们对患者的心理予以充分评估,耐心倾听患者诉说不适症状,以安慰疏导、分析启发、支持鼓励,使患者从疾病的焦虑中解脱出来,摆脱不良心理因素的影响,促进其积极配合治疗。

6.中医运动指导

指导患者进行八段锦及太极拳运动锻炼,调整生活作息时间规律,顺应春、夏、秋、冬四季。

(二)2011 年 1 月 14 日二诊

患者乏力,纳差,食后腹胀较前好转,夜寐可,仍有耳鸣,大便稀溏较前稍有好转,1～2 日/次,小便正常,舌体胖,舌质淡红,苔白腻,脉濡细。中药处方:

太子参 30 g	白术 15 g	蒲公英 30 g	夜交藤 30 g
三叶青 20 g	女贞子 15 g	半枝莲 15 g	瓜蒌根 15 g
佛手 12 g	猪苓 12 g	焦六神曲 12 g	白花蛇舌草 15 g
茯苓 12 g	肿节风 12 g	麦冬 12 g	炙龟板 24 g^(先煎)
甘草 6 g	炒鸡内金 15 g		

*14 剂,水煎服,每日 1 剂,每日 3 次。

此后,患者每月复诊 1 次,在原方基础上加减,耳鸣仍有,余症状较前好转,稍有反复,经调治后病情稳定,未服用其他抗肿瘤中西药;经过中医"六位一体"整合模式治疗,带瘤生存长达 7 年,远远超过了该病的中位生存期。

三、病案分析

胰腺癌为目前临床预后较差的恶性肿瘤之一,严重危害人类的健康与生存。近年来,胰腺癌发病率逐年上升。胰腺癌发病隐匿,早期缺乏特异性临床表现,故早期诊断困难,约 85% 的患者初诊时已失去手术机会,中位生存期仅为 6～9 个月[29-30]。手术治疗目前是胰腺癌患者的最佳治疗方法,然而却只有 10%～15% 的胰腺癌患者还有手术机会;即使行根治性切除术,术后复发率和转移率也极高,中位生存期为 11.9 个月,5 年生存率也仅有 5%～10%。西医对于无法手术的胰腺癌患者,主要采取包括化疗、放疗、微创治疗、靶向治疗、生物免疫治疗等多种方法的综合治疗,虽然可一定程度提高生存率,但总体疗效仍不尽如人意。随着肿瘤临床中医药应用的普及,中医药逐渐成为治疗晚期胰腺癌的主要手段,对改善临床症状、延长患者生存期和提高生活质量具有着重大的意义。

中医古籍并无"胰腺癌"的病名记载,根据症状相似性,跟"伏梁""积聚"关系密切。本病的病因病机可以从内、外两个方面来认识:内因包括七情失调,肝气郁结,气机不畅,以及寒温不调,饮食失节,喜食肥腻,醇酒厚味等损伤脾胃,脾胃受损而运化失调,升降不和,气机不畅,脾湿困郁,郁久化热,湿热蕴结,日久成瘀成毒。外因为湿、热、瘀等毒邪直接侵入人体。内、外因所致湿、热、瘀毒邪互结,湿浊内生,邪毒留滞,积而成癌。胰腺癌的主要病症应属于中医"脾胃病"范畴,本病的病机以脾胃亏虚为本、癌毒侵犯为标,治疗上以健脾和胃为主,扶正祛邪相结合,并注意保持"腑气通畅"。

由于胰腺癌本身病情较为复杂,临床表现多变且易生变证,当证候出现变化时难以把握,故目前胰腺癌的辨证分型比较杂乱,缺少明确而又统一的辨证分型标准。胰腺癌的中医辨证分型常需要医者的长期经验的积累。如陆氏等[31]将本病常分为邪毒内攻型、气滞血瘀型、脾虚湿阻型、阴虚内热型。杨炳奎[32]将本病分为湿热邪毒型、瘀积气滞型、脾虚湿热型和正虚邪实型四种。林洪生等[33]将本病分为肝郁脾虚型、湿热蕴阻型、瘀毒内结型、气血亏虚型、气阴两虚型和肝肾阴虚型六种。《中医胰腺癌诊疗指南(草案)》(2007年版)将本病分为肝胆湿热、瘀血内阻、寒湿困脾和正虚邪恋四种[34]。田德禄则将本病分为湿浊阻遏型、气血瘀滞型、肝胆湿热型和气血亏虚型四种[35]。

本案例患者初诊时已属胰腺癌晚期,正气耗损,脾虚湿困较为明显,可见乏力、纳差、食后易腹胀、易疲倦、大便稀溏等症状,并伴有气阴亏虚症状,出现口干、耳鸣、夜寐欠佳等临床表现,舌体胖,舌质淡红,苔白腻,脉濡细。治疗上宜益气健脾,祛湿散结,予以参苓白术散加减治疗。方中重用太子参补气健脾兼养阴生津;白术健脾益气;茯苓、陈皮利水化湿;猪苓滋阴利水;焦六曲、炒鸡内金健脾消食;女贞子、麦冬养阴生津;八月札、炒枳壳、佛手疏肝柔肝,理气散结;半枝莲、蒲公英、白花蛇舌草清热解毒,散结消肿;瓜蒌子宽胸散结,润肠通便;夜交藤养心安神;甘草为使药。诸药合用,扶正与祛邪同施,共凑益气健脾、祛湿散结之功。二诊时,患者仍有耳鸣,其他症状较前有所好转,原方去枳壳、陈皮,加炙龟板以补肾固涩;患者多数症状得到缓解,对中医综合治疗充满了信心。

在中医针灸理疗方面,患者中医辨证为脾虚湿阻证,针灸以补益脾气、化湿散结为主,穴位主要选择脾经为主,选择三阴交、阴陵泉、血海、太溪、脾俞、肾俞、中脘以健脾化湿。

在中医辨证施膳方面,患者为胰腺癌晚期,病程日久,损伤机体正气,导致脾虚湿阻,故推荐食谱黄芪党参乌鸡汤作为膳食调养处方。其具有健脾胃、补气血、提高人体免疫力、强壮身体、延年益寿等功效,长期适度食用可益气扶正,增强肿瘤患者免疫功能,提高抗病能力。

在中医辨证施乐方面,患者中医辨证为脾虚湿阻证,加之心理负担加重,情志抑郁,为其选择以角音为主音的角调式音乐。角调式音乐有调神、振奋情绪的作用,可调和肝胆的疏泄,能促进体内气机的上升、宣发和展放;能疏肝解郁、补心利脾、泻肾火,兼有助心、疏脾、养胃的作用。代表曲目有《胡笳十八拍》《姑苏行》《鹧鸪飞》《春风得意》《春之声圆舞曲》《蓝色多瑙河》《江南丝竹乐》《江南好》《欢乐颂》《假日海滩》《女人花》《草木青青》《绿叶迎风》《阳关三叠》等。

在中医心理疏导方面,患者有焦虑、恐惧心理,及时予以"话疗",同患者谈心,在心理疏导上主要采取耐心倾听;并告知患者有不少患者会出现同样的症状,经过积极治疗后症状缓解明显,以消除其顾虑,给患者渡过难关的信心;使患者在心理上得到一定的寄托,并对后续治疗充满信心和期望。

在中医运动指导方面,患者可进行八段锦及太极拳运动锻炼,调整生活作息时间规律,顺应春、夏、秋、冬四季。

(曹杰、张仲妍)

参考文献

[1] HONGMEI ZENG, RONGSHOU ZHENG, SIWEI ZHANG, et al. Esophageal cancer statistics in China,2011:Estimates based on 177 cancer registries[J].Thorac Cancer,2016,7(2):232-237.

[2] ARDELEANU V, FRANCU L. Georgescu Assessment in Esophageal Adenocarcinomas [J]. Indian J Surg,2015,77(Suppl 3):971-976.

[3] 王新杰.通噎汤联合 TP 方案对晚期食管癌 QOL KPS 及近期疗效的影响[J].中华中医药学刊,2010,28(11):2455-2457.

[4] 曾剑,董礼文.老年食管癌患者术后中药保留灌肠对胃肠功能恢复的影响[J].中华中医药学刊,2011,29(9):2151-2152.

[5] 王立君.试论耳穴与脏腑经络的关系[J].陕西中医学院学报,1990,3:13-16.

［6］周仲瑛.中医内科学［M］.北京:中国中医药出版社,2003.

［7］徐远红,王俊华,邓玉平,等.中西结合呼吸康复训练对慢性阻塞性肺疾病患者运动能力的影响［J］.中国临床保健杂志,2010,13(3):263-265.

［8］丰有吉,沈铿.妇产科学［M］.北京:人民卫生出版社,2005.

［9］JEMAL A,SIEGEL R,WARD E,et al. Cancer Statistics［J］. CA Cancer J Clin,2009,59(4):225-249.

［10］张玉珍.中医妇科学［M］.北京:中国中医药出版社,2007.

［11］郝悦,张新.中医药治疗卵巢癌研究进展［J］.实用中医内科杂志,2011,25(7):35-36.

［12］FERLAY J,SHIN HR,BRAY F,et al.Estimates of Worldwide Burden of Cancer in 2008:GLOBOCAN 2008［J］.Int J Cancer,2010,127(12):2893-2917.

［13］袁延楠,杨雷,孙婷婷,等.1998—2010 年北京市户籍居民恶性淋巴瘤发病情况［J］.中华预防医学杂志,2014,48(8):669-673.

［14］鲍萍萍,金凡.恶性淋巴瘤流行病学［J］.白血病·淋巴瘤,2002,11(3):162-166.

［15］李春杰.刘嘉湘治疗恶性淋巴瘤验案 1 则［J］.江苏中医药,2005,26(5):33.

［16］孙韬,沈洋,左明焕,等.王沛治疗非霍奇金淋巴瘤临证经验总结［J］.中国中医基础医学杂志,2013,19(12):1420-1422.

［17］贾伟颖,孙彬栩,贾英杰.浅谈贾英杰教授诊治直肠癌经验［C］.全国中医肿瘤学术年会,2013.

［18］柳玉范.肠癌患者的饮食调护［C］.中华中医药学会中日大肠肛门病学术交流会,2006.

［19］刘涛,方素珠,蒋华.音乐疗法对改善癌症病人睡眠质量的探讨［J］.全科护理,2017(30):48-50.

［20］杨智辉,王建平.癌症患者情绪状况及其影响因素分析［J］.中国临床心理学杂志,2011,19(1):72-74.

［21］曹洋,刘展华,陈志坚.陈锐深教授治疗大肠癌的经验［J］.中华中医药学刊,2005,23(10):1750-1751.

［22］白玉茹,代二庆,高志华,等.参苓白术散辅助治疗结直肠癌患者术后化疗的临床观察［J］.中成药,2017,39(2):278-282.

［23］黎银焕.肿瘤相关睡眠障碍的研究现状［J］.国际内科学杂志,2009,36(6):337.

［24］张锋利,林洪生,李平,等.电针配合中药内服治疗肿瘤伴失眠患者 30 例［J］.中国中医药信息杂志,2009,16(9):59-60.

[25] 陈万青,张思维,郑荣寿,等.中国肿瘤登记地区 2007 年肿瘤发病的死亡分析[J].中国肿瘤,2011,20(3):162-169.

[26] 秦叔逵,龚新雷.晚期胃癌化疗的现状和进展[J].临床肿瘤学杂志,2006,11(9):642,644-645.

[27] WU MC,CHEN H.Hepatectomy for Primary Liver Cancer in 1102 Cases[J].Asian J Surgery,1994,17(1):14-16.

[28] 国家中医药管理局医政司.22 个专业 95 个病种中医诊疗方案(合订本)[M].北京:中国中医药出版社,2010.

[29] JEMAL A,BRAY F,CENTER M M,et al. Global Cancer Statistics[J].CA Cancer J Clin,2011,61(2):69-90.

[30] WITKOWSKI E R,SMITH J K,TSENG J F.Outcomes Following Resection of Pancreatic Cancer[J].J Surg Oncol,2012,107(1):97-103.

[31] 陆菊星,杨炳奎.辨证治疗中晚期胰腺癌 30 例[J].浙江中医杂志,2000,35(4):150-151.

[32] 杨炳奎,霍介格,曹振健.中医药治疗中晚期胰腺癌 68 例临床观察[J].中国中医基础医学杂志,2002,8(2):56-58.

[33] 林洪生,侯炜.中国百年百名中医临床家丛书:余桂清[M].北京:中国中医药出版社,2003.

[34] 中医胰腺癌诊疗指南(草案)[C]∥中华中医药学会.2007 国际中医药肿瘤大会会刊.重庆:中华中医药学会,2007:4.

[35] 田德禄.中医内科学[M].北京:中国中医药出版社,2005.

第五章

中医"六位一体"整合模式
治疗恶性肿瘤并发症

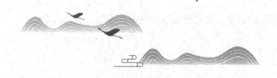

第一节　恶性胸腔积液

一、中医对恶性胸腔积液的诊治

1.中医认识

恶性胸腔积液多属于中医"悬饮"范畴,《黄帝内经》云"上焦如雾",雾不散而聚水,上焦之水积聚,留于肺外积于胁下则为悬饮。《金匮要略》云"饮后水流在胁下,咳唾引痛,谓之悬饮",故恶性胸腔积液患者在临床上常以胸胁疼痛、喘憋短气、甚则倚息不能平卧、病侧胸胁饱满为主要症状。恶性胸腔积液属病理性的"饮",是指体内水液停聚而转化成的病理性产物,其质地较痰清稀。

2.发病机理

恶性胸腔积液的发病机理主要为中阳素虚,复感寒湿,或劳欲、饮食所伤,三焦气化不利,肺脾肾三脏对津液的通调转输气化失司,最终导致水饮内停。肺主通调水道、脾主运化水液、肾主水,该病涉及多个脏腑,并非单纯只有某一脏腑功能失调。

3.中医内治

(1)饮犯上焦,气机不利:主要症状表现为寒热往来,汗少或发热不恶寒,汗出身热不解,咳嗽少痰,气急,胸胁疼痛,尤其呼吸转侧时疼痛加重,心下痞硬,干呕口苦,咽干,舌苔薄白,或黄,脉弦数。治宜和解宣利,方用柴枳半夏汤合麻杏石甘汤加减。

(2)饮聚胸胁,伤阴化热:主要症状表现为胸胁疼痛,胸痛如灼,口干咽燥,五心烦热,颧红,盗汗,舌红少苔,脉细数。治疗宜滋阴清热利水,方用麦门冬汤合二陈汤加减。

(3)饮停胸胁,肺失宣肃:主要症状表现为咳嗽,胸胁闷胀,咳唾引痛,呼吸困难,甚至咳逆倚息不得卧,或仅能偏卧于患侧,患侧肋间胀满,甚则患侧胸廓膨隆,舌质黯,苔薄白腻,脉沉弦或弦滑。治宜宣肺逐水,方用十枣汤、控涎丹、或椒目瓜蒌汤加减。

(4)络气不和,饮邪入络:主要症状表现为胸胁疼痛,胸闷不舒,胸痛表现为刺痛感,短气闷咳,甚则病情迁延难愈,舌质黯,苔薄白,脉弦涩。治宜理气和络,方用香附旋覆花汤加减。

(5)饮聚成痰,化燥伤饮:主要症状表现为咳嗽咳痰,咯吐少量黏痰,呛咳频作,胸胁闷痛,口干咽燥,或午后潮热,颧红,手足心热,心烦意乱,盗汗,舌质偏红,少苔,脉细数。治宜滋阴清热,方用沙参麦冬汤合泻白散加减。

4.中医外治

十枣汤为古代治疗悬饮的第一要方,随着历代中医人的不断创新与实践,或将十枣汤中的药物大戟、甘遂、芫花等药物充分利用,或是辨证选药,合理配伍制作成外敷外用的利水方应用于患者,王佩等人[1]应用外贴方(大戟、芫花、甘遂、附子、肉桂等药物)配合中药内服、胸腔灌注治疗恶性胸腔积液收获满意疗效。贾立群等人[2]发现应用抗癌消水膏(黄芪、桂枝、莪术等中药)外敷恶性胸水患侧胸壁可调节 Th1/Th2 平衡,从而达到局部免疫治疗效果。临床上还有许多应用外敷药物治疗恶性胸腔积液案例,均收获满意疗效。

二、西医对恶性胸腔积液的诊治

1.西医认识

胸腔积液是以胸膜腔内病理性液体积聚为特征的一种常见临床症候。胸膜腔为脏层和壁层胸膜之间的一个潜在间隙,正常人胸膜腔内有 5~15 mL 液体,在呼吸运动时起润滑作用,胸膜腔内每天有 500~1 000 mL 的液体形成与吸收,任何原因导致胸膜腔内液体产生增多或吸收减少,即可产生胸腔积液。恶性胸腔积液的大多数病例,可以在胸腔积液中找到恶性肿瘤细胞。如果胸腔积液伴纵隔或胸膜表面转移性结节,无论在胸腔积液中能否找到恶性肿瘤细胞,均可诊断恶性胸腔积液。临床所见的大量胸腔积液大约 40% 由恶性肿瘤引起,最常见的为肺癌、乳腺癌和恶性淋巴瘤。

2.西医检查

(1)胸部 X 线检查:少量积液时肋膈角变钝;中等量积液,肺野中下部见均匀致密影,呈上缘外高内低的凹陷影;大量积液患侧全呈致密影,纵隔向健侧移位。肺下积液出现膈升高假象,侧卧位或水平卧位投照可确定。叶间包裹积液时在胸膜腔或叶间不同部位,有近似圆形、椭圆形的阴影,侧位片可确定部位。

（2）胸腔积液检查:依色泽、性状、比重、黏蛋白定性试验、细胞计数分类、涂片查病原菌,糖、蛋白测定等可初步判断是渗出液。比重>1.018,白细胞计数>100×10^6,蛋白定量 30 g/L,蛋白定量:血清蛋白定量>0.5,乳酸脱氢酶:血清乳酸脱氢酶>0.6,乳酸脱氢酶量>200 u/L 为渗出液。在恶性胸腔积液患者中,大约 60% 患者第 1 次送检标本中就能查到癌细胞;如果连续 3 次分别取样,则阳性率可达 90%。超声波探查能较准确选定穿刺部位,对诊断、鉴别诊断有帮助。

（3）胸膜活检查:经上述各种检查难以明确诊断时可行胸膜活检。癌肿常累及局部胸膜,其胸膜活检阳性率约为 46%,胸液细胞学联合胸膜活检可使阳性率为 60%~90%。

（4）CT、MRI 检查:对胸膜间皮瘤引起的胸腔积液有诊断价值。

3.西医诊断

明确有转移癌的患者病程中出现胸腔积液,要首先考虑本病,应以治疗原发肿瘤为主;无恶性肿瘤的患者出现胸腔积液时,应首先排除心力衰竭、结核等原因引起的特发性胸腔积液。胸腔穿刺并对胸腔积液进行生化分析及肿瘤细胞检查,或进行胸膜活检,一般均能确诊。

4.西医治疗

（1）积极治疗原发病:积极治疗引起胸腔积液的原发疾病,如肺癌、乳腺癌等。

（2）胸腔积液穿刺置管及引流:胸腔穿刺可分为诊断性及治疗性两种。胸腔积液穿刺置管及引流术可以及时缓解患者因胸腔积液造成的喘憋胀痛感,但胸腔积液仍会继续生长,积液量并不会比放液之前增长的量少,所以这仅是对症处理。对于胸腔积液反复生长的患者需要进行多次穿刺引流。因此提倡穿刺同时配合留置管的使用,一是可以方便做病理、生化等胸腔积液诊断;二是可以便于胸腔内药物灌注;三是胸腔积液引流方便,减轻患者穿刺痛苦。但长期置管可并发感染风险,须保持留置管清洁,做好消毒工作。

（3）利尿:胸腔积液可造成患者胸闷、喘憋、胁肋胀痛,甚则不能平卧等症状,除了胸腔积液穿刺置管及引流,我们在临床上多应用利尿药物,促进体内水液排出,减少胸腔积液。口服利尿药物简便易行、副反应少、近期疗效好。保钾利尿、排钾利尿药物联合使用,既可利尿又可防止钾离子紊乱,但用药期间须定期检测患者电解质。

（4）补充白蛋白：很多肿瘤患者查生化时，均提示白蛋白减少，低蛋白血症也可引发或加重胸腔积液，因此在临床上多应用人血白蛋白注射液补充白蛋白，其机理为：①补充白蛋白可提高血浆胶体渗透压，促进胸腔积液吸收；②静脉补充白蛋白可扩充有效血容量，增加心肾灌注量，从而产生自发性利尿作用，既可缓解胸腔积液，又不影响血流动力学。临床上，补充白蛋白常配合利尿药物、胸腔积液置管引流应用。治疗期间应将白蛋白升至 30 g/L 以上。

（5）胸腔药物灌注：很多肺癌患者因胸膜转移后出现胸腔积液，因此临床上评估患者基本情况后，可予胸腔药物灌注，例如白介素 2、肿瘤坏死因子、化疗药物等灌注，以抑制胸腔积液增长。

【病案一】　　中医"六位一体"整合模式治疗恶性胸腔积液

一、病案摘要

患者阳某，男，59 岁。2014 年 10 月 26 日因"反复咳嗽 5 月，确诊左肺鳞癌 3 个月"入院。2014 年 7 月，患者因"咳嗽"至某市人民医院行胸部增强 CT 提示左肺门区占位伴远端阻塞性肺不张，考虑是中心型肺癌。后患者至某医院行纤支镜，病检提示（左主支气管）查见鳞状细胞癌，未予规范治疗。2014 年 9 月 11 日，患者于某市人民医院行胸部 CT 提示中央型占位伴大量胸腔积液，行胸腔积液置管引流后予以"白介素-2 100 万 U"胸腔灌注 2 次，并于 2014 年 9 月 17 日行 GP 方案化疗 1 周期，化疗后出现 I 度骨髓抑制、发热。患者胸腔积液控制欠佳，遂转院行中医"六位一体"整合模式治疗。刻下症见：咳嗽，喘息，胸闷，左胁肋部胀痛，无恶寒发热、恶心、呕吐等症，小便少，大便秘结，纳眠差。查体：左侧胸廓饱满，叩诊呈浊音，右肺呼吸音粗，左上肺呼吸音低，左下肺未闻及呼吸音，双下肺未闻及干、湿啰音，听诊心音低，心率 65 次/分，双下肢轻度水肿，生理反射存在，病理反射未引出。舌质黯，边有齿痕，苔白腻，脉弦滑数。患者入院后胸部 CT 提示左侧胸腔积液及少量心包积液，胸部彩超提示左侧胸腔内可见液性暗区 9.3 cm×7.6 cm。

西医诊断：左肺鳞癌，恶性胸腔积液。

中医诊断:肺积、悬饮。

中医辨证:饮停胸胁,肺失宣降证。

二、治疗经过

1.中医辨证施药

(1)中药内治法。

治则:宣肺逐水,抗癌解毒。

方药:椒目瓜蒌汤加减。中药处方:

花椒目 10 g	瓜蒌 15 g	葶苈子 10 g	桑白皮 10 g
制半夏 10 g	茯苓 15 g	陈皮 10 g	车前子 10 g
山慈菇 15 g	泽泻 10 g	蚤休 30 g	延胡索 10 g
甘草 10 g			

*3 剂,每日 1 剂,水煎服,饭后温服。

(2)中药外治法:选用攻癌利水散外敷患侧胸壁,每日外敷 1 次,每次外敷 8 小时。

2.中医针灸理疗

艾灸肺俞、关元、双侧足三里、涌泉、阴陵泉等穴位,每日 1 次,每次 15 分钟。

3.中医辨证施膳

建议患者食用赤小豆薏苡仁粥、鲫鱼豆腐汤。

4.中医辨证施乐

选择《平沙落雁》乐曲,嘱患者每夜睡前听 30 分钟。

5.中医运动指导

嘱患者跟随学习八段锦,每周两次,每次 15 分钟,着重于"双手托天理三焦"与"调理脾胃须单举"两式。

除了中医"六位一体"整合模式治疗方案,本患者在院期间静脉输液药物为艾迪注射液、参芪扶正注射液,期间输注人血白蛋白 2 次,未出现不良反应。

2014 年 10 月 26—29 日患者予以中医"六位一体"整合模式治疗,胸闷喘憋、胁肋胀痛症状逐渐缓解，仍乏力、纳差。中药口服方去花椒目、车前子，加入佛手10 g、佩兰10 g，3 剂，每日1 剂，水煎服，饭后温服。

2014 年10 月26 日患者行胸腔穿刺引流胸腔积液200 mL 送检，胸腔积液标本送检结果：胸腔积液常规；外观：黄色，微浑；蛋白定性试验：阳性(+)；白细胞计数25×10⁶/L，中性粒细胞16.4%，淋巴细胞83.6%；胸腔积液生化：乳酸脱氢酶33 U/L，腺苷脱氢酶4.03 U/L，总蛋白9 g/L，葡萄糖8.00 mmol/L，氯107 mmol/L。

2014 年10 月29 日—2014 年11 月1 日患者精神较前好转，诉心情舒畅、夜间休息较前好转，食欲较前增大，小便量增多。继续原方案治疗。

2014 年11 月2 日患者胸闷、喘憋症状明显缓解，乏力症状较前好转，遂要求出院。1 个月后患者返院复查胸部CT 提示：左侧胸腔少量积液，心包积液完全消失。胸部超声提示：左侧胸腔内可见液性暗区2.2 cm×3.6 cm，未再发胸闷、喘憋症状。

三、病案分析

本病案中患者以咳嗽、喘息、胸闷、胁痛为主要临床表现，属中医"悬饮"范畴。饮，为病理性水液积聚于人体某些部位，由体内水液输布、运化失常所致，脏腑上多责之于肺、脾、肾三脏。肺的主要生理功能是主气司呼吸，主行水，朝百脉，主治节，其中主气、主行水对于体内水液运化输布尤为重要。脾为后天之本，饮食水谷，代谢精微，为人体各脏腑官窍提供濡养物质，人体的各种生理活动均离不开脾脏的供养。同时脾脏也可运化体内水湿，调节人体水液代谢，脾居中焦，为人体气机升降枢纽，故在人体水液代谢的过程中起着重要的枢纽作用，能及时将水谷精微中多余的水分转输至肺和肾，通过肺、肾气化功能，化为汗液、尿液排出体外；反之，脾脏运化水液的功能减弱，则导致水液蓄积体内，聚湿、生痰、成饮。肾主水液，肾脏通过开阖作用调节体内水液平衡。"开阖"主要是指肾脏输出排泄水液与储留一定水液于机体相互协调的过程，这种生理过程有赖于肾阴阳调和，若肾阴阳失衡，则可导致水液潴留于体内。故肺、脾、肾三脏受损，功用失司，体内水液代谢紊乱而致饮邪留恋。此外，三焦有疏通水道、运行水液之功。若三焦功能受损，也可致体内水湿停聚，故饮邪形成并非单纯责之某一脏器，而是一个复杂的病理过程，须仔细辨因辨证论治。

本病案中，患者辨证为饮停胸胁、肺失宣肃证，方选椒目瓜蒌汤加减，其中椒目行水蠲饮，瓜蒌宽胸利膈化痰，葶苈子、桑白皮泻肺利气化饮，半夏、陈皮、茯苓为二陈汤组药,功擅健脾燥湿,车前子、泽泻利水泻浊,山慈菇化痰散结,蚤休解毒平喘止咳,延胡索行气以达利水、止痛之效,甘草调和诸药,全方共奏宣肺逐水,抗癌解毒之功。

在艾灸治疗上,选取肺俞、关元、足三里、涌泉、阴陵泉,其中选取肺俞以宣通肺气、温阳逐饮,关元补益元气,足三里、阴陵泉健脾利水,涌泉为肾经第一穴,助通利小便,取水去则饮蠲之义。

患者诊断悬饮,根据中医饮食疗法理论,指导患者饮食上的搭配,既利于患者病情,也有助于患者营养供给。在饮食方面,建议患者食用赤小豆薏苡仁粥,赤小豆擅利水消肿、解毒排脓,薏苡仁擅利水渗湿,赤小豆和薏苡仁煮粥食用,既可养胃又可助利水解毒,另外推荐食用鲫鱼豆腐汤,可达益气健脾、利尿消肿之效。

音乐治疗上,患者情绪低落,善太息,夜间休息较差,选择《平沙落雁》乐曲,嘱患者睡前收听,以达疏肝宁心之效。

运动治疗上,通过练习八段锦达益气扶正、通经活络之功。八段锦动作要领为:自然站立,两足平开,与肩同宽,含胸收腹,腰脊放松。正头平视,口齿轻闭,宁神调息,气沉丹田。其中"双手托天理三焦"式可调理三焦气机,助三焦水道通调,而"调理脾胃须单举"式,则可健脾益气,助运化水湿。

本案通过中医"六位一体"整合模式治疗恶性胸腔积液,选取药物、针灸、饮食、音乐、运动方面施治,在治疗疾病的同时,更注重调养患者自身正气,充分体现"以人为本"的治疗思想。

(黄爱云)

参考文献

[1] 王佩,王羽.中西医结合治疗恶性胸腔积液50例[J].陕西中医,2003,24(10):872.

[2] 贾立群,李佩文,卫广成,等.抗癌消水膏治疗恶性胸腔积液的疗效与胸水中Th1/Th2细胞因子的相关性[J].中国中医药信息杂志,2002,9(12):6-7.

第二节　癌性疼痛

一、中医对癌性疼痛的诊治

1.中医认识

中医对疼痛的病机总概括为"不通则痛,不荣则痛"。一方面,《素问·举痛论》云"经脉流行不止,环周不休,寒气入经而稽迟。泣而不行……客于脉中则气不通,故卒然而痛",形象地阐述了"不通则痛"的发病机制,由于邪气痹阻,致经络气血运行不畅或壅滞而发为疼痛;而另一方面,《素问·举痛论》云"血虚则痛",指气虚血少时,四肢百骸失去濡养而生痛,其次津液亏损,阴液不足,亦可出现筋脉拘急痉挛而疼痛,再者肾精亏虚,不得上濡髓海脑窍,则可发为空痛。对于癌性疼痛而言,多为虚实夹杂而致痛,一方面,肿瘤耗气伤血,加之手术放化疗打击,气血津液更损,而致疼痛绵绵不绝;另一方面,肿瘤病机总归为气滞、血瘀、痰凝、毒聚,实性之邪客于脏腑经络,致气血不通,发为疼痛。

2.中医辨证分型

(1)气滞型:多表现为胀痛为主,常伴有急躁易怒,头晕耳鸣,舌红苔薄黄,脉弦。治法上多以疏肝行气止痛为主,方选柴胡疏肝散加减。

(2)瘀血型:多以刺痛为主,疼痛固定不移,痛如锥刺,拒按,夜间痛甚的特点,多伴有肌肤甲错,舌质紫黯,或有瘀斑,脉涩。治法上多以活血化瘀止痛为主,方选血府逐瘀汤加减。

(3)痰湿型:多以疼痛而重着为特点,常伴有胸脘满闷,纳呆呕恶,头重身困,舌苔白腻,脉滑或弦滑。治法上多以健脾化痰、散结止痛为主,方选导痰汤加减。

(4)毒聚型:多以灼痛为主,常伴身热、口渴、心烦,舌质红,脉数。治法上多以清热解毒、散结止痛为主,方选五味消毒饮加减。

(5)气血两虚型:多为隐痛或疼痛绵绵,迁延难愈,多伴神疲乏力、爪甲不荣,舌质淡,脉细弱。治法上多以益气养血止痛为主,方选八珍汤加减。

3.中医治疗

临床上除了根据辨证分型选方施治外,还有配合针刺、艾灸、中药外用止痛的疗法。胡文丹等人[1]应用中药内服结合外敷方(川芎、三七、乳香、没药、红花、牛膝、川乌、草乌、透骨草等)外敷疼痛部位治疗中重度癌性疼痛,取得了满意疗效。辛红艳[2]应用雷火灸配合盐酸羟考酮治疗中重度癌性疼痛,发现应用雷火灸可加强止痛效果,并能抑制盐酸羟考酮的不良反应。李红彧[3]应用中药穴位贴敷(将细辛、丁香、元胡、全蝎等药研成粉末,以蜂蜜调和成膏)治疗癌性疼痛,有效缓解率达95.83%。陈欣菊等人[4]观察针刺联合中药贴敷治疗癌性疼痛,并根据疼痛强度变化,给予适量吗啡滴定,对照组应用"三阶梯药物止痛法"止痛药物,结果显示:治疗组的总有效率、爆发痛次数、疼痛评分等均优于对照组。

二、西医对癌性疼痛的诊治

1.西医认识

(1)病因:癌性疼痛的原因可分三类:肿瘤直接引起的疼痛,约占88%;肿瘤治疗引起的疼痛,约占11%;肿瘤间接引起的疼痛,约占1%。临床上也有少数肿瘤患者可出现与肿瘤无关的疼痛,例如肺癌患者因同时患有椎间盘突出症而引起的腰腿痛,所以,肿瘤患者疼痛的原因必须明确。

①肿瘤直接引起的疼痛。

组织毁坏:当肿瘤侵及胸膜、腹膜或神经,侵及骨膜或骨髓腔使其压力增高甚至发生病理性骨折时,患者可出现疼痛,如骨转移、骨肿瘤所致的骨痛。肺癌侵及胸膜可致胸痛。肺尖部肿瘤侵及臂丛可出现肩臂疼痛等。

压迫:脑肿瘤可引起头痛及脑神经痛。鼻咽癌颈部转移可压迫臂神经丛或颈神经丛,引起颈、肩、臂痛。腹膜后肿瘤压迫腰、腹神经丛,可引起腰、腹疼痛。神经组织受肿瘤压迫,常常同时并存神经受侵袭。

阻塞:空腔脏器被肿瘤阻塞时可出现不适、痉挛,完全阻塞时可出现剧烈绞痛,如胃、肠及胰头癌等。另外,乳腺癌腋窝淋巴结转移时,可压迫腋淋巴及血管引起患肢手臂肿胀疼痛。

张力:原发性肝癌及肝转移癌,肿瘤生长迅速时,肝包膜被过度伸展、绷紧,便可出现右上腹剧烈胀痛。

肿瘤溃烂:经久不愈,发生感染可引起剧痛。

②肿瘤治疗中引起的疼痛:这是肿瘤治疗的常见并发症,如放射性神经炎、口腔炎、皮肤炎,放射性骨坏死。放疗、化疗后可出现带状疱疹产生疼痛。化疗药物

渗漏出血管外引起组织坏死,如栓塞性静脉炎、中毒性周围神经炎;乳腺癌根治术中损伤腋淋巴系统,可引起手臂肿胀疼痛。手术后切口瘢痕、神经损伤、患肢痛。

③肿瘤间接引起的疼痛:如衰竭患者的压疮、机体免疫力低下均可引起局部感染而产生疼痛。

(2)疼痛机制:疼痛与其他感觉一样,是由一种适宜的刺激(伤害性刺激)作用于外周感受器(伤害性感受器),换能后转变成神经冲动(伤害信息),循相应的感觉传入通路(伤害性传入通路)进入中枢神经系统,经脊髓、脑干、间脑中继后直到大脑边缘系统和大脑皮质,通过各级中枢整合后产生疼痛感觉和疼痛反应。具体为:伤害感受器的痛觉传感,一级传入纤维、脊髓背角、脊髓丘脑束等上行束的痛觉传递,皮质和边缘系统的痛觉整合,下行控制和神经介质的痛觉调控。

2.西医治疗

(1)针对原发病治疗:对于肿瘤引发的癌性疼痛,若为发病早、中期,须积极治疗原发病,如手术、化疗、放疗等。

(2)药物治疗:临床上针对癌性疼痛药物多采用"三阶梯疗法"。第一阶梯为非阿片类镇痛药,适用于轻度癌性疼痛,主要药物包括对乙酰氨基酚、阿司匹林等药物;第二阶梯为弱阿片类镇痛药,适用于中度癌性疼痛或非阿片类镇痛药止痛疗效欠佳的患者,主要包括曲马多,一般建议配合第一阶梯药物使用,从第一阶梯的外周神经系统联合第二阶梯中枢神经系统镇痛,可加强止痛效果;第三阶梯为强阿片类镇痛药,适用于中重度癌性疼痛或第一、第二阶梯药物疗效较差的患者,主要药物包括吗啡、芬太尼等药物。

(3)局部减症治疗:临床上很多恶性肿瘤晚期患者出现骨转移或是局部肿块压迫致疼痛难忍,可行局部放疗减轻疼痛。

【病案二】 中医"六位一体"整合模式治疗癌性疼痛

一、病案摘要

患者朱某,女,51岁。2017年12月18日因"诊断宫颈癌Ⅲb期2年余,反复腰臀疼痛 1 月,加重 1 天"入院。2 年前,患者于某医院诊断为宫颈鳞癌Ⅲb 期,既往行 1 周期化疗(多西他赛 120 mg+奈达铂 150 mg)。2015 年 3 月 31 日到院于全麻下行腹腔镜下腹主动脉旁淋巴结切除+盆腔淋巴结切除活检术。病检提示:淋巴结转移性鳞状细胞癌(5/18),左闭孔 1/5,右闭孔 4/5,腹主动脉旁 0/3。2015 年 4 月 9 日起三维适形放射治疗,A 点剂量:71.4Gy;B 点剂量:50.4Gy。同步行 1 周期 TP 方案(紫杉醇 210 mg+顺铂 80 mg)化疗。放疗结束后行第 2 周期 TP 方案化疗。后患者复查 SCC 持续升高。全腹增强 MRI 提示:腹膜后小淋巴结显示,直径约为 1.0 cm,较前增大;双侧腹股沟区淋巴结显示,较大者位于左侧,直径约为 1.0 cm。临床诊断:腹膜后淋巴结转移癌。先后行 6 周期化疗(多西他赛+奈达铂),末次化疗时间为 2017 年 2 月 4—5 日,复查 SCC 为 4.90↑ng/mL。全腹 MRI 提示腹主动脉旁淋巴结及胆囊旁结节影均较前增大,故考虑病情进展,改行吉西他滨 1.5 gD1、8+顺铂 100 mg/程静脉化疗 4 周期。2017 年 7 月 20 日复查 SCC 为 6.40↑ng/mL,全腹增强 MRI 提示盆腔内双侧髂血管区见多发软组织结节,边界欠清。考虑病情进展,原方案化疗效果不佳,改行托泊替康 2 mg×5 天静脉化疗 3 程。1 个月前出现右下腹疼痛及腰臀疼痛入院,考虑诊断胆囊结石嵌顿、胆绞痛伴胆囊炎,转入肝胆科治疗,2017 年 11 月 30 日在全麻下予以患者腹腔镜下胆囊切除术,术后 CTU 提示:①右肾盂、肾盏及输尿管扩张,右侧肾周间隙积液,排泄期可见高密度对比剂经输尿管进入肾周间隙,转移淋巴结侵犯所致? ②腹主动脉旁软组织占位,转移? 伴绕腹主动脉及双侧肾门结构侵犯;③盆腔内双侧髂血管区多发软组织结节,请随访。ECT 示双肾小球滤过率降低,双肾功能重度受损。转入泌尿科治疗,2017 年 12 月 8 日于膀胱镜下行双侧输尿管支架置入,予止痛、增强免疫力治疗后好转出院。出院后腰臀疼痛再次明显加重,为进一步诊治,以"宫颈癌"住院(中医肿瘤科)。刻下症见:腰臀疼痛,以腰部刺痛为主,NRS 评分 5 分,少气懒言,睡眠较差,纳呆,二便尚可,查体:双肺呼吸音清,未闻及干湿啰音,心律齐,腹软无明显压痛,双下肢不肿。肾区无叩击痛,各输尿管压痛点无压痛。舌质黯,苔薄白,舌下静脉迂曲,脉细涩。

西医诊断:宫颈鳞癌Ⅲb 期,癌性疼痛。

中医诊断:腰痛。

中医辨证:气虚血瘀证。

二、治疗经过

1.中医辨证施药

（1）中药内治法：

治则:健脾益气,活血化瘀止痛。

方药:身痛逐瘀汤加减。中药处方:

黄芪 20 g	白术 15 g	香附 15 g	川芎 15 g
桃仁 15 g	红花 10 g	当归 10 g	五灵脂 10 g
没药 20 g	地龙 15 g	郁金 15 g	川牛膝 15 g
甘草 10 g	山慈菇 10 g		

＊7 剂,每日 1 剂,水煎服,饭后温服。

（2）中药外治法：

选用攻癌镇痛散包括青黛、芒硝、乳香、没药等药物。外敷腰臀部,每日外敷 1 次,每次外敷 8 小时。

2.中医针灸理疗

艾灸肾俞、双侧足三里、血海、委中等穴位,每日 1 次,每次 15 分钟。

3.中医辨证施膳

建议患者食用山药红枣粥、蒲黄灵脂鸡。

4.中医辨证施乐

选择《梅花三弄》乐曲,嘱患者每晚睡前听 10 分钟。

除了中医"六位一体"整合模式治疗方案,本患者在院期间静脉输液药物为艾迪注射液,口服盐酸吗啡缓释片 30 mg bid,出现爆发痛时予盐酸吗啡片 10 mg 口服。

2017 年 12 月 18—24 日:患者诉腰臀部疼痛稍缓解,出现爆发痛的频率较入院前减少,仍乏力,纳食较少,眠差,口服中药里黄芪加量至 30 g、合欢皮 15 g、砂仁 15 g、茯神 10 g。

2017 年 12 月 25 日—2018 年 1 月 1 日:患者诉腰部疼痛较前好转,夜间休息时长较前增加,食欲较前增大,基本未再出现爆发性疼痛。继续维持原方案治疗。

2018年1月2—9日:患者腰臀部疼痛较前明显缓解,NRS评分2~3分,维持目前吗啡缓释片剂量,止痛效果良好,乏力稍好转,食欲较前增大,夜间休息可,要求出院。

三、案例分析

本案例中患者为腰臀痛,并且以刺痛为主,伴有少气懒言、睡眠较差、纳呆等症状,辨证为气虚血瘀证,患者癌毒耗伤正气,加之手术、化疗打击,正气虚甚,气虚则推动无力,致血行不畅而成瘀,中医认为久病入络即瘀血,久病未愈,血阻于经络,可致陈血难去,新血难生,经脉脏腑失养为痛。

在中医辨证施药方面,选用身痛逐瘀汤加减,使陈瘀去,新血生,络脉得通,气血通畅,脏腑经络得以濡养,方中黄芪为君,白术为臣,两药共奏补气健脾之功,桃仁、红花活血化瘀,川芎活血化瘀、行气止痛,为血中之气药,郁金配合川芎,加强其行气活血止痛之功,香附行气活血,当归补血活血,五灵脂活血散瘀,没药散瘀定痛,川牛膝引陈血下行,地龙入络,取其久病入络,必用虫药之义,山慈菇散结抗癌,甘草调和诸药,全方共奏健脾益气、化瘀止痛之功。患者服用7剂后,疼痛较前缓解,仍乏力,纳眠差,君药黄芪增量以加强补气益气之力,合欢皮、茯神宁心安神,砂仁化湿开胃,余药不变,患者续服七剂后,纳眠改善,乏力较前好转。配合攻癌镇痛散外敷腰臀部,内外合用,加强活血定痛之功。

在中医针灸理疗方面,选择肾俞、双侧足三里、血海、委中、涌泉穴,肾俞调补肾气、通利腰脊,足三里、血海益气补血、活血,委中穴定痛,诸穴配伍,共奏补气活血、通络止痛之功。

在中医辨证施膳方面,选择山药红枣粥与蒲黄灵脂鸡。山药平补肺脾肾三脏,红枣补血养血,山药与红枣合用熬粥服用可达健脾养胃、益气养血之效。蒲黄灵脂鸡制法:将蒲黄10 g,五灵脂10 g,研碎放入纱布袋中备用,将乌骨鸡洗净,入沸水中焯透,捞出,用清水过凉,将药袋纳入鸡腹部,再将鸡放入砂锅中,加水适量,大火煮沸,加入料酒,改用小火煨煮至乌骨鸡熟烂,加入适量盐、葱花、姜末、五香粉,煮沸,取出药袋,淋入麻油后即可食用,此食疗方可加强活血止痛之效。

在中医辨证施乐方面,选择《梅花三弄》乐曲,此曲为羽音,具有"水"之特性,可入肾,因腰为肾之府,患者表现为腰臀疼痛为主,故选曲上取益肾则腰强之义,嘱患者夜间睡前收听,也可使患者平心宁神,以助睡眠。

　　本病案中,患者既往反复腰臀部疼痛,口服盐酸吗啡缓释片疼痛控制欠佳。腰臀部疼痛虽为局部病症,中医理论认为人是有机整体,须从全面整体看待患者病情,而非单纯头痛医头、脚痛医脚。患者住院治疗后通过辨证论治,采用中医"六位一体"整合模式治疗,从中医辨证施药、中医针灸理疗、中医辨证施膳、中医辨证施乐等多方面着手,无一不针对患者病情辨证论治,从多个角度出发,指向同一靶点,更为全面地治疗疾病,所以能取得较为满意的疗效,有效地减轻患者的痛苦。

（黄爱云）

参考文献

　　[1] 胡文丹,潘丽芳.中药内外结合治疗中重度癌性疼痛的临床观察[J].中国中医急症,2018,27(10):1827-1829.

　　[2] 辛红艳.雷火灸治疗中重度癌性疼痛的效果观察[J].中西医结合心血管病杂志,2018,6(9):147-150.

　　[3] 李红彧.中药穴位贴敷治疗癌性疼痛72例疗效观察及护理体会[J].中药外治护理,2015,24(2):43-44.

　　[4] 陈欣菊、权春分.以痛为腧针刺联合中药敷贴法治疗癌性疼痛的疗效观察[J].中医临床研究,2014,6(33):127-128.

第三节 恶性肠梗阻

一、西医对恶性肠梗阻的认识

肠梗阻是肠道内容物不能正常运行或通过发生障碍的总称,致病原因多样,病情复杂多变,而恶性肠梗阻是指由原发或转移性肿瘤造成的肠道梗阻,是晚期肿瘤常见的并发症[1]。文献指出,恶性肿瘤并发肠道梗阻的发生率为5%~43%[2],最常见并发恶性肠梗阻的原发肿瘤为卵巢癌(5.5%~51%)、结直肠癌(10%~28%)、胃癌(30%~40%)[3]。

1.诊断

(1)病史:明确恶性肿瘤病史;既往手术、放疗、腹腔内灌注药物等治疗史。

(2)临床依据:阵发性腹痛、腹胀、恶心、呕吐等伴随症状,伴或不伴肛门停止排气或排便;查体提示腹部膨隆,胃肠型,叩诊鼓音,腹部压痛,腹肌紧张,肠鸣音亢进或消失。合并水电解质紊乱、酸碱平衡失调、继发感染、恶病质等。

(3)影像学检查:腹部立位平片是最常用、最有效的检查手段,检出率为50%~80%;计算机断层扫描提示肠管明显扩张以及腹腔多处液气平面。胃肠道造影、磁共振成像、结肠内镜等都可对恶性肠梗阻的部位等提供诊断依据,亦为常用。

2.分类

根据恶性肠梗阻的病因,可将恶性肠梗阻分以下两类:

(1)癌性恶性肠梗阻:主要由于肿瘤的侵犯,多为机械性肠梗阻,转移性或原发肿瘤致肠管内外及肠系膜、网膜肿物、腹腔或盆腔粘连,多见于卵巢癌、胃癌和结直肠癌。

(2)非癌性恶性肠梗阻:多为功能性肠梗阻,又称动力性肠梗阻,主要是肿瘤术后或放疗、化疗后引起肠道粘连、肠腔狭窄、腹内疝、小肠扭转、体虚者粪便嵌顿等。

3.治疗

恶性肠梗阻在治疗上主要以改善患者的生活质量为目标,原则上应根据患者的病因、身心负担、疾病的预后及个人治疗意愿等综合考量治疗方案。

（1）非手术治疗：临床常用方法有留置胃管胃肠减压、静脉补液及电解质、全肠外营养以及视感染情况予抗生素、止吐、止痛等对症性治疗。

（2）手术治疗：西医认为手术治疗仍是恶性肠梗阻的主要治疗方法之一，主要包括根治性手术（如切除吻合术）、姑息性手术（姑息性肿瘤切除、肠段吻合、肠造瘘等）、内镜治疗（经皮内镜胃造瘘术、支架植入术）。

二、中医关于恶性肠梗阻的认识

1.概述

恶性肠梗阻在古代中医文献中无直接对应的记载及专著，但有与其症状相似的描述，正如《内经》中描述"腹中常鸣，气上冲胸，喘不能久立，邪在大肠""饮食不下，膈塞不通，邪在胃脘"。仲景在《伤寒杂病论》中将其归为阳明腑实证，对其病因、症状、治疗均作详细记载"阳明之为病，胃家实是也""阳明病，谵语有潮热，反不能食者，胃中必有燥屎五六枚也；若能食者，但硬耳，宜大承气汤下之"。后世医家对其进一步研究总结，可归为"关格"等。如《医贯》中描述："关格者，粒米不欲食，渴喜茶水饮之，少顷即吐出，复求饮复吐。饮之以药，热药入口即出，冷药过时而出，大小便秘，名曰关格。关者下不得出也，格者上不得入也。"

2.病因病机

中医认为，恶性肠梗阻病因复杂，多与肿瘤进展或手术、放化疗后，气滞血瘀、湿邪中阻、热毒闭阻、燥屎内结等因素有关，导致脏腑经络气血运行不畅，阴阳失衡，进而发生诸邪困于肠腑。病位在肠，与脾胃关系甚密，脾胃乃后天之本，脾虚则不可升清，胃失和降，使得气血瘀阻、湿浊内蕴、痰毒凝聚、阻塞肠道。恶性肠梗阻与脾虚、痰湿、血瘀、外邪关系密切，其根本在于"邪之所凑，其气必虚"，肿瘤患者正气虚弱是疾病发生的根本原因。综上可知，恶性肠梗阻是本虚标实之证。

3.中医治疗

本病在肠道，病因繁杂，《黄帝内经》提倡"六腑以降为顺，以通为用"的治疗原则，故"腑病以通为补"，治疗上常予行气通腑、化瘀祛毒等法。这里的通法，并非指一味地攻下、泻下，肿瘤患者还需兼顾正气虚弱的特殊情况。临床上常用方法有中药灌肠、中药外敷、艾灸、针刺等。

【病案三】 中医"六位一体"整合模式治疗恶性肠梗阻

一、病案摘要

程某,女,36岁。患者以"确诊宫颈癌5个月,腹痛加重1天"为主诉入院。5个月前(2017-12-19)诊断为宫颈鳞癌Ⅱb期。于2017年12月25日行手术治疗,术后病检提示淋巴结未见癌转移,于2018年1月8日—2月14日行放疗及后装治疗,复查盆腔MRI及妇科查体后继续TOMO+后装治疗,分别于2017年12月28—29日、2018年1月20—21日、2018年2月25—26日、2018年3月27—28日予4程TP方案化疗,放化疗期间先后2次出现不全性肠梗阻,予对症治疗后好转。10余天前因"腹痛伴呕吐"于妇瘤科住院治疗,腹部平片提示小肠不全性梗阻可能,予胃肠减压、静脉补液等对症后好转出院。1天前,患者腹痛加重,为求进一步治疗,门诊以"宫颈癌"收入中医肿瘤科。查体:全身未扪及明显增大淋巴结,心肺无异常发现,腹部平坦,压痛,无反跳痛、肌紧张,可触及肠管,肠鸣音消失。腹部立卧位片影像所见:肠道积气,肠襻扩张,最宽径约为4.3 cm,立位可见多发液气平影,双侧腰大肌影可见,膈下未见确切游离气体影。结肠可见少量积气。意见:考虑小肠不全性梗阻可能。症见:患者腹痛,伴腹胀,恶心,呕吐,排便困难,面色萎黄,消瘦,乏力,口干,口臭,纳眠差,小便黄。舌红,苔黄腻,脉弦细。

西医诊断:①小肠不全性梗阻;②宫颈鳞癌Ⅱb期术后放化疗后。

中医诊断:肠结。

中医辨证:湿热互结证。

二、治疗经过

1.中医辨证施药

患者肠梗阻诊断明确,予大承气汤加减灌肠。中药处方:

厚朴 45 g	陈皮 45 g	木香 30 g	枳壳 30 g
黄芪 45 g	槟榔 15 g	生大黄 30 g	

*煎药后中药保留灌肠,每日2次。

2.中医针灸理疗

（1）针刺疗法：患者肠梗阻明确，中医辨证为湿热互结证，予普通电针、穴位注射、皮内针、耳针等治疗。取穴：双足三里、双三阴交、双太冲、双血海、双合谷、双太渊、膻中、气海、双上巨虚，其中双足三里、双三阴交各为一组，双太冲、双血海各为一组，双合谷、双太渊各为一组，膻中、气海为一组，合计六组。皮内针：膻中、双大肠俞、双脾俞，每日两穴，交替取穴。

（2）耳针：脾、胃、肝、肾、三焦。

（3）穴位注射：双足三里、双三阴交、双血海、双太渊、气海、双上巨虚、双内关，每日 3 穴，每日交替取穴。注射药物为维生素 B_{12} 注射液 0.5 mg。

（4）中药脐灸疗法：患者呕吐、腹痛严重，难以平躺，故先予大黄 5 g，芒硝 5 g，枳实 5 g，厚朴 5 g，研末敷脐，医用胶布固定，予直径 1.5 cm，高 3 cm 艾灸条灸神阙穴以促进药力发散，待施灸结束后，用医用胶布固封药末，留置脐中 12 小时，每日1 次。

经隔药灸脐 1 次，患者腹痛缓解，呕吐量明显减少，腹胀明显缓解，排气明显增多，继续上述治疗方案。治疗 3 天后患者腹痛明显好转，复查立位腹平片提示肠梗阻已解除，嘱患者可进食，继续予药物贴敷联合艾灸治疗。

除上述治疗外，期间予留置胃管以胃肠减压、全肠外营养等对症治疗。

三、病案分析

恶性肠梗阻是指原发性或转移性恶性肿瘤造成的肠道梗阻，是晚期肿瘤患者常见的并发症之一，常见症状主要有腹痛、腹胀、恶心、呕吐、无排气、排便减少或不排等，其中以"痛""吐""胀""闭"四大症为特征，中医诊断可纳入"腹痛""呕吐""肠结"等范畴。

本病案患者久病体虚，脾失健运，致大肠传送无力，加之病久肝气不舒，病理产物形成，阻滞肠腑气机，气血运行不畅，最终导致肠腑不通，故患者当属虚实夹杂。因患者体质虚弱、饮食难入，故取穴位贴敷、隔药灸脐、中药保留灌肠等中医外治疗法。本病病位在肠，六腑"传化物而不藏""以通为用"，故穴位贴敷和脐疗用药均取行气通络之性引导以通下。本案患者呕吐重，无法纳食，故隔药灸脐组方以大承气汤加减，以其通降之性止呕、通便。其中芒硝，性咸、苦、寒，起泻下功积之效。大黄苦寒，归脾、胃、大肠、肝经，与芒硝相须为用，起泻下功积、逐瘀通经之功。此外，大黄可"破痰实",通脏腑,降湿浊,可泻患者下焦之湿热。患者病久,气滞血瘀,脘腹胀满,故用枳实、厚朴破气行滞而化瘀止痛,厚朴以苦味为重,为消除胀满之要药。艾叶,味辛、微苦,性温热,归肝、脾、肾经,具纯阳之性。

采用穴位、药物、艾灸[4]"三位一体"力求发挥以下作用:①扶正固本补虚,改善正虚邪入之态;②祛六腑积聚之实邪,理气通腑、行气导滞;③减轻治疗痛苦,安全、不良反应少,疗效确切。其次,中药外敷治疗是通过透皮吸收达到治疗目的,因为神阙穴附近皮肤浅薄、血管丰富,药物容易吸收,且可刺激穴位,故多选用神阙穴外敷[5]。其中,大承气汤加减中药灌肠主要是通过结直肠黏膜吸收发挥药效,即便恶性肠梗阻须禁食禁水的情况下也能有药可用,可见中药的应用面更广。

无论是古代医学文献,还是现代中医药理学研究,都已证实大承气汤中主要的四味中药,对肠梗阻的治疗疗效确切[6-7]。其中,大黄,别名"将军",具有泻下攻积、清热泻火、解毒、活血化瘀等功效。芒硝,性味咸、苦、大寒,归胃、大肠经,具有泻下通便、软坚散结、清热解毒之功。因此,芒硝在大承气汤中发挥着"推陈致新"的作用。枳实,苦、辛、酸,微寒,归脾、胃经,功效有破气消积,化痰散痞。厚朴,味苦、辛,性温,归脾、胃、肺、大肠经,具备燥湿祛痰、下气除满之功效。临床常用于湿滞伤中,脘痞吐泻,食积气滞,腹胀便秘,痰饮喘咳等疾患。

根据经络腧穴学理论,通过针刺、电针、穴位注射等刺激穴位[8],以期达到行气活血、健脾祛湿、理气止痛等功效,从而改善患者"不通"的临床症状,促进胃肠道蠕动,进而解除肠道梗阻,穴位选择上常用足三里、上巨虚、合谷等。

本病例患者主要采用中医"六位一体"整合模式中的外治法,运用中药灌肠、艾灸、针刺等多种方式治疗恶性肠梗阻,治疗方式温和,效果立竿见影,患者易于接受,从而实现改善患者生活质量的既定目标。

(曾琳)

参考文献

[1] 于世英,王杰军,王金万,等.晚期癌症患者合并肠梗阻治疗的专家共识[J].中华肿瘤杂志,2007,29(8):637-640.

[2] KROUSE RS.Surgical management malignant bowel obstruction[J].Surg Oncol Clin N Am,2004,13(3):479-490.

[3] 成红艳,李苏宜.恶性肠梗阻的诊治进展[J].肿瘤学杂志,2014,20(8):625-630.

[4] 刘福彩,孙琰,宋帅,等.恶性肠梗阻案[J].中国针灸,2017,37(3):242.

[5] 阎皓,王辉.中医辅助治疗在腹部肿瘤肠梗阻中的应用[J].河北中医,2013,35(5):691-693.

[6] 刘济,韩媛媛.大承气汤保留灌肠治疗恶性肠梗阻40例疗效观察[J].北方药学,2017,14(10):80-81.

[7] 杨凤蕊,寇壬花,闫瑾,等.活血化瘀中药对通里攻下中药治疗大鼠不完全性肠梗阻增效作用的研究[J].中药药理与临床,2010,26(3):1-3.

[8] 韩丽娜.中药灌肠结合针灸治疗不完全性肠梗阻的疗效分析[D].长春:吉林大学,2016.

第四节 癌因性疲乏

一、西医对癌因性疲乏认识

1.概述

癌因性疲乏(CRF)也称癌症相关性疲乏,是临床恶性肿瘤的常见症状之一。最早见于 Haylock 等人 1979 年的报道。1986 年 Piper 从护理学角度再次进行阐述,将 CRF 定义[1]为一种受生物节律影响的主观疲倦感觉,而这种主观疲倦感的强度、持续时间以及引起的主观不悦感,则经常发生变化。此后,多位专家学者对 CRF 进行定义,定义方向各有侧重,但最终落脚点都为持续的、主观的自我知觉体验。

2018 年版的 CRF 指南[2]将其定义为一种痛苦的、持续的、主观的,有关躯体、情感或认知方面的疲乏感或疲惫感,与近期的活动量不符,与肿瘤或者肿瘤的治疗有关,并妨碍日常基本功能。国际疾病分类标准(第 10 版)(ICD-10)描述 CRF 的症状为非特异性的无力、虚弱、机能衰退、嗜睡、疲劳。它的特点是具有持续性和非普遍性。广泛意义上,CRF 是患者个体在生理、心理、功能性和社会性方面的一种多维度主观体验。下列三个主观感受表现,尤其需要临床医师关注:①躯体疲乏:虚弱、异常疲乏,不能完成原来胜任的工作;②情感疲乏:缺乏激情,情绪低落,精力不足;③认知疲乏:注意力不能集中,缺乏清晰思维。

2.CRF 评估

评估方面,由于 CRF 是一种主观感觉,其疾病特点决定了诊断存在的困难,缺乏特异性症状及指标来进行客观评判。ICD-10 提出的 CRF 诊断标准为疲乏症状反复出现,持续时间 2 周以上,同时伴有如下症状中的 5 个或 5 个以上:

(1)虚弱感或四肢乏力;

(2)注意力不集中;

(3)缺乏激情、情绪低落、精力不足;

(4)失眠或嗜睡;

（5）经过睡眠后感到精力未能恢复；

（6）活动困难；

（7）出现悲伤、易激惹、受挫感等情绪反应；

（8）不能完成原来能胜任的日常活动；

（9）短期记忆减退；

（10）活动后经过休息,疲乏症状持续数小时不能缓解。

基于 ICD-10 诊断标准相关要求,往往需要参考量表来协助诊断,判断患者癌因性疲乏的程度和影响的维度。目前用于癌因性疲乏评估的量表主要分成两类:单维度量表和多维度量表。两种评估量表各有优缺点,但因疲乏的特点为多维度主观感受,所以更适宜使用多维度量表。多维度量表既可以评估疲乏的持续时间、程度、性质,还可以评估疲乏对认知、情感、行为等各个方面的影响。但因涉及的方面较多,导致问题较多,答卷时间较长,可能会引起患者情绪的波动,从而影响评估。

3.干预措施

在治疗癌因性疲乏方面,目前仍缺少具备足够临床循证依据支持的西药直接用于癌因性疲乏干预治疗,西医往往侧重在消除导致癌因性疲乏的相关因素,如贫血、癌性疼痛、抑郁状态等,基本属于"缺什么补什么,多什么减什么",主要的干预措施有纠正贫血（贫血与疲乏正相关）、抗抑郁焦虑、纠正水电解质紊乱、补充维生素及微量元素、运用 5-HT 受体拮抗剂、黄体酮类增加食欲、皮质醇类运用[3]等。

二、中医对癌因性疲乏认识

中医学强调从患者的身、心整体出发,具有独特的优势和良好的治疗效果。由于中医治疗疾病的核心是辨证,而目前对 CRF 中医辨证尚无统一标准,现将有关中医药治疗 CRF 的证候进行简要介绍。

1.中医有关"虚劳"证候的论述

中医学中并无 CRF 的病名,该病症状多为"乏力,倦怠,行动迟缓,肢体沉重,睡眠多或失眠不能集中注意力,悲伤感、易怒",当归属于中医学"虚劳"范畴,"虚劳"一词最早见于张仲景《金匮要略·血痹虚劳病脉证并治》,曰"虚劳里急,诸不足,黄芪建中汤主之"。隋代巢元方《诸病源候论·虚劳病诸候》曰"夫虚劳者,五劳、六极、七伤是也",紧接着分别介绍了五劳、六极、七伤的症状和体征,杂合了脏腑辨证和气血精津液辨证。后世医家在此基础上进行总结、发散。《景岳全书·虚损》将虚劳证候概括为精虚和气虚两证,等同于阴虚和阳虚。《杂病源流犀烛·虚损劳瘵源流》认为虚劳不仅关乎五脏,又应当分为气、血、阴、阳的虚损。《不居集》将虚劳证候归于胃气虚一端。《医宗必读·虚劳》尤其重视脾肾两虚的证候。《理虚元鉴·治虚有三本》在脾、肾的基础上再加入肺脏,构成肺、脾、肾三脏俱虚的证候。但虚劳病并非全是虚证,也有医家认识到了因虚致实、虚实夹杂的情况。患者脏腑气血亏虚亦会导致实邪内生,同时内生之实邪阻碍脏腑功能,引起脏腑的亏虚,互为因果,恶性循环。《金匮要略·血痹虚劳病脉证并治》强调虚劳后期因精血虚极、瘀血内结而成"干血劳"。

2.近代医家对 CRF 的认识

及至近代,中医界诸多医家在继承古人的认识上,又对 CRF 的证候进行了深入的研究。现代中医研究认为,CRF 的证候有如下特点:

(1)虚是主体,明辨五脏气血阴阳。章璐等[4]认为,气血阴阳亏损是癌因性疲乏的主要病机,辨证以气血阴阳为纲、五脏虚证为目,将 CRF 分为气血不足、脏腑亏虚、气滞血瘀、阴虚火旺、痰湿凝聚、阴阳失调六个证型。

(2)兼顾虚中夹实。一般认为,CRF 以虚证为主,但同时存在虚中夹实的证候,这里的实常指气滞、血瘀、痰湿、热毒四种。

(3)肝郁证受关注。虚劳的肝郁证型在古代医家中鲜有涉猎,随着对疾病认识的深入以及情绪致病等学说的兴起,近些年来,肝郁证逐渐受到学者的重视,并得到相关研究提供的证据支持[5]。第一,中医学认为,肝主调畅情志,肝气郁滞则出现相关的情志病变。患者临床多表现出情绪低落、纳差、胁腹胀、脉弦等典型的肝郁证候,而 CRF 本身与患者主观感受息息相关,因此,这又可能加重 CRF 病情。第二,临床应用疏肝解郁法治疗 CRF 有效,很多医家从肝脾论治收到较好的疗效。

【病案四】 中医"六位一体"整合模式治疗癌因性疲乏

一、病案摘要

高某,男,55岁。患者以"肺癌术后1年余,乏力半年,加重1周"为主诉入院,1年余前(2017年),患者因右肩疼痛,活动时疼痛明显,乏力,无咳嗽、咳痰、胸痛、纳差,就诊于当地卫生院,检查提示左肺占位,患者为进一步诊治,另就诊于某医院,行肺穿刺活检提示腺癌,完善头颅 MRI、全身骨扫描、腹部 CT 等检查后于 2017年5月8日行胸腔镜下左肺上叶切除+淋巴结清扫术+胸膜粘连烙断术,术后病理提示左上肺腺癌(腺泡40%、乳头20%、微乳头20%),术后明确诊断为左肺上叶腺癌 pT1N0M0 IB 期,术后患者自觉左胸术区隐痛,无心前区压榨感,无咳嗽、咳痰。术后行4周期 ND 方案化疗(多他赛+奈达铂),疗效评估为 CR。半年前患者开始出现乏力、倦怠,此后长期于中医科门诊行中医治疗,定期复查病情无进展。近1周,患者诉全身乏力加重,伴食欲减退,为行进一步诊治,门诊以"左肺腺癌术后"收治。查体:生命体征平稳,慢性面容,两肺呼吸音较清,未闻及杂音。心律齐,各瓣膜听诊区未闻及杂音,触诊心尖搏动正常。腹软,无压痛、反跳痛及肌紧张。双下肢无水肿。神经系统查体无异常。舌质淡,苔薄白,脉沉无力。入院时症见:患者精神尚可,诉全身乏力,活动后加重,食欲减退,食后胃脘不舒、腹胀满,短气,自汗,时有咳嗽,少痰,声音低怯,大便溏薄,面色萎黄,小便调。

西医诊断:左肺上叶腺癌 pT1N0M0 IB 期。

中医诊断:肺积。

中医辨证:肺脾气虚证。

二、治疗经过

1.中医辨证施药

(1)中药内治法:患者中医诊断为肺积,辨证肺脾气虚证,治法补肺健脾,方药选择补肺汤联合四君子汤加减。中药处方:

党参 20 g	黄芪 60 g	熟地 15 g	五味子 12 g
紫菀 9 g	炒白术 15 g	甘草 6 g	半夏 9 g
茯苓 12 g	白扁豆 10 g	桔梗 12 g	陈皮 9 g
沉香 9 g	糯稻根 15 g		

*7 剂,每日 1 剂,水煎服,饭后温服。

(2)中药外治法:中药外敷方选用攻癌散结方外敷左胸背部,每日外敷 1 次,每次外敷 8 小时,15 天 1 个疗程。攻癌散结方具体组成药物包括熟大黄、木香、桃仁、伸筋草、黄芩、杏仁、乳香、没药、荔枝核、核桃枝皮、白花蛇舌草、半枝莲等。

2.中医针灸理疗

予以太乙神针艾灸治疗:选穴肺俞、中脘、双侧足三里、气海等穴位,每日 1 次,每次 15 分钟,7 天 1 个疗程。

3.中医辨证施膳

建议食用参苓粥。

4.中医辨证施乐

为患者选择《月儿高》乐曲,嘱患者每日早晚各听 1 次,每次听 10 分钟。

5.中医运动指导

建议行八段锦,注重练习"两手托天理三焦、五劳七伤往后瞧"两节,早晚各 1 次。

住院期间,除上述治疗外,还予以"生血宝合剂"改善贫血。

2017 年 10 月 9—16 日:患者诉乏力、自汗、便溏症状逐渐改善,进餐后仍有腹胀,手足发凉,故 2017 年 10 月 17 日处方前方基础上进一步加用焦山楂、焦神曲、焦麦芽各 15 g 健脾消食,手足部发凉加用炮姜 15 g 温阳。

2017 年 10 月 17—23 日:患者诉乏力较前明显好转,进餐后腹胀感改善,食欲较前增大,2017 年 10 月 24 日处方继续维持原方案治疗。

2017 年 10 月 24 日:患者乏力、喘累好转,食欲较前增大,手足温,病情好转要求出院。因患者久病,需预防久病及肾,故予菟丝子 30 g 嘱患者酒泡后蒸半小时,与其余药物同煎,嘱患者门诊随访。

三、病案分析

本病案中患者为肺癌早期术后,活动后喘累,伴有少气懒言、睡眠较差、纳呆、头晕等症状,辨证为肺脾两虚证,患者癌毒耗伤正气,加之手术打击,正气虚甚,气虚则推动无力。《难经·十四难》曰"损其肺者,益其气",肺主气,司呼吸,主宣发肃降,肺气虚则宣发之力减弱,故患者可见气短,发生声音低怯,肺在体合皮,肺的宣发之力减弱,对于肌肤玄府控制减弱,故可见到患者自汗。患者脾气虚弱,运化之力减弱,故可见食少,进食后腹胀、便溏等表现。

中医辨证施药方面,患者辨证属肺脾气虚证,故治疗选用补肺汤合四君子汤加减,重用黄芪以补气,党参、茯苓、白术、甘草取四君子益气健脾,熟地黄、五味子收敛肺气,糯稻根敛汗,紫菀止咳,半夏、陈皮行气和胃,沉香纳气,桔梗行气,熟地补肺,因患者无明显咯痰,故未用桑白皮。根据患者临床表现及辨证,随证加减,纵观全方,补气同时应用少许行气药,以防过补气滞。外治方面,配合攻癌散结方外敷胸背部,在疾病恢复期内外合用,起到散结通络之功,预防肿瘤复发。

中医针灸理疗方面,艾灸是中医常用的外治法之一。临床研究证实[6]艾灸可改善肿瘤患者症状、提高免疫力。本病案中患者肺癌术后、多程化疗后长期乏力,辨证为肺脾气虚证,充分考虑其术后气血耗伤,病程较长,体虚为主,根据其辨证、症状及穴位功效等方面制定艾灸治疗方案。选穴的主要穴位有:肺俞穴,属于足太阳膀胱经背部的背俞穴之一,具有调补肺气,补虚清热等功效;中脘穴,属奇经八脉之任脉,胃之募,腑之会,具有调理脾胃、降逆止呕、消食化积、祛湿止泻之功;足三里穴,是古今临床应用较为广泛的穴位之一,是足阳明经的合穴,具有健脾养胃,扶正培元之功,使气血生化有源;气海穴,乃元气之海,气血之会,呼吸之根,藏精之府,具有补气、行气的功效,灸此穴可起到培补元气,滋荣百脉,消除疲乏,益肾固精等作用。

中医辨证施膳方面,推荐参苓粥,食材有党参10 g,白茯苓10 g,粳米100 g,生姜6 g,食盐少许。此药膳中党参(替代人参)、茯苓共奏补脾益胃,生姜温中健胃,粳米益脾养胃,具有益气补虚、健脾养胃功效,用于脾胃虚弱、少食乏力者俱佳。根据五行相生的原理,土生金,土为金之母,而脾在五行属土,肺在五行属金,也即脾生肺,肺气除了接受自然界的清气外,还需脾化生的后天之气充养。若脾气虚也会致母病及子,从而出现肺气不足,此患者则见乏力、声低、气促、食欲不佳、大便溏泄等症状,从侧面印证此原理。患者肺脾气虚,在其饮食调护中,建议还可食用如山药、麦冬、石斛、白术等,同时饮食一定要规律,少吃多餐,避免油腻不消化食物。

中医辨证施乐方面,遵照"土生金"原则,选择宫调的音乐,一般而言,宫调音乐具有风格悠扬、庄重,如土般特性,通于脾,五志中属思。在治疗过程中,了解到患者既往从事财务工作,平日多思多虑,再加上罹患肿瘤后情绪低落,因此选择曲风悠扬的《月儿高》，以期达到助脾健胃、旺盛食欲、滋补气血等功效。

中医运动指导方面，推荐患者练习八段锦，激发其自身调节能力，以期达到自我修复、自我康复也即"自愈"的目的。

本病案中，患者肺癌术后、化疗后长期乏力、纳差等，既往手术、化疗治疗主"攻"，住院治疗后通过辨病、辨证论治，应用中医"六位一体"整合模式治疗方案。整个治疗过程患者都积极参与，依从性极佳，从纯中医的治疗中获益巨大，令医患双方都信心倍增。

临床中我们常常重视疾病，疲乏虽为肿瘤常见症状，往往重视不够，中医学强调人是一个有机整体，须从全面整体看待患者病情，从根本"气血化生之源"入手，健脾胃，益气养血。中医"六位一体"整合模式治疗方案是肿瘤综合治疗领域的特色和优势项目，在缓解肿瘤症状，降低手术、放疗化疗导致的不良反应具有明显优势，本例从中医辨证施药、中医针灸理疗、中医辨证施膳、中医辨证施乐、中医运动指导等多方面入手，无不针对患者具体病情，结合辨病、辨证论治，从多个治疗途径入手，进而全面地治疗疾病，并非单纯的药物治疗，更多的是引入了一些健康的生活习惯，因此也取得患者满意反馈，将肿瘤康复融入了自己的健康生活，让患者身心获益。

（曾琳）

参考文献

[1] PIPER B F.Fatigue pathophysiological phenomena in nursing：Human responses to illness[M].Publisher：Saunders，W.B.，1986.

[2] NCCN.NCCN.GuidelinesVersion1.2018 Cancer-Related Fatigue[EB/OL].Fort Washington：NCCN，2018[2018-07-26].https：//www.nccn.org/professionals/physician_gls/pdf/fatigue.pdf.

[3] Fukuoka S，Shitara K，Noguchi M，et al.Prophylactic Use of Oral Dexamethasone to Alleviate Fatigue During Regorafenib Treatment for Patients With Metastatic Colorectal Cancer[J].Clinical Colorectal Cancer，2016，250.

[4] 章璐，曹勇.癌因性疲乏的中医辨证论治[J].四川中医，2009，27(2)：41-42.

[5] 念家云.疏肝健脾颗粒治疗乳腺癌癌因性疲乏的临床研究[D].北京：北京中医药大学，2017.

[6] 王紫晨，谢静，周洁，等.艾灸辅助治疗恶性肿瘤患者相关临床症状研究进展[J].内蒙古中医药，2016，35(4)：140-141.

第六章

中医"六位一体"整合模式
治疗恶性肿瘤毒副反应

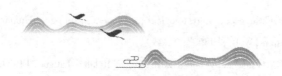

第一节　术后胃肠功能紊乱

术后胃肠道功能紊乱（PGID）是肿瘤术后最常见的术后并发症,包括恶心呕吐、呃逆、便秘、术后胃瘫、粘连性肠梗阻等。其发病率国内报道为 0.6%~7%,国外报道为 5%~10%[1]。本病的病程长,且易反复发作,严重影响患者生存质量,增加患者的经济负担,常延误肿瘤后续治疗。

一、西医对术后胃肠道功能紊乱的认识

术后胃肠道功能紊乱的原因包括麻醉药物的使用、术后解剖结构的改变、手术过程的牵拉、镇痛药物的使用、术后禁食禁饮及长期卧床等。其临床表现为腹胀、腹痛、恶心、呕吐、嗳气、不排气、不排便、肠鸣音减弱或消失等,甚至出现肠梗阻、营养障碍、伤口愈合不良等并发症。治疗包括常规胃肠减压、营养支持、镇吐、促进胃肠动力等,必要时可采取手术治疗。

二、中医对术后胃肠道功能紊乱的认识

1.病因病机

中医认为,腹部手术可损伤脾胃脉络,致瘀血淤于脏腑,气血两亏,运行不畅,中焦气滞血瘀,脾胃升降功能失调,饮食水湿停滞,腑气不通,浊气上逆,出现腹胀、恶心、呕吐等症,气机升降失常是其总病机。病性多为虚实夹杂,虚为脾胃气血亏虚,实为气滞、血瘀、饮食水湿内停。病位主要在脾胃、肠,可涉及肝、肾等。辨证应当辨清寒热虚实、气血阴阳,注意辨证与辨病相结合,全身辨证结合局部辨证。

2.治疗

（1）内治法:中医治疗 PGID 具有疗效显著、操作简便、副反应小等优势。内治法主要是口服中药汤剂,手术所致气滞血瘀及肿瘤所致毒聚、湿阻、寒凝等内邪,多以活血化瘀、散寒行气、通里攻下为治法。注意,肿瘤术后患者不同于普通外科手术患者,由于长期肿瘤消耗,损伤人体阳气,攻伐的同时应注意扶正、温阳。术后胃瘫和恶心呕吐,以行气健脾、燥湿化痰为法;术后肠梗阻和术后便秘,选用承气汤类

通里攻下、行气散结；术后呃逆和术后腹泻，则以健脾益气、调理气机为主。

（2）外治法：肿瘤患者尤其是消化道肿瘤患者术后胃肠功能较弱，内服中药往往会加重胃肠负担，尤其是胃瘫、肠梗阻患者，因此，中医外治法在治疗中显示出较大的优势，被广泛运用于临床。外治法主要包括针刺、灸法、药物穴位注射、穴位埋线、中药灌肠、特定穴位按摩、草药制剂药物敷贴等。总的来说，术后胃瘫和术后恶心呕吐以口服汤药和针灸为主，术后腹泻和术后呃逆以口服汤药为主，术后粘连性肠梗阻和术后便秘以口服汤药和中药灌肠为主[2]。

【病案一】 中医"六位一体"整合模式治疗术后胃肠功能紊乱

一、病案摘要

伍某，女，70岁。2018年3月2日因"上腹隐痛不适1年"就诊于某医院，腹部CT提示胃体部胃壁增厚，完善相关检查诊断为胃癌。排除相关手术禁忌，在全麻下行"腹腔镜胃癌根治术"，术后病检提示（胃）溃疡型低黏附性癌，明确诊断为胃癌 pT4bN1M0 Ⅲ期。术后患者伤口愈合良好，但逐渐出现恶心、呕吐，进行性加重，伴腹胀、嗳气、乏力，纳差。为进一步治疗，半月前患者到院就诊（胃肠外科），2018年6月21日行上消化道X线数字造影提示：胃缺如，食管下段-小肠吻合口通畅，吻合口稍上方水平食管逆蠕动明显。腹部平片提示腹部立卧位平片未见确切肠梗阻征象。予营养支持、促进胃肠动力等治疗，症状缓解不明显。经会诊后转入中医肿瘤科继续治疗。查体：KPS评分70分，DT评分3分，语音低，心肺（-），腹部伤口愈合可，未见胃、肠型及异常蠕动波，腹软，无压痛、反跳痛、肌紧张，肠鸣音2~3次/分。症见：患者慢性面容，面色少华，倦怠乏力，食欲差，胃脘部胀满，嗳气频发，恶心，进食后呕吐，呕吐物为胃内容物，口淡不渴，睡眠欠佳，小便调，肛门有排气，大便不成形，4~5次/天。舌质淡黯，苔白腻，脉缓。

西医诊断：①胃溃疡型低黏附性癌 pT4bN1M0 Ⅲ期；②术后胃肠功能紊乱。

中医诊断：胃反。

中医辨证：脾胃亏虚，胃气上逆证。

二、治疗经过

1. 中医辨证施药

(1)治则:益气健脾,降逆化痰。

(2)方药:香砂六君子汤加减。中药处方:

白术 10 g	茯苓 30 g	生晒参 10 g	灸甘草 3 g
陈皮 10 g	姜半夏 10 g	枳实 10 g	柿蒂 10 g
厚朴 10 g	豆蔻 10 g	沉香 3 g	砂仁 10 g (后下)
佩兰 10 g	鸡内金 10 g	藿香 10 g	旋覆花 9 g (包)

*3 剂,水煎服,少量频服,每日 1 剂。

2. 中医针灸理疗

(1)针刺疗法:选穴,双侧足三里、上巨虚、下巨虚、三阴交、内关、阳陵泉、天枢,每日 1 次,留针 20 分钟,5 天 1 个疗程。

(2)穴位注射:选穴,双侧足三里交替,予"胃复安"2 mL,每日 1 次。

(3)穴位贴敷:枳壳 15 g,丁香 10 g,吴茱萸 10 g,木香 10 g,厚朴 15 g,陈皮 15 g,薏苡仁 15 g,延胡索 6 g,全蝎 6 g,穿山甲 3 g,1 剂,打粉,穴位贴敷。选穴,神阙、上脘、中脘、下脘,每次 4 小时,每日 1 次。

(4)耳针:选穴,胃、贲门、神门、交感,双耳交替进行,每日揉捏刺激 3 次。

3. 中医辨证施膳

(1)饮食禁忌:避免食用粗糙、硬质食物,避免食用辣椒、花椒、胡椒等辛辣刺激性食物。

(2)饮食建议:进食细软、易消化食物,如稀粥、面条等,少食多餐。

(3)推荐食谱:生姜粥、粳米粥、生姜汤。

①生姜粥:生姜 20 g,枇杷叶(去毛)5 片,上二味,加水 2 000 mL,煮至 1 000 mL,去渣,加入粳米 100 g 煮粥,可适量加入盐、葱等,温服。

②粳米粥:粳米 100 g,薤白 15 g,豆豉 10 g,枳壳 5 g,生姜 2 片,大枣 2 枚,陈皮 5 g。清水 2 000 mL,加入豆豉、枳壳、生姜、陈皮、大枣,煮至 1 000 mL,去渣,加入粳米、薤白煮熟,温服。

③生姜汤：生姜 30 g 去皮，切碎，加水 500 mL 煮沸，加少许盐，少量频服。

4.中医辨证施乐

嘱患者听《喜洋洋》《步步高》《喜相逢》等乐曲，每次 30 分钟，早晚各 1 次，也可跟据患者喜好酌情调整。

5.中医心理疏导

患者因频繁嗳气、恶心、呕吐而焦虑，影响睡眠。告之患者术后胃肠道功能紊乱是很常见的并发症，给予足够的营养支持，不必担心进食后呕吐引起营养不良的情况，可选择呼吸放松法、想象放松法使患者的焦虑得以减轻。

6.中医运动指导

建议患者饭后在病区或医院内适当散步，有兴趣可跟随科室学习八段锦气功，院外可坚持练习，每日早晚各 1 次。

在治疗过程中，同步予以肠外配合肠内营养支持。

治疗第 4 日：患者精神较前好转，前一日进食 6 次，呕吐 4 次，呕吐量较前减少，腹胀、嗳气、乏力症状较前稍减轻，未诉其他不适。查体基本同前，无新阳性体征补充。治疗不变，中药 7 剂，守前方。

治疗第 10 日：患者坐位休息，情绪较入院时轻松，前一日进食 6 次，为面条、稀粥等，未出现恶心、呕吐，无腹胀不适，二便调。查体：全腹软，肠鸣音 5 次/分，舌淡红偏黯，苔薄白，脉缓。患者临床症状缓解，予办理出院。嘱院外以软食、易消化食物为主，少吃多餐，不可过饥过饱，以清淡少油为主，补充含有高蛋白、高维生素、钾、铁等的食物。

三、病案分析

本例患者为老年女性，加之肿瘤长期消耗，正气亏虚，手术引起中焦气滞血瘀，气机升降失调，胃气上逆，故见恶心、呕吐、嗳气；脾胃运化功能减退，气血生化乏源，痰饮水湿内停，故见腹胀、面色少华，倦怠乏力。

中医辨证施药方面，治以益气健脾，降逆化痰，以香砂六君子汤加减，其中生晒参、白术益气健脾，陈皮、姜半夏燥湿化痰，茯苓健脾利湿，枳实、厚朴行气燥湿，佩兰、藿香化湿和中，旋覆花、沉香、柿蒂降逆止呕，砂仁、豆蔻化湿行气。针刺对胃肠运动的调节是双向、良性的，可以疏通经络，活血行气，调节身体的免疫力，对于术后胃肠功能紊乱患者具有较好的治疗意义。

中医针灸理疗方面,足三里是足阳明胃经的下合穴,是腹部疾病的常规选穴;上巨虚为大肠下合穴,下巨虚为小肠的下合穴,具有通腑化滞之功;三阴交为足三阴经的交会穴,具有健脾和胃之功;内关穴属于手厥阴心包经,现代研究表明其具有抑制胃液分泌、调节胃肠运动的作用[3];阳陵泉属于足少阳胆经,可调理气机;天枢为大肠募穴,对胃肠功能有双向调节作用。穴位贴敷是将中药制成特殊的制剂贴敷于特殊穴位的治疗方法,其作用直接、操作简便、起效快、防止口服药物加重胃肠负担。贴敷药物多选用芳香、气味较浓的窜透性药物,多能透皮吸收,使药直达病所。虫类药性善走窜,攻坚破积,亦为常用。穴位注射可使药物通过针刺直接刺激经络上的穴位,为药物提供特殊给药途径,使之沿经络循行,直达病所,增强疗效。药物在穴位处存留时间长,持续刺激,可延长治疗效能。

中医辨证施膳方面,肿瘤术后患者多气血两虚、脾胃不振,往往消化吸收能力差,饮食以软食、易消化食物为主,少吃多餐,清淡少油。推荐生姜粥,其中生姜辛、温,有"呕家圣药"之称,枇杷叶味苦、微寒,可降逆止呕,二药相反相成,配伍后止呕之效增强,而性寒之枇杷叶减弱了生姜的温热之性,无论胃寒热均可服之。推荐粳米粥,粳米味甘、性平。薤白辛、苦、温,入胃经,能行气导滞,用治脘腹痞满胀痛。豆豉归胃经,具有护胃和中的功效。枳壳、陈皮,味辛,均归脾、胃经,理脾胃之气而调中,用治脾胃气滞之脘腹胀满,胃失和降之恶心、呕吐。大枣甘、温,用治脾气亏虚之倦怠、乏力、便溏。此外,还推荐生姜汤。

中医心理疏导方面,肿瘤本身、肿瘤的治疗以及肿瘤的并发症,均可引起患者或多或少的焦虑、抑郁,引起肝郁气滞,肝木乘犯脾土,脾气受累,运化失常,加重本病。患者术后胃肠功能紊乱,因频繁嗳气、恶心、呕吐,食之不下,卧不安,而得焦虑,入院DT分值3分,通过交流让其对疾病有正确的认识,同时给予鼓励,帮助建立战胜疾病的信心。患者感觉恶心、呕吐时时间难熬,可指导患者采用呼吸放松法、想象放松法,分散其过度关注自身不适的注意力。

中医辨证施乐方面,患者脾胃气虚,根据"火生土"的原则,故选取徵调式乐曲以鼓动心气,助火生土,如《喜洋洋》《步步高》《喜相逢》等。

西医上,肿瘤根治术是消化系统恶性肿瘤的重要治疗手段,术后可能出现一些并发症,如术后胃瘫、恶心呕吐等。这些并发症的发生,严重影响了患者的预后。目前临床上常采用一些术后常规的治疗,如胃肠减压、灌肠、营养支持等,本例患者术后食欲差,恶心,进食后呕吐,故入院后给予营养支持,以更好地维持组织的代谢,保证机体正常的生理功能,选用脂肪乳、氨基酸、高糖等,注意水电解质平衡。本案通过运用中医"六位一体"整合模式,从药物、饮食、心理、音乐、运动和针灸多个方面进行干预,患者情绪明显改善,睡眠改善,恶心、呕吐、腹胀症状缓解,治疗有效。

(夏冬琴)

参考文献

[1] TANG D M, FRIEDENBERG F K. Gastroparesis: approach, diagnostic evaluation, and management. Dis Mon, 2011(57):74-101.

[2] 胡叶,李萌,王毛毛,等.消化系统恶性肿瘤术后胃肠道功能紊乱的中药治疗方法分析[J].现代中医临床,2017,24(1):48-52.

[3] 张力,伍松合,黄小明,等.电针足三里和内关在术后胃肠功能恢复中的作用观察[J].广西中医药,2001,24(4):36-37.

第二节 化疗后骨髓抑制

化疗是恶性肿瘤重要的治疗手段。化疗药物针对快速分裂的细胞,如肿瘤细胞、骨髓造血干细胞、消化道黏膜细胞均具有杀伤作用,因此,化疗药物在杀灭肿瘤细胞的同时,也可对这些正常细胞产生一定毒性。骨髓抑制是化疗最常见的剂量限制性毒性,常使患者不得不中断或延迟化疗,甚至因严重感染而危及生命。

一、西医对化疗后骨髓抑制的认识

化疗药物骨髓抑制主要表现为抑制造血干细胞的生长,破坏其微环境,导致外周血白细胞、红细胞及血小板的迅速减少,粒细胞半衰期为6~8小时,血小板半衰期为5~7天,红细胞半衰期为120天,因此,粒细胞的抑制出现最早、最显著,其次为血小板,红细胞表现不明显。骨髓抑制临床上可表现出发热、乏力、困倦、皮肤出血点、瘀斑、脏器出血、头昏、耳鸣、心悸、注意力不集中等。骨髓抑制严重程度分级见表6-1。

表6-1 骨髓抑制严重程度分级标准

项　目	0级	1级	2级	3级	4级
血红蛋白/$(g \cdot L^{-1})$	≥110	109~95	94~80	79~65	<65
白细胞计数/$(10^9 \cdot L^{-1})$	≥4.0	3.9~3.0	2.9~2.0	1.9~1.0	<1.0
中性粒细胞计数/$(10^9 \cdot L^{-1})$	≥2.0	1.9~1.5	1.4~1.0	0.9~0.5	<0.5
血小板计数/$(10^9 \cdot L^{-1})$	≥100	99~75	74~50	49~25	<25

外周血中性粒细胞计数$<2.0×10^9/L$(成人)或$<1.8×10^9/L$(≥10岁儿童)或$<1.5×10^9/L$(<10岁儿童),称为中性粒细胞减少症。外周血中性粒细胞计数$<0.5×10^9/L$,称为粒细胞缺乏症。

临床上重在预防,化疗前应评估患者骨髓抑制发生风险,对存在粒细胞缺乏高风险患者,如高龄、骨髓受侵、使用骨髓抑制强的化疗药物等,可预防性使用粒细胞集落刺激因子。化疗后应该及时复查血常规,以便及早干预。中性粒细胞缺乏患者易发生感染,发生Ⅲ度及以上骨髓抑制考虑预防性抗感染治疗。此外,患者需保护性隔离,病房消毒,注意口腔、鼻腔、会阴等易感部位的清洁卫生。一般Ⅰ度、Ⅱ度骨髓抑制未发生感染时可继续抗肿瘤治疗,Ⅲ度及Ⅳ度骨髓抑制时需停止放化疗。化疗后粒细胞减少/缺乏的药物治疗包括集落刺激因子(G-CSF)、糖皮质激素、利血生等。G-CSF可促进粒系祖细胞的增殖、分化和成熟,促进骨髓中的粒细胞释放到外周血中,一般应用于Ⅲ度及Ⅳ度骨髓抑制,但应避免用于放化疗期间及化疗后24小时内,治疗期间需密切关注血象变化。

化疗后贫血可选择生血宁、八珍颗粒、当归补血口服液等中成药,必要时使用重组人促红细胞生成素,若经上述处理血红蛋白仍低于70 g/L,可选择红细胞输注。化疗后血小板减少可选择咖啡酸片、复方皂矾丸等药物口服,必要时予重组人促血小板生成素;若血小板减少严重程度为Ⅲ度伴出血倾向或Ⅳ度则应输注血小板。

二、中医对化疗后骨髓抑制的认识

化疗后骨髓抑制属中医学"虚劳""髓劳"等范畴,临床上表现为体质下降、倦怠、乏力、头晕、耳鸣、心悸、怔忡、自汗、腰膝酸软、纳差、脉细无力等。肿瘤患者长期消耗,正气不足,化疗药毒性峻猛,在攻伐癌毒的同时,使正气愈加虚弱,损伤气血,气虚无以推动血行,阴血虚少、血流不畅,阳虚生内寒,导致血瘀形成。化疗药物易引起脾胃功能失常,水湿运化失调,痰浊内生,气血生化乏源,气血亏虚。"肾主骨,生髓",化疗药毒直中骨髓,导致髓亏肾虚。因此,本病以气血阴阳虚弱为主,可出现血瘀、痰浊,病性多虚多寒,病位在骨髓,与脾、肾二脏关系密切。《诸病源候论》记载虚劳之人"精髓萎竭,血气虚弱""脏腑不和,脾胃气弱"。故治疗以健脾益肾、补气养血为主。外治法主要有艾灸、温针灸、穴位贴敷及穴位注射等,其中灸法应用最为广泛。

【病案二】 中医"六位一体"整合模式治疗化疗后骨髓抑制

一、病案摘要

郑某,男,64岁。8月前(2018年3月)患者因"中上腹胀满1月余"就诊当地医院,胃镜提示十二指肠降段隆起性病变。活检提示十二指肠降部腺癌。并于2018年3月16日在全麻下行腹腔镜下胰十二指肠切除术,术后病检提示十二指肠中分化腺癌,部分为黏液癌(占30%),侵及胰头。(肠系膜)淋巴结见癌转移(4/4),胃、胰腺、十二指肠切缘未见癌累及。明确诊断为十二指肠腺癌 pT4N2M0 ⅢB 期,术后恢复可。于2018年4月24日行 XELOX 方案(奥沙利铂200 mg d1+卡培他滨2 000 mg bid d1-14)化疗1周期,化疗期间查血常规:红细胞 98×10^{12}/L,白细胞 2.1×10^9/L,中性粒细胞绝对值 1.32×10^9/L,血小板 103×10^9/L。患者诉头晕乏力,腰膝酸软,恶心欲呕,腹胀,纳差,小便可,大便不成形。舌质淡胖,苔薄白,脉弱。查体:KPS 评分80分,DT 评分2分,面色稍白,语音低,心肺(-),腹部伤口愈合可,腹软,无压痛、反跳痛、肌紧张,肠鸣音 4~5 次/分。

西医诊断:①十二指肠腺癌术后 pT4N2M0 ⅢB 期;②Ⅱ度骨髓抑制。

中医诊断:肠覃;虚劳。

中医辨证:脾肾亏虚证。

二、治疗经过

1.中医辨证施药

①治则:健脾补肾,益气养血。

②方药:四君子汤加减。中药处方:

太子参15 g	白术15 g	茯苓15 g	薏苡仁10 g
黄芪30 g	黄精30 g	狗脊10 g	红景天6 g
补骨脂15 g	龙葵15 g	白英15 g	白花蛇舌草15 g
麦芽15 g	建曲15 g	佛手15 g	厚朴15 g
木香15 g	当归10 g	甘草3 g	
		*3剂,水煎服,每日3次,饭后服用。	

2.中医针灸理疗

(1)针刺疗法:选穴双足三里、脾俞、内关、中脘、三阴交,1次/天,留针20分钟,5天1个疗程。

(2)灸法:选穴气海、关元、足三里、脾俞、肾俞、胃俞、膈俞,直接灸。

（3）穴位贴敷：党参 30 g，白术 15 g，茯苓 12 g，当归 20 g，白芍 12 g，熟地 15 g，灸甘草 6 g，丁香 10 g，木香 10 g，陈皮 15 g，1 剂，打粉，穴位贴敷。

选穴合谷、足三里、三阴交，每次 4 小时，每日 1 次。

3.中医辨证施膳

（1）饮食禁忌：避免生冷、油腻、辛辣刺激食物。

（2）饮食建议：嘱患者进食细软、易消化食物，多食山药、白扁豆、大枣、小米、香菇、龙眼、蜂蜜等。炖汤可加入红花生、黄芪、党参、枸杞、当归、陈皮等。

（3）推荐食谱：四物乌鸡汤、龙眼红枣糯米粥、五红汤。

4.中医辨证施乐

嘱患者听《喜洋洋》《步步高》及《喜相逢》等乐曲。

5.中医心理疏导

通过言语开导，向患者解释化疗后骨髓抑制是非常常见的并发症，经过细心的治疗，绝大多数患者都能回升至正常水平，而且不影响后续治疗，给患者以鼓励，增强其治疗信心。

治疗第 3 日。患者诉乏力、腰膝酸软较前减轻，无腹胀、恶心、呕吐，进食较前改善。查体基本同前无新阳性体征补充。复查血常规：红细胞 $104 \times 10^{12}/L$，白细胞 $3.7 \times 10^9/L$，中性粒细胞绝对值 $1.71 \times 10^9/L$，血小板 $110 \times 10^9/L$。中药 7 剂，守前方。

治疗第 7 日。患者精神可，乏力、腰膝酸软较前明显减轻，无其他不适。KPS 评分 90 分，DT 评分 1 分。复查血常规：红细胞 $110 \times 10^{12}/L$，白细胞 $7.2 \times 10^9/L$，中性粒细胞绝对值 $4.1 \times 10^9/L$，血小板 $113 \times 10^9/L$。

三、病案分析

患者术后脾胃功能受损，化疗药毒性峻猛，进一步损伤脾胃，致使脾气亏虚，气血生化乏源，"肾主骨，生髓"，化疗药毒直中骨髓，导致髓亏肾虚，故见头晕乏力、腰膝酸软；脾胃运化失常，气机阻滞，故见恶心欲呕、腹胀、纳差。

中医辨证施药方面，治以健脾补肾、益气养血，以四君子汤为主方，配伍黄精、黄芪、红景天加强补脾益气，狗脊、补骨脂补骨生髓，血为气之母，故加用当归补血，佛手、厚朴、木香行气和中，麦芽、建曲健脾开胃，考虑肿瘤"瘀、毒、痰"的病理因素，故加用龙葵、白英、白花蛇舌草清热解毒化瘀，防止肿瘤复发。

中医针灸理疗方面,血液的化生与脾肾两脏关系密切,故针灸多选用脾、肾两经之穴,以补益作用的穴位为主。足三里为胃经合穴,可调理脾胃功能;脾俞、肾俞和胃俞为背俞穴,为脏腑之气输注于背腰部的腧穴,可直接调理脾、肾和胃的功能;膈俞为八会穴之血会,可化生血液;关元和气海同属任脉要穴,可培本固元。艾灸作为中国特色疗法之一,临床工作中发现其在防治肿瘤化放疗后所致骨髓抑制方面效果显著,且其具有操作简单、价格低廉、副反应小、无痛等优点,在临床运用中越来越受到人们的青睐。范明文等[1]研究显示艾灸背俞穴能防治化疗所致白细胞减少,减少人重组粒细胞刺激因子的用量。中药穴位贴敷亦属于中医传统疗法,其通过辨证中药外贴于特定穴位,通过药物及穴位经络的双重刺激达到治病防病的作用。本病案中穴位贴敷药物以八珍汤加减,在补气益血、健脾益肾的基础上加入芳香药物,帮助透皮吸收。

在中医辨证施膳方面,化疗后骨髓抑制在食疗中多加用益气养血生髓之品,如黄芪、党参、枸杞、当归、红枣、核桃仁、龙眼肉等。熟地、白芍、当归、川芎四药组成四物汤,具有补血和血的功效,为补血的基础方。乌鸡,性微温,具有养血补虚的功效。龙眼肉,甘,温,入心、脾经,具有补血安神的作用。枸杞子味甘,性平,益精血,主治血虚之面色萎黄,头昏耳鸣。五红汤被广泛应用于化疗后骨髓抑制,中医五行配五色,赤为心之色,心主血脉,故红色主血脉,方中枸杞子益精血;红枣,甘,温,益气健脾,养血安神;红豆清心养神,益肾健脾;花生,甘,平,补血止血;红糖,性温、味甘,补血、健脾、缓中止痛。冯贤慧等[2]发现,五红汤对环磷酰胺引起骨髓抑制模型小鼠的血小板、白细胞有显著提高。

在中医心理疏导方面,患者焦虑症状明显,伴随乏力、腹胀,纳差等症状,中医辨证为脾胃气虚证,根据"火生土"的原则,故选取徵调式乐曲以鼓动心气、助火生土,如《喜洋洋》《步步高》《喜相逢》等。

中医运动指导方面,患者化疗后中性粒细胞减少,易发生感染,已予保护性隔离,暂不适合户外活动或到人群聚集之地,故暂未予运动指导。

本病案通过运用中医"六位一体"整合模式,经过1周左右的中药治疗针刺、灸法、穴位贴敷、饮食、心理、音乐等整合治疗,在未使用其他升白药物的前提下,患者骨髓抑制得以恢复,取得了明显的治疗效果,显示出中医药治疗本病的独特优势。患者治疗期间继续口服卡培他滨,不影响正常的治疗进程,且化疗引起的乏力、腰膝酸软、恶心欲呕、腹胀、纳差等症状缓解,生活质量得以提高。

(夏冬琴、张黎丹)

参考文献

[1] 范明文,江瑜,靳振伟,等.艾灸背俞穴防治化疗药物所致白细胞减少的疗效观察[J].光明中医,2012,27(7):1391-1392.

[2] 冯贤慧,张海波,朱燕娟,等.五红汤对化疗后小鼠外周血细胞及骨髓造血祖细胞的影响[J].上海中医药大学学报,2015(2):53-57.

第三节　化疗性静脉炎

　　静脉输注是化疗药物主要的用药途径,外周静脉的血管壁在静脉滴注化疗药物过程中受到刺激而发生的无菌性炎症称为化疗性静脉炎,不仅给患者带来痛苦,还影响疾病的治疗。

一、西医对化疗性静脉炎的认识

　　引起化疗性静脉炎的原因很多:长期、反复输液可损伤血管内膜,使血管脆性增加;静脉穿刺技术不熟练、选择血管不当;还与化疗药物的输注浓度、酸碱度、毒性等有关。临床表现主要是沿静脉走行的皮肤红肿、疼痛、触痛、静脉变硬,有条索感等。根据美国静脉输液协会(INS)颁布的静脉输液护理标准[1],静脉炎严重程度可分为三级,见表6-2。

表 6-2　静脉炎严重程度分级

分　级	临床表现
1级	局部红肿,压痛,未触及静脉条索,未见红肿线条,发生范围在导管长度以内
2级	局部红肿、疼痛或发热,未触及静脉条索,可见红肿线条,其范围在导管长度以内
3级	局部红肿、疼痛、发热甚至脓肿,可明显触及静脉条索,有红肿线条,其范围在导管长度以外

　　本病重在预防,化疗前需向患者做好宣教,建议选用中心静脉置管,如果选择经外周静脉输注,则选用无弯曲、无分叉、弹性较好的血管,按照先远后近的原则穿刺,要求医护人员静脉穿刺技术娴熟,化疗药物输注期间加强巡视,及早发现静脉炎,及时处理。治疗主要以外治为主,发现化疗药物外渗需立即停止给药并抽吸血管内外药液,有拮抗剂的化疗药物可沿原静脉通路注入拮抗剂,然后用拮抗剂加利多卡因进行环形封闭。无拮抗剂时,予拔出针头,用利多卡因加地塞米松局部环形封闭。此外,硫酸镁局部湿敷可直接松弛血管平滑肌,改善微循环,缓解局部炎症

反应。多磺酸黏多糖乳膏可阻止炎症细胞附着于血管壁,降低血液黏稠度,具有消肿、消炎、促进伤口愈合的作用。磺胺嘧啶银乳膏其中的磺胺类抗菌药具有广谱抗菌作用,银盐具有收敛的作用,使创面干燥,促进结痂。水胶体敷料贴可刺激组织释放巨噬细胞和白介素,加速炎症消退。二甲基亚砜可灭活羟自由基,可改善患处的新陈代谢,减慢外周神经的传导速度,具有消炎、抗水肿及止痛的作用。透明质酸在组织中有限制水分及其他细胞外物质扩散的作用,透明质酸酶可水解透明质酸,具有促使局部渗出液或血液加快扩散,利于吸收的作用,促进水肿或血肿的消散。

二、中医对化疗性静脉炎的认识

化疗性静脉炎属于中医"恶脉""脉痹"等范畴。中医认为,化疗药物乃药毒,多火热毒邪,入侵脉络,易耗伤阴血津液,导致气血瘀滞,阻于脉络,引起局部肿胀、疼痛。治疗当以清热解毒、活血化瘀、散结止痛为主。临床上多局部外敷治疗,如四黄散、如意金黄散、六神丸等,常用药包括清热燥湿药如黄芩、黄连、黄柏、苦参等,泻火解毒药如大黄、栀子、芦荟、牛黄等,活血止痛药如乳香、没药、血竭等。

【病案三】 中医"六位一体"整合模式治疗化疗性静脉炎

一、病案摘要

袁某,男,48 岁。1 年余前,患者发现颈部包块,外院鼻咽镜提示右鼻咽后壁新生物。病检提示(鼻咽部)黏膜内见片状异型上皮细胞团,结合免疫组化,符合非角化性癌。明确诊断为右侧鼻咽非角化性癌 T1N2M0 Ⅲ期,于 2017 年 4 月 24 日开始放疗,预计剂量 GTV(70GY/33F)CTV(62GY/33F),2017 年 4 月 26 日开始每周予以奈达铂 40 mg 同步化疗。分别于 2017 年 7 月 15 日、2017 年 8 月 4 日开始行 TP 方案(奈达铂 40 mgD1-3+紫杉醇 210 mgD1)化疗 2 周期,总体疗效评价为 PR,过程中出现恶心、呕吐,相应的化疗毒副反应为 Ⅱ 度,对症处理后缓解。患者于 2017 年 8 月 25 日开始行第 3 程 TP 方案化疗,在输注奈达铂的过程中,患者感输注部位烧灼样疼痛。立即查看患者,表情痛苦,诉上肢烧灼样疼痛。查体:上肢静脉输注部位皮肤红肿,沿静脉走行,局部压痛,无条索感(图6-1)。考虑化疗药物引起静脉炎,立即停止输注。患者拒绝中心静脉置管,于外周静脉选择健康血管建立静脉通路继续治疗,予以攻癌逐瘀散外敷红肿部位。具体方法:用水将攻癌逐瘀散调成膏剂,平铺在20 cm×5 cm 的纱布上,外敷在红肿部位,每次贴敷3 小时,每日1 次。第5 天,患者诉疼痛明显减轻,查体:输注部位皮肤完好,红肿消失,轻压痛(图6-2)。

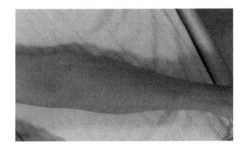

图 6-1

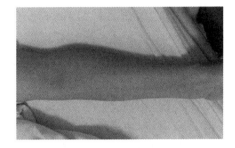

图 6-2

二、病案分析

本病案患者局部出现烧灼样疼痛,皮肤红肿,沿静脉走行,局部压痛,无条索感。根据美国静脉输液协会(INS)颁布的静脉输液护理标准,分级为2 级,予以攻癌逐瘀散外敷5 天后疼痛明显减轻,输注部位皮肤完好,红肿消失,疗效确切。既往科室收集384 例静脉炎患者,随机分为观察组252 例,对照组132 例。观察组予攻癌逐瘀散外敷,对照组予50%硫酸镁外敷。结果观察组疗效明显优于对照组,且价格低廉,无不良反应[2]。中医认为,化疗过程中药物刺激引起脉络受损,局部血流不通畅,瘀血阻滞,不通则痛,气血不畅,日久化热,脉络破损,血溢肌肤,故疼痛,局部红肿发热。外敷的中药主要以活血化瘀、清热解毒为主。攻癌逐瘀散主要由大黄、黄柏、姜黄、紫花地丁等组成,其中黄柏清热燥湿、泻火解毒,现代药理研究表明其具有抗菌、抗炎的功效[3]。大黄,味苦,性寒,泻火解毒、活血祛瘀,主要含有小檗碱、黄连碱、甲基黄连碱等,具有抗菌、抗炎、活血止痛的作用[4]。姜黄,辛,温,具有活血行气,通经止痛的功效,现代研究表明其所含姜黄素可促使伤口愈合,使角质细胞和成纤维细胞免于过氧化物的破坏[5]。紫花地丁,苦,寒,清热解毒、散结消肿,适用于热毒炽盛的疔疮痈肿,其含有黄酮苷类及有机酸,起到抗菌作用[6]。

(夏冬琴、杨红)

参考文献

[1] 王宁,徐凌忠.赛肤润涂布与硫酸镁湿敷治疗静脉炎的疗效比[J].山东医药,2014,14(14):106-107.

[2] 王维,张仲妍.攻癌逐瘀散外敷治疗化疗性静脉炎的疗效观察[J].重庆医学,2016,45(5):693-694.

[3] 王季.黄柏有效部位的化学成分的研究[J].黑龙江医药,2014,27(2):292-295,296.

[4] 徐瑾.大黄的临床应用[J].内蒙古中医药,2014,33(32):56-57.

[5] 汪丛丛,庄静,冯福彬,等.姜黄素抑制肺癌细胞血管拟态形成机制探讨[J].中华肿瘤防治杂志,2015,22(4):243-246.

[6] 曹捷,秦艳,尹成乐,等.紫花地丁化学成分及抗氧化活性[J].中国实验方剂学杂志,2013,19(21):77-81.

第四节 手足综合征

手足综合征(HFS),又称为掌-趾感觉丧失性红斑(PPES),是肿瘤患者在接受化疗药物(卡培他滨、奥沙利铂、紫杉类、阿霉素脂质体、长春瑞滨等)或靶向药物(舒尼替尼、索拉非尼、吉非替尼等)治疗过程中因药物剂量累积而出现的一种常见皮肤不良反应,主要表现为手掌、足底或指(趾)末端麻木感、刺痛感、红肿、红斑、水疱和溃疡,以及皮肤增厚、皲裂、脱屑等,严重影响患者的生存质量,甚至导致治疗的中断或终止。然而,当前恶性肿瘤的治疗方法仍以手术、放疗和化疗为主,手足综合征作为其剂量限制性毒性之一,成为肿瘤临床治疗中亟待解决的难题[1]。

一、西医对手足综合征的认识

手足综合征的发生与药物种类有关,呈剂量依赖性,引起其常见的化疗药物包括氟尿嘧啶、脂质体阿霉素、多西紫杉醇、去甲长春花碱等,靶向药物如索拉非尼、吉非替尼和舒尼替尼等也可引起。手足综合征的发病机制尚未完全阐明,可能的机制包括:环氧化酶-2(COX-2)的过度表达;胸苷磷酸化酶(TP)的高表达,二氢嘧啶脱氢酶(DPD)的低表达或活性降低;化疗药物本身或其代谢产物在手和足部局部蓄积等[2]。手足综合征以预防为主,暂时的停药或减量可有效减轻症状,但再次给药症状会反复。药物治疗包括大剂量维生素 B_6、COX-2 抑制剂、糖皮质激素、尿素霜和抗生素软膏等。

目前对于 HFS 较权威的分级标准主要有三种[3],分别来自美国国立癌症研究所(NCI)、加拿大国立癌症研究院(NCIC),以及世界卫生组织(WHO),其中以 NCI 的标准应用最为广泛[4]。

二、中医对手足综合征的认识

多数医家把手足综合征归于"血痹"范畴,化疗药物之毒作为邪气,损伤人体的脾胃,气血化生乏源,营亏血少,脉络不通,血行瘀滞,瘀而化热,导致局部出现疼痛、麻木、脱屑和红肿等。营卫不荣,风、寒、湿、热等外邪趁虚而入,客邪留滞不去,从而引起局部麻木、四肢不温、水疱等，属本虚标实。

中医辨证施药方面，总体上可概括为中医内治法和中医外治法两大方面，相关研究证实其疗效和优势突出，可提高手足综合征的治疗有效率以及肿瘤患者的生活质量，减少化疗中断或更改化疗方案的概率，发挥中药减毒，以求低毒高效完成化疗，进而延长患者生存期。在中医内治法方面，李晓晨[5]观察了加味桃红四物汤治疗单药卡培他滨或含卡培他滨方案化疗导致的血虚夹瘀型手足综合征的疗效，通过对比，治疗组在手足部的灼热瘙痒、红斑水肿、干燥脱屑等症状方面，治疗前后症状改善程度和KPS评分均优于对照组。其他研究内服方剂如参地二仙汤[6]、五味宣痹汤[7]、补阳还五汤[8]、芪归通络汤[9]、黄芪桂枝五物汤[10]等，采用小样本进行临床研究，研究证实其疗效尚可。

中医外治法形式多样，如外洗法：张晓迪[11]等用温经化瘀方治疗口服卡培他滨化疗的肿瘤患者，将61例患者随机分为治疗组31例和对照组30例，在服用卡培他滨化疗期间，治疗组使用温经化瘀方（桂枝10 g，当归20 g，红花10 g，附子10 g，老鹳草20 g，黄芪20 g）温水稀释浸洗，从化疗第1天开始，每日早晚各1次，20分钟/次，连用21天1个周期；对照组使用尿素霜外涂，每日早晚各1次，观察同样的时间。两组在治疗2周期后进行疗效评价及生活质量评价。疗效评价结果显示治疗组有效率为67.7%，对照组为36.7%；生活质量评分显示治疗组提高及稳定率为83.9%，对照组为56.7%。

中药膏剂也称油膏，对于长期皮肤干裂的患者，涂抹油膏于干裂处皮肤可以增加患者治疗期间的舒适感，同时它使用方便，是一种易于接受的治疗方法。朱孝娟[12]将泡洗剂改为油膏剂（主要由苦参、透骨草、白鲜皮等组成），采用随机双盲原则，将入组的144例患者按1∶1分为治疗组和对照组，通过自身前后对照，观察2周后发现治疗组（81.54%）的手足综合征等级下降情况明显高于对照组（37.81%），生活质量也有所提升。

针灸方面，李枋霏[13]等的相关研究中，目的是观察针灸治疗化疗后手足综合征的临床疗效。方法是将60例化疗后出现手足综合征的直肠癌患者，随机分为针刺组和维生素 B_6 组，每组30例。针刺组予针灸取穴百会、合谷、外关、足三里、阿是穴等治疗，留针30分钟，1次/日，共治疗2周；维生素 B_6 组给予口服维生素 B_6，300 mg/天，共治疗2周。两组均在入组时及治疗2周后进行卡氏评分和生活质量（QLQ—C30）评价，并进行疗效评价。结果显示：针灸可有效治疗卡培他滨化疗后

手足综合征,并且在改善患者躯体功能、情绪功能和认知功能方面疗效优于口服维
生素 B_6。

【病案四】 中医"六位一体"整合模式治疗手足综合征

一、病案摘要

周某,女,70 岁。2016 年 8 月 31 日,患者因"上腹部隐痛伴腹胀"就诊于某医
院,行腹部增强 CT 提示:①所示升结肠考虑肿瘤:结肠癌,并肠周系膜侧、肠系膜多
发淋巴结显示,考虑转移;肝脏多发转移。②前中纵隔淋巴结显示,性质待定。进
一步肠镜活检结果提示(回盲部)腺癌。明确诊断为结肠癌伴肝内多发转移。排除
化疗禁忌后于 2016 年 9 月 11 日行 Xelox+贝伐珠单抗方案(奥沙利铂 150 mg D1+贝
伐珠单抗 300 mg D1+希罗达 1 000 mg 早+1 500 mg 晚口服 D1-14)化疗 1 周期,化
疗过程顺利。后患者就诊于中医肿瘤科,完善胸部 CT 提示:①左肺上叶后段及右
肺下叶基底段结节,性质待定,考虑转移可能? ②扫及肝内多发结节及肿块影,转
移可能? 完善相关检查后提交结直肠癌专家联合会诊,会诊意见提示:①姑息化疗
+靶向治疗,2 周期后评估;②中医药治疗;③最佳支持治疗。完善相关检查,无明
显化疗禁忌证,于 2016 年 10 月 2 日开始行 Xelox+贝伐珠单抗化疗第 2 周期,化疗
过程顺利。2 周期化疗后复查胸部+全腹 CT,经全院会诊讨论后评价疗效为 SD。
排除化疗禁忌后于 2016 年 11 月 5 日及 25 日开始行第 3、4 周期 Xelox+贝伐珠单抗
化疗,化疗过程顺利,遂出院。院外,患者出现双手、双足肿胀,疼痛,灼热,局部黄
色疱状隆起,患者自行外用药物(具体不详)治疗后效果欠佳。现患者为行中医
"六位一体"整合模式再次就诊,门诊以"结肠恶性肿瘤"收入。症见:表情焦虑,诉
双手、双足肿胀、疼痛、灼热,局部黄色疱状隆起(图 9-3),乏力,活动尤甚,纳差,时
有腹胀,无畏寒、发热、无恶心、呕吐、反酸、黑便等不适,睡眠欠佳,大便 2 次/日,质
稀,小便正常。舌淡黯,苔薄白,舌下脉络迂曲。脉沉细。

西医诊断：①升结肠腺癌 TxNxM1 Ⅳ期(肝、肺?)；②手足综合征。

中医诊断：肠覃。

中医辨证：气虚毒结证。

二、治疗经过

1.中医辨证施药

(1)中药内治法：

①治则：健脾益气，解毒抗癌。

②方药：四君子汤加减。中药处方：

茯苓 15 g	白术 15 g	党参 30 g	刺五加 30 g
黄芪 90 g	木香 15 g	香附 15 g	佛手 15 g
山药 30 g	麦芽 15 g	建曲 15 g	鸡内金 30 g
隔山橇 30 g	陈皮 12 g	柴胡 10 g	蜈蚣 2 条
苦参 30 g	夏天无 4 g	甘草 6 g	体外培育牛黄 300 mg

＊7 剂，水煎服，每日 1 剂，饭后服用。

(2)中药外治法。中药处方：

赤芍 30 g	红花 30 g	桃仁 45 g	川芎 20 g
生地 30 g	玄参 15 g	伸筋草 30 g	白芍 30 g
当归 30 g	络石藤 30 g	豨莶草 20 g	桑枝 20 g
防风 20 g	鸡血藤 30 g	路路通 30 g	甘草 30 g

＊3 剂，水煎，外浴手足患处，每日 1 次。

(3)中药外敷法。中药处方：

乳香 20 g	没药 20 g	青黛 20 g	川芎 30 g
冰片 10 g	郁金 30 g	小茴香 15 g	香附 20 g
柴胡 15 g	枳壳 20 g	生大黄 30 g	虎杖 30 g
红花 12 g	桃仁 20 g	当归 15 g	天花粉 15 g

延胡索 30 g   佛手 20 g   荔枝核 20 g   蜈蚣 5 条

丹参 30 g

＊2 剂,打粉,外敷患部。

2.中医辨证施膳

(1)饮食禁忌:避免生冷、油腻、辛辣刺激食物。

(2)饮食建议:嘱患者进食易消化食物,多食山药、白扁豆、薏苡仁、大枣、小米、香菇、龙眼、蜂蜜等。

(3)推荐食谱:鲫鱼熟鲙汤、粟米粥、黄雌鸡馄饨。

3.中医辨证施乐

嘱患者听《春江花月夜》《平湖秋月》及《新紫竹调》等乐曲。

4.中医心理疏导

告知患者手足综合征为常见的副反应,经过细心的治疗,预后尚可,减少其焦虑及恐惧心理。

5.中医运动指导

抬高手足,尽量卧床休息,避免对手足的摩擦和压迫,如切菜、洗衣和行走,避免穿紧身衣裤,避免长时间接触热水、冰水。

病程中,予以维生素 B_6 50 mg/次,3 次/日。

治疗 3 天,患者双手疼痛、肿胀明显减轻,局部黄色脓疱处开始结痂(图 6-3),乏力较前好转,进食较前增加,无腹痛、腹泻、黑便、黏液便,余未诉不适。

治疗 6 天,双手肿胀、疼痛消失,局部开始脱皮(图 6-4),乏力、纳差较前明显改善,腹胀缓解,无其他不适。予以安排出院,嘱患者门诊随诊。

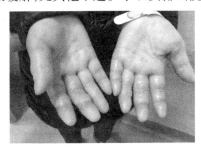

图 6-3

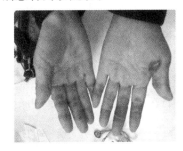

图 6-4

三、病案分析

本例患者为老年女性,肿瘤长期消耗,正气亏虚,化疗药物之药毒从口入,日久损伤脾胃,脾胃运化功能减弱,气血亏虚,故见乏力、纳差、腹胀;风、湿、热等外邪趁虚而入,客于四肢筋肉、肌肤,局部气血瘀滞,瘀而化热,故见手足肿胀,疼痛,灼热,局部黄色疱状隆起。

中医辨证施药方面,本病以脾虚为本,四肢热、毒、瘀为标。治以健脾益气,解毒抗癌,以四君子汤益气健脾,佐以健脾开胃、疏肝理气、燥湿化痰、解毒散结中药。患者手足肿胀、疼痛、灼热,局部黄色疱状隆起,考虑局部瘀热互结,故以赤芍、生地、玄参清热凉血,红花、桃仁、川芎活血祛瘀、通络止痛,白芍、当归、鸡血藤养血润燥,桑枝、伸筋草、路路通、豨莶草、络石藤疏经通络等中药水煎泡洗手足,注意控制水温,避免烫伤。此外,选用芳香走窜、攻坚破积中药打粉外敷腹部,加强抗肿瘤之效。

中医辨证施膳方面,患者多程化疗,损伤脾胃,出现纳差、腹胀等脾胃气虚的症状,故食疗以健脾和胃为主,多食山药、白扁豆、薏苡仁、大枣、小米等。脾主四肢、肌肉,手足综合征其病表现在四肢末端,故用调养脾胃之念,以求固后天、温养四肢,饮食处方中鲫鱼熟鲙汤、粟米粥、黄雌鸡馄饨为脾胃气弱常用的食疗方。其中,黄雌鸡,味甘、酸,性平;鲫鱼,味甘,性温;粟米,性味甘咸,凉。

中医辨证施乐方面,患者因手足症状表现出焦虑、郁郁寡欢,根据同质相应选曲,故选用《春江花月夜》《平湖秋月》及《新紫竹调》等宫调式乐曲。

中医心理疏导方面,"事前评估,事后干预",在治疗前,向患者详细告知化疗不良反应及手足综合征的表现和预防治疗手段,经过中医内外治疗结合,患者治疗过程中无痛苦,依从性佳,预后尚可,进而减轻其焦虑及恐惧心理。

中医运动指导方面,嘱咐患者抬高手足,尽量卧床休息,避免对手足的摩擦和压迫,如切菜、洗衣和行走,避免穿紧身衣袜,避免长时间接触热水、冰水等。

该案例充分运用中医"六位一体"整合模式,从药物、饮食、心理、音乐、运动多个方面进行全面干预,患者手部肿胀、疼痛、灼热等症状缓解迅速,取得了较好的临床疗效。

（夏冬琴、曾琳）

参考文献 ···

[1] MIKOSHIBA N, YAMAMOTO-MITANI N, OHKI T, et al. A simple home-based self-monitoring tool for early detection of hand-foot syndrome in cancer patients[J].Japanese Journal of Clinical Oncology,2016,46(11):979-985.

[2] 孙勇生,谢长生.抗肿瘤药物引致手足综合征的中西医诊疗进展[J].肿瘤学杂志,2018,24(3):271-277.

[3] 黄玉,王绍霞.恶性肿瘤化疗所致手足综合征国内外研究进展[J].中医临床研究,2018,10(3):86-89.

[4] National Cancer Institute.Common Terminology Criteria for Adverse Events(CTCAE) v4.03[S].US:NCI,NIH,DHHS,2009.

[5] 李晓晨.加味桃红四物汤治疗卡陪他滨化疗后手足综合症血虚夹瘀型的临床研究[D].昆明:云南中医学院,2012.

[6] 陈红英,沙建飞,顾永伟.参地二仙汤治疗卡培他滨所致的手足综合征37例[J].陕西中医,2015(6):714-715.

[7] 应海峰,郭元彪,郑岚,等.五味宣痹汤早期干预防治卡培他滨所致手足综合征的临床观察[J].辽宁中医药大学报,2014,16(10):108-110.

[8] 黄映飞,郭智涛.黄芪桂枝五物合补阳还五汤外用熏洗防治乳腺癌希罗达手足综合征52例临床观察[J].中外医学研究,2014(34):43-44.

[9] 周胜涟,陈州华,徐婓,等.芪归通络汤防治化疗后手足综合征的临床研究[J].湖南中医杂志,2016(9):11-14.

[10] 袁春樱,黄琼,韩伍龙.黄芪桂枝五物汤合当归四逆汤外洗防治卡培他滨所致手足综合征的临床观察[J].黑龙江中医药,2014(5):31-32.

[11] 张晓迪,陈嘉璐,高静东.温经化瘀方外治化疗相关性手足综合征的临床观察[J].浙江中医药大学学报,2017(2):142-145.

[12] 朱孝娟.参草手足润肤膏治疗抗肿瘤药物引起手足综合征的随机双盲对照研究[D].北京:中国中医科学院,2015.

[13] 李枋霏,陈红,李国森.针灸治疗直肠癌化疗后手足综合征的临床研究[J].World Journal of Acupuncture-Moxibustion,2018,28(3):151-155,229.

第五节　放射性口腔黏膜炎

放射性口腔黏膜炎又称放射性口咽炎或放射性口腔反应，是头颈部肿瘤放疗最常见的并发症之一，是由放射性电离辐射引起的口腔黏膜急慢性损伤，其发生率为 46.0%~78.1%[1]，严重影响患者的生活质量和治疗依从性。

一、西医对放射性口腔黏膜炎的认识

放射治疗是头颈部肿瘤的主要治疗手段，其在杀伤肿瘤细胞的同时，常会损伤口腔黏膜、腮腺及涎腺，使黏膜脆性增大，口腔腺体分泌减少，从而出现口干、口腔疼痛、咀嚼吞咽困难、张口受限、味觉异常等症状。放疗引起唾液分泌减少，pH 值下降，使口腔自洁作用下降，加之肿瘤患者抵抗力低下或不注意口腔卫生，常引起黏膜红肿、溃疡、糜烂，甚至继发感染，出现发热、寒战、乏力等全身症状。放射性口腔炎的严重程度与放疗部位、剂量、类型、个体年龄、心理素质、营养状况、口腔清洁度、社会因素等有关。放射性口腔炎重在预防，如改进放疗技术，使放疗变得更精准，尽可能减少正常组织的照射；放疗前对口腔疾病进行治疗；放疗期间注意保持口腔卫生；清淡饮食等。治疗以局部对症处理为主，包括糖皮质激素类、抗微生物漱口液、细胞保护剂、生物反应调节剂、口腔黏膜保护剂等。

二、中医对放射性口腔黏膜炎的认识

放射性口腔炎属中医"口疮""口糜"范畴。中医认为，放射线属火热毒邪，直接照射口腔所致损伤乃火热毒邪燔灼肌肤，火热毒邪最易伤津耗气，日久引起气阴两伤，临床常见的证型有热毒炽盛、阴虚火旺、气阴两虚、脾虚湿热、气滞血瘀及气虚血瘀等。所谓"正气存内，邪不可干"，正气不足是所有放射性口腔炎发病的根本原因，而以肺脾肾气虚及肺胃肝肾阴虚为主。火热贯穿放射性口腔炎始终，无论是实火还是虚火，在每例患者身上都或多或少存在，而且以虚火占主导地位，血瘀也是放射性口腔炎的重要发病机制。虚、火、瘀常互为因果，同时存在，形成恶性循环且贯穿始终。治疗多采用辨病与辨证相结合，以清热解毒、养阴生津、凉血活血

或补气健脾为治法。

临床用药主要分为漱口液和中药内服两种。

在中药漱口液方面,林兰珍等[2]观察自制中药含漱液减轻鼻咽癌放射治疗患者口腔黏膜反应的效果,将100例首次接受放疗的鼻咽癌患者随机分成2组,各组50例。观察组采用自制中药液含漱(黄芩25 g,黄柏25 g,蒲公英25 g,薄荷5 g,每日500 mL,三餐前后、放疗前、睡前含漱),对照组予消炎漱口液含漱(庆大霉素4 mL+地塞米松5 mg+利多卡因20 mL+生理盐水250 mL+5%碳酸氢钠溶液250 mL,三餐前后、放疗前、睡前含漱)。观察结果显示在放射治疗第3周末、第7周末、结束后1周末,观察组口腔黏膜反应情况均轻于对照组,2组差异均有统计学意义。张文陆等[3]对含漱中药汤剂凉血解毒汤(生地、牛蒡子、太子参、白芍、乌梅、甘草、双花等)防治放射性口腔炎进行了研究,研究显示凉血解毒汤组的口腔pH值维持在正常水平,其他两组则下降明显;而在整个治疗周期中,凉血解毒汤组的口腔炎程度也明显轻于其他两组。近年来,许多研究[4-5]证实了含漱康复新液可以减低放射性口腔黏膜炎的严重程度和疼痛程度,延缓口腔炎的出现时间,降低口腔炎的发生率,有效提高患者的生活质量。

在中药内服方面,龚芸等[6]发现口炎清颗粒可有效延迟放射性口腔炎的发生时间,降低口腔炎的严重程度,提高患者的生活质量。许智等[7]观察了60例鼻咽癌患者使用中药防治放射性口腔炎的临床疗效,患者随机分成两组,对照组进行鼻腔冲洗和常规口腔护理,治疗组除了对照组的常规处理外还加用了中药口服,治疗组中热毒伤阴类型的患者以白花蛇舌草15 g、葛根15 g、黄芩12 g、麦冬15 g、生地15 g、天花粉15 g等组方口服以清热解毒,养阴生津;气阴两虚型以黄芪20 g、太子参20 g、麦冬15 g、女贞子12 g、五味子10 g、枸杞15 g等组方口服,另外给予5 g西洋参泡水口饮。所有患者从放疗第一天开始用药,共服用2个月。结果显示:中药组有效率(83.33%)远远高于对照组(43.33%),差异有统计学意义(P<0.05)。除此之外,甘冰漱口液[8]、补益气阴通络生津的方药[9]、加味养阴清肺汤[10]、引火汤[11]、玉女煎[12]等中药在防治放射性口腔炎方面亦取得了较好疗效。

此外,中药在外治法方面也有相关报道,如针灸治疗方面,汪飞等[13]采用针灸(足三里、下关、颊车)联合中药的方法治疗鼻咽癌放疗引起的不良反应,治疗组发生急性黏膜放射损伤、急性放射性皮肤损伤咽干及张口受限的总发生率较对照组低,差异有统计学意义(P<0.01)。外用油剂方面,黄露等[14]运用复方紫草地榆油

（紫草、地榆、蒲公英、千里光、生大黄）治疗鼻咽癌患者放射性口腔炎,对照组予常规漱口液含漱。观察组除以上治疗,另予复方紫草地榆油外用,4 次/天。放疗结束 1 周后,观察组Ⅱ度及以上口腔黏膜反应患者疗效评分为(3.72±0.65)分,对照组为(2.17±0.83)分,2 组差异有统计学意义。

【病案五】 中医"六位一体"整合模式治疗放射性口腔黏膜炎

一、病案摘要

雷某,女,62 岁。2016 年 2 月 23 日,患者因"回吸涕血、右耳闷胀感 1 月余"入院就诊,鼻咽部 MRI 提示:鼻咽右侧区肿块影,范围约 2 cm×2.1 cm,病灶与腭帆张肌、腭帆提肌、头长肌及右侧下鼻甲分界不清。电子鼻咽喉镜检查提示:右鼻咽部结节状新生物。鼻咽部新生物组织活检病理诊断:(右鼻咽部)送检组织显示纤维及淋巴细胞增生,其中见少量异型细胞,结合免疫组化符合低分化鳞状细胞癌(非角化型)。结合全身检查,明确诊断为鼻咽低分化鳞癌 T2N0M0 Ⅱ期。于 2016 年 3 月 1 日给予 TP 方案(紫杉醇脂质体 210 mg+奈达铂 120 mg)诱导化疗 1 周期。于 2016 年 3 月 7 日开始行鼻咽癌根治性调强放疗,设野鼻咽病灶+转移阳性淋巴结+亚临床病灶+淋巴结引流区,6MV-X, DT: PGTVnx + PGTVnd 70.4Gy/32F, PTV1 64Gy/32F,PTV2 50.4Gy/28F。放疗期间予紫杉醇脂质体 45 mg/W 同步化疗,予核黄素磷酸钠促进黏膜愈合,抗辐喷外用保护放疗区域皮肤,口服康复新保护口腔黏膜。患者在放疗 20 次后逐渐出现口干、咽喉部疼痛症状。查体:生命体征平稳。放疗区域皮肤轻度潮红,见少许色素沉着。口腔及咽喉部黏膜充血红肿,软腭及咽后壁见散在白斑。考虑存在 I°放射性口腔炎,予银离子喷剂口腔局部治疗,患者症状无明显减轻。请中医肿瘤科会诊协助治疗。患者症见:表情焦虑,面色黯,诉口干明显,口中有腥臭味,咽喉部疼痛,吞咽时明显,鼻阻,时有减轻,乏力,纳差,烦躁易怒,睡眠差,大便干结,小便黄。舌质紫红,少津,苔斑驳。脉细数。

西医诊断:①鼻咽低分化鳞癌 T2N0M0 Ⅱ期;②I°放射性口腔炎。

中医诊断:口疮。

中医辨证:热瘀互结,气阴亏虚证。

二、治疗经过

1.中医辨证施药

中药内治法:

治则:清热解毒、养阴生津、凉血活血。

方药:清咽合剂加减。中药处方:

玄参 15 g	生地 20 g	麦冬 30 g	熟地 15 g
赤芍 15 g	黄精 10 g	石斛 15 g	当归 10 g
芦根 30 g	花粉 20 g	火麻仁 20 g	郁李仁 20 g
肉苁蓉 20 g	麦芽 25 g	山楂 15 g	白芷 10 g
苍耳子 10 g	辛夷 10 g	菊花 15 g	桔梗 10 g

*7 剂,水煎服,每日 3 次,每日 1 剂。

2.中医辨证施膳

(1)饮食禁忌:避免食物过烫,避免辛辣刺激食物,如辣椒、花椒、葱、姜、大蒜等。

(2)饮食建议:进食稀软,多进食蛋类、鱼类,多饮水,多食新鲜水果、蔬菜,如绿豆、空心菜、芹菜、苋菜、藕、黄瓜、冬瓜、西瓜等。

(3)推荐食谱:绿豆粥、银耳汤、麦豆饮、甲鱼汤、芦根粥、葛粉粥、五汁饮。

3.中医辨证施乐

嘱患者听《梅花三弄》《平沙落雁》等乐曲。

4.中医心理疏导

告知患者放射性口腔炎为常见的副反应,经过细心的治疗,预后尚可,减少其焦虑心理,烦躁时可以选择呼吸放松法、想象放松法。

5.中医运动指导

嘱患者适量运动,建议患者学习八段锦。

7 日后复诊,患者精神可,诉口干较前减轻,口中有腥臭味,咽喉疼痛、鼻阻较前减轻,乏力较前改善,食欲增加,大便软,1~2 次/天,小便调。舌质紫黯,较前稍润,苔少。脉细数。软腭及咽后壁白斑较前减少,口腔及咽喉部黏膜充血红肿减轻。处理:清咽合剂 10 剂,水煎服,每日 1 剂,分 3 次服用,先口含 5 分钟,后缓慢吞服,每次 100~150 mL,其间可频频含漱。

15 日后复诊,患者诉口干、咽喉疼痛、鼻阻较前明显减轻,口中腥臭味消失,饮食可,活动后稍有乏力,二便调。舌质淡黯,津液较前增加,苔少,脉细数。软腭及咽后壁白斑消失,口腔及咽喉部黏膜轻度充血。处理:清咽合剂 10 剂,用法同前。患者出院后坚持门诊治疗,服用清咽合剂约 4 个月,口干、咽喉疼痛缓解。

三、病案分析

放射线属火热毒邪,燔灼咽喉,故见口干、咽喉肿痛;化疗药物损伤脾胃,运化功能减弱,火热毒邪伤津耗气,日久引起气阴两伤,故见乏力,纳差,大便干结,小便黄;舌质紫红,少津,苔斑驳,脉细数为热瘀互结、气阴亏虚之象。方药以玄参、生地、麦冬滋阴增液,芦根、天花粉清热泻火、生津止渴,桔梗、菊花清热利咽,熟地、黄精、石斛滋阴,赤芍清热凉血,当归补血活血,佐以润肠通便,通窍止痛,健脾开胃中药,共奏清热解毒、养阴生津、凉血活血之效。清咽合剂主要由生地、麦冬、玄参、石斛、黄芩、丹皮、金银花、薄荷等药物组成,具有滋阴清热、凉血解毒之功。

中医辨证施膳方面,患者放疗后出现口干舌燥、烦躁易怒等灼热伤阴的表现,饮食中可添加一些清淡滋润、养阴生津的食物,如梨汁、绿豆、银耳、甲鱼等。葛根粉为野葛榨取而来,其性凉,味甘,入肺、脾、胃经,有开胃下食,止烦渴的功效;粟米,微寒,去脾胃中热,益气,消渴。两者搭配健脾胃,生津止渴,味道无特殊,使人易于接受。芦根粥中芦根即芦苇的地下茎,甘,寒,具有清热生津的作用,用于热邪伤津之心烦口渴,佐以生姜性温,防芦根清热太过伤胃。五汁饮具有生津止渴的功效,且无恋邪之弊,其中麦冬味甘,滋养肺、胃及心阴,用治热伤肺胃阴之口渴咽干,且能清心除烦。梨,微酸,除客热气,止心烦。藕,味甘,食之令人心欢,止渴去热。大麦,微寒,主消渴,除烦。绿豆,性寒,味甘,具有清热解毒,除烦止渴之功效。

中医辨证施乐方面,患者心烦失眠、口干舌燥等症状属心火上炎,可根据"水克火"的原则,选取属"水"的羽调式乐曲以收敛心气、清热宁心,如《梅花三弄》《平沙落雁》《二泉映月》等。

中医心理疏导方面,鉴于肿瘤本身、肿瘤治疗以及肿瘤的并发症,均可导致患者出现烦躁、焦虑、抑郁等负面情绪,详细告知放射性口腔炎为常见的副反应,同时患者出现心烦气躁、失眠等症状,在治疗中选择呼吸放松法、想象放松法,以期宁心静气,通过医患、病友间交流、适当体育锻炼(如八段锦),进而减轻其负面情绪心理,更加积极地接受治疗。

中医运动指导方面,患者 KPS 评分大于 70,病情稳定,具备良好的生活自理能力,结合其身体状况及主动参与积极性,患者听从医嘱,住院期间跟随医务人员学习八段锦,出院后依旧长期坚持练习,门诊复诊时患者反馈积极。

本案例是中医"六位一体"整合模式治疗与肿瘤放射治疗结合的典范,在肿瘤放疗患者的治疗中运用较为广泛,取得较好的临床疗效,能有效减轻患者临床症状,提高患者治疗依从性,有助于提高患者的放射治疗完成率。

(夏冬琴、曾琳)

参考文献

[1] 赵静,隋爱霞,马春玲,等.放射性口腔黏膜炎的治疗进展[J].解放军医药杂志,2017,29(3):113-116.

[2] 林兰珍,徐燕,刘艳华,等.鼻咽癌放疗患者采用中药液含漱减轻口腔黏膜反应的效果观察[J].中华现代护理杂志,2014,20(11):1285-1287.

[3] 张文陆,王言,崔慧霞.凉血解毒汤对急性放射性口腔炎的治疗作用[J].肿瘤防治研究,2013,40(2):195-196.

[4] 阮方超,王文敏,林海升,等.康复新液防治头颈部恶性肿瘤患者急性放射性口腔炎的疗效观察[J].中国中医急症,2016,25(11):2134-2136.

[5] 肖红梅,邹彦.康复新液氧气雾化吸入防治鼻咽癌放射性口腔黏膜反应的临床观察[J].现代肿瘤医学,2015,23(5):627-629.

[6] 龚芸,张丽,冯泽会,等.口炎清颗粒防治鼻咽癌患者放射性口腔炎的疗效观察[J].华西口腔医学杂志,2016,34(1):37-40.

[7] 许智,巫云立.鼻咽癌放疗反应的中医辨证治疗体会[J].现代中医药,2012,32(1):41,46.

[8] 罗惠群,熊军,何丽佳,等.甘冰漱口液防治放射性口腔炎的临床观察[J].中国实验方剂学杂志,2010,16(4):178-180.

[9] 赵静,马春玲,支政,等.补益气阴通络生津法防治急性放射性口咽黏膜反应的临床观察[J].时珍国医国药,2016,27(6):1414-1416.

［10］陈东,沈丽娜.加味养阴清肺汤治疗鼻咽癌放射性口腔炎临床观察［J］.浙江中医杂志,2016,51(9):649.

［11］李自全.引火汤治疗放射性口腔咽部炎症临床观察［J］.四川中医,2016,34(9):168-169.

［12］郝琦,阿达来提·麻合苏提.玉女煎治疗急性放射性口腔黏膜炎及口干症临床疗效观察［J］.四川中医,2016,34(12):166-168.

［13］汪飞,王跃华.针灸联合口服益气养阴中药防治鼻咽癌放疗［J］.中国现代医生,2015,50(28):78-81.

［14］黄露,梁键,林海珍,等.复方紫草地榆油对鼻咽癌患者放射性口腔黏膜炎的疗效观察［J］.中国中医药科技,2015,22(2):198-199.